国家卫生健康委员会全科医学规划教材

供全科医生学历继续教育、转岗培训、农村订单定向医学生培养使用

社区卫生服务管理

主　审　杜雪平

主　编　吴　浩

副主编　秦江梅　宋守君　魏晶晶

人民卫生出版社

·北　京·

版权所有，侵权必究！

图书在版编目（CIP）数据

社区卫生服务管理 / 吴浩主编.—北京：人民卫生出版社，2023.6（2025.3重印）

国家卫生健康委员会全科医学规划教材

ISBN 978-7-117-33929-2

Ⅰ.①社… Ⅱ.①吴… Ⅲ.①社区服务－卫生服务－中国－职业培训－教材 Ⅳ.①R197.1

中国版本图书馆 CIP 数据核字（2022）第 203756 号

人卫智网	**www.ipmph.com**	医学教育、学术、考试、健康，购书智慧智能综合服务平台
人卫官网	**www.pmph.com**	人卫官方资讯发布平台

社区卫生服务管理

Shequ Weisheng Fuwu Guanli

主　　编：吴　浩
出版发行：人民卫生出版社（中继线 010-59780011）
地　　址：北京市朝阳区潘家园南里 19 号
邮　　编：100021
E - mail：pmph @ pmph.com
购书热线：010-59787592　010-59787584　010-65264830
印　　刷：保定市中画美凯印刷有限公司
经　　销：新华书店
开　　本：710×1000　1/16　印张：21.5
字　　数：471 千字
版　　次：2023 年 6 月第 1 版
印　　次：2025 年 3 月第 2 次印刷
标准书号：ISBN 978-7-117-33929-2
定　　价：69.00 元

打击盗版举报电话：010-59787491　E-mail：WQ @ pmph.com
质量问题联系电话：010-59787234　E-mail：zhiliang @ pmph.com
数字融合服务电话：4001118166　E-mail：zengzhi @ pmph.com

编　委（按姓氏笔画排序）

出版说明

为了贯彻落实党的二十大精神，充分发挥教育、科技、人才在全面建设社会主义现代化国家中的基础性、战略性支撑作用，全面推进健康中国建设，加快全科医学人才培养，健全公共卫生体系，加强重大疫情防控救治体系和应急能力建设，加强重大慢性病健康管理，提高基层防病治病和健康管理能力，在对上版教材深入调研和充分论证的基础上，人民卫生出版社组织全国相关领域专家对"全科医学规划教材"进行第三轮修订。

本轮教材的修订和编写特点如下：

1. 旨在为基层培养具有高尚职业道德和良好专业素质，掌握专业知识和技能，能独立开展工作，以人为中心、以维护和促进健康为目标，向个人、家庭与社区居民提供综合性、协调性、连续性的基本医疗卫生服务的合格全科医生。

2. 由国内全科医学领域一线专家编写，编写过程紧紧围绕全科医生培养目标；注重教材编写的"三基""五性""三特定"原则；注重整套教材的整体优化与互补。

3. 为积极应对人口老龄化的国家战略，结合全科医学发展、全科医生能力培养、重大传染病防控等方面的需求，本次修订新增2种教材（社区卫生服务管理、全科老年病临床实践），共计11种教材。

4. 充分发挥富媒体优势，配备电子书，通过随文二维码形式与纸质内容紧密结合，满足全科医生移动阅读的需求；同时，开发中国医学教育题库子题库——全科医学题库，满足当前全科医生多种途径培养和考核的需求。

5. 可供全科医生学历继续教育、转岗培训、农村订单定向医学生培养等各类全科医生培训使用。

本轮教材修订是在全面实施科教兴国战略、人才强国战略，培养和建设一支满足人民群众健康需求和适应新时代医疗要求的全科医生队伍的背景下组织编写的，力求编写出符合医学教育规律、服务医学教育改革与发展、满足基层工作需要的优秀教材，希望全国广大全科医生在使用过程中提供宝贵意见。

新形态教材使用说明

■ 本套教材以新形态教材形式出版，即融合纸书内容与数字服务的教材，读者阅读纸书的同时可以通过扫描书中二维码阅读电子书。

如何激活电子书？

第①步：扫描封底蓝色二维码

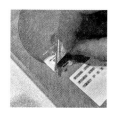

1. 找到图书封底的蓝色二维码贴标
2. 揭开第一层，扫描底层二维码

第②步：微信扫一扫，点击"立即领取"

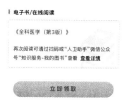

1. 微信"扫一扫"扫描二维码
2. 在新页面点击"立即领取"

第③步：授权并登录

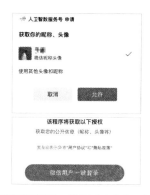

1. 根据页面提示，选择"允许"，允许人卫智数服务号获取相应信息
2. 在新页面点击"微信用户一键登录"
3. 新用户需要输入手机号、验证码进行手机号绑定

第④步：点击"查看"开始阅读

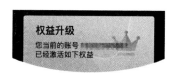

1. 点击"查看"即可阅读电子书
2. 再次阅读电子书可通过"人卫助手"微信公众号、微信小程序、App，在"我的图书"查看

主编简介

吴　浩　　　　主任医师，教授，博士研究生导师。现任首都医科大学全科医学与继续教育学院院长，兼任中国医师协会全科医师分会副会长，中国医师协会内科医师分会副会长，中华中医药学会全科医学分会副主任委员；全国政协委员，国务院政府特殊津贴专家，国家卫生健康突出贡献中青年专家，国家健康科普专家，国家疾病预防控制咨询委员会专家，工业和信息化部、民政部及国家卫生健康委智慧健康养老示范项目评审专家，北京市社区卫生首席专家，北京市高层次公共卫生领军人才。

从事临床教学工作20余年，多次参与制定国家及北京市社区卫生服务文件，主持或参与制定80余部国家级全科医学诊疗指南和规范。近5年作为课题负责人和主要参与者承担国家级、省部级课题20余项，发表论文70余篇，出版专著4部。获世界卫生组织世川卫生奖、中国医师奖、吴阶平全科医生奖，获"全国医药卫生系统创先争优先进个人""国之名医·优秀风范""北京市先进工作者"等荣誉。

副主编简介

秦江梅

研究员，现任国家卫生健康委卫生发展研究中心卫生服务体系研究部副主任。兼任中国卫生经济学会理事会常务理事、中国卫生经济学会基层卫生经济专业委员会主任委员。

从事教学工作20余年，主持2项国家自然科学基金、120余项国际和国家部委研究项目，研究领域覆盖基层卫生政策、人事薪酬、绩效考核、卫生人力资源和区域规划等。参与国家卫生健康委《关于加强公立医疗卫生机构绩效评价的指导意见》《关于加强基层医疗卫生机构绩效考核的指导意见（试行）》等研究和起草工作；主编专著6部，发表论文130余篇。

宋守君

主任医师，教授，硕士研究生导师。现任滨州医学院烟台附属医院副院长、滨州医学院全科医学及医患沟通学教研室主任、烟台市全科医学质量控制中心主任；兼任《中国继续医学教育》山东省编委会副主编，国家远程医疗与互联网医学中心医疗5G网络建设工作委员会常务委员、山东省医师协会病案管理专业委员会副主任委员、山东省研究型医院协会信息化与互联网医疗分会副主任委员。

从事临床教学工作30余年，荣获山东软科学优秀科技成果奖三等奖、滨州市科技进步奖一等奖等奖项，主编专著2部。

魏晶晶

教授，硕士研究生导师。现任新疆医科大学公共卫生学院卫生事业管理教研室主任。兼任中国卫生经济学会理事、基层卫生经济专业委员会委员，新疆维吾尔自治区法学会卫生法学研究会常务副会长、法学会学术委员会委员、人大立法咨询专家委员会委员，乌鲁木齐市卫生健康委政策法规咨询专家。

从事教育工作20余年，发表学术论文90余篇，出版专著3部，主持国家社会科学基金项目一项、自治区级课题十余项。获新疆维吾尔自治区科技成果奖三等奖、哲学社会科学优秀奖。

前　言

为进一步落实《国务院关于实施健康中国行动的意见》，人民卫生出版社启动"国家卫生健康委员会全科医学规划教材"第三轮修订。本书为套系教材本次修订新增品种，旨在满足全科医生实际工作，促进社区卫生服务以及全科医学服务发展。

作为我国的一个新兴二级学科，全科医学在国家政策的支持下不断发展，随着分级诊疗工作不断推进，社区卫生服务工作发挥越来越重要的作用。全科医学人才培养是我国基层医疗服务体系建设的核心与基石，基层全科医生是社区卫生资源的协调者，在社区公共卫生治理和建设健康社区方面发挥重要作用。目前，全科医生数量稳步增加，但是具有较强社区卫生服务管理能力的人才相对较少，培养高水平、高素质的社区卫生管理高层次人才迫在眉睫。

本教材内容注重社区卫生服务管理能力的培养，能较好地适应基层全科医疗和社区卫生服务发展的需要。我们组织长期从事全科医学教学和管理工作的专家、教师和医生编写本教材，编写主旨是来源于实践，应用于社区。教材按照社区卫生服务管理的基本特点、基本思路进行编写，共包括十一章。第一章至第三章是社区卫生服务工作的总体概括，主要介绍社区卫生服务基本概念、基本内容和相关政策法规等。第四章至第十一章重点介绍社区卫生服务资源管理、信息化应用与管理、基本医疗服务管理、公共卫生服务管理、家庭医生签约服务管理、服务质量管理、医疗安全管理和营销管理。

由于作者水平和经验有限，书中难免有疏漏和不足之处，恳请各位同道批评指正。

吴　浩

2023 年 2 月

目　录

第一章　社区卫生服务管理概论

社区卫生服务
管理概论

本章要点 1. 掌握　社区卫生服务，社区卫生服务体系，社区卫生服务管理的基本概念及特
点，社区卫生服务管理的基本理念、理论、原理。
2. 熟悉　社区卫生服务管理的常用方法，社区卫生服务的目标及发展意义。
3. 了解　当前我国社区卫生服务发展的政策支持、发展现状及发展趋势。

第一节　社区卫生服务

一、社区与社区卫生服务的概念与特点

（一）社区的概念

社区是以一定地域为基础的社会群体或生活共同体，即若干社会群体或社会组织聚集在某一个领域里所形成的一个生活上相互关联的大集体，是社会的基本构成单元，也是人们的主要生活和工作场所。社区通常分为两类：功能社区和生活社区，或者可以分为城市社区和农村社区。一个成熟的社区具有政治、经济、文化、教育、卫生服务等多方面的功能，能够满足社区成员的多种需求。

（二）社区的构成要素

1. 人口　人是社区形成的第一要素，是社区生活的主要行动者，社区由一定数量的居住人口组成，人们长期聚居在同一个地方而逐渐形成了多层次、成系统的内部交往关系，社区居民因共居一地而拥有共同的利益和归属感。

2. 地理区域　社区是地域性社会，地域要素是社区概念中的一个重要因素，它是社区存在和发展的前提，是决定社区变迁的重要条件。社区具有一定的边界，通常以地理的范围来界定社区的规模大小。

3. 社区设施　社区发展离不开所需的物质基础，即社区设施，配套的社区设施是衡量社区发展程度的重要标志。社区设施一般分为三类：生活设施、生产设施和公共设施。

4. 组织机构　社区是一个具有多功能的地域社会，社区中的公共事务、社区居民之间的关系、民事纠纷等都需要相应的组织机构去处理。所以，社区的组织管理机构成为社区不可缺少的要素之一。

5. 认同感　社区居民对自己所居住的社区在感情和心理上产生认同感，也是社区和谐发展的不可或缺的一个要素。人们在特定的社区里，过着长期的共同生活，会逐步形成某些共同的意识，包括共同的荣辱感、共同的价值观、共同的伦理观和共同的习俗等。

共同的文化背景和相似的生活方式是社区人群相互联系的纽带。

（三）社区的基本功能

1. 自治功能　主要体现在社区组织和社区成员通过自我教育、自我管理、自我服务、自我约束，加强对社区公共事务和公益事业的管理和服务，提高社区成员的文明素质和文化修养。

2. 整合功能　主要体现在通过对社会利益的调整和社区资源的整合，满足社区成员的物质和精神需要，融洽社区人际关系，增强社区居民对社区的亲和力和归属感。

3. 服务功能　为社区居民和单位提供社会化服务，主要体现在为社区居民各方面的生活需求提供资源和服务，包括生活服务、教育服务、医疗服务、咨询服务等。

4. 保障功能　主要体现在通过挖掘社区资源和实行社会互助，协助政府承担社会保障的具体事务，救助和保护社区内的弱势群体。

5. 监督功能　主要体现在社区居民对社区自身日常工作的监督和对政府部门及其派出机构的监督，监督的目的是增强社区组织及其工作人员的自我约束力，促进社区工作的务实、规范、廉洁、高效，更好地为社区居民服务。

（四）社区服务的概念和特点

从社会学的角度看，社区服务是一个社区为满足其成员物质生活与精神生活需要而进行的社会性福利服务活动。社区服务一般是在政府的倡导下，为满足社会成员多种需求，以街道、镇、居委会和社区组织为依托开展的具有社会福利性的居民服务。从狭义上来看，社区服务主要向老年、妇女、儿童等"弱势群体"提供帮助和服务，面向烈士和现役军人家属提供优抚性服务，面向不良青少年等边缘群体提供矫正帮扶。从广义范围来看，社区服务是为社区辖区居民等群体，组织提供就业培训、文体娱乐、卫生健康等公益性的便民利民服务。社区服务的开展，可以提高社会化发展水平，使社区居民拥有更多的公共服务和社会服务，不断改善人们的生活质量。

社区服务的发展程度与当地的社会、经济、文化的发展水平密切相关，具有以下特点：

1. 专业性　社区服务是一个有指导、有组织、有系统的服务体系，不只是一些社会自发性和志愿性的服务活动，具有一定的专业性。尤其是医疗卫生服务、安老托幼服务、残疾人服务和心理疏导服务等。

2. 社会福利性　社区服务不以营利为目的，把社会效益和社会福利放在首位，具有明显的福利性和非营利性。

3. 地域性　城市的社区服务以街道、居委会、小区为依托开展，农村的社区服务以乡镇、村为依托开展，社区服务具有明显的地域性特征。

4. 综合性　社区的综合功能决定了社区服务的综合性特征。社区服务的主体包括社区内的一切单位和个人，涉及政治、经济、社会、文化等多方面，以社区全体居民的参与为基础，是自助、互助的公益活动。

二、社区卫生服务的概念和目标

社区卫生服务是城市卫生工作和社区建设的重要组成部分，是提供公共卫生服务和基本医疗服务的根本，是解决人民群众"看病难，看病贵"的基础环节，是实现人人享有基本医疗服务的重要途径，提供预防、医疗、保健、康复、健康教育和计划生育指导的"六位一体"综合服务。

（一）社区卫生服务的概念

社区卫生服务（community health service，CHS）是在政府领导、社区参与、上级卫生机构指导下，以基层卫生机构为主体、全科医生为骨干，合理使用社区资源和适宜技术，以人的健康为中心，以家庭为单位，以社区为范围，以需求为导向，以妇女、儿童、老年人、慢性病患者、残疾人等为服务重点，以解决社区主要卫生问题、满足基本卫生服务需求为目的，融预防、医疗、保健、康复、健康教育、计划生育技术服务功能等为一体的，有效、经济、方便、综合、连续的基层卫生服务。

（二）社区卫生服务的特点

1. 以健康为中心　社区卫生服务是以人为中心，以健康为中心，需要社区卫生工作者走进社区和家庭，动员每个人主动地改变社会环境，建立健康的生活方式，预防疾病和残疾，促进健康。

2. 以人群为对象　社区卫生服务不同于医院服务，它维护社区内所有人群的健康，以社区所有人群的利益和健康为出发点。

3. 以家庭为单位　家庭是社区组成的最基本单元。一个家庭内每个成员之间有密切的血缘和经济关系，他们的行为生活方式、居住环境、卫生习惯等相似，因此，在健康问题上也存在着相同的危险因素，可以一起预防和干预。

4. 提供综合服务　社区卫生服务必须是综合、全方位的，并且需要多部门参与，才能保证辖区内居民的身心健康。

（三）社区卫生服务的宗旨和目标

社区卫生服务的宗旨是以健康为中心，以社区为范围，以家庭为单位，以需求为导向，为社区居民提供安全、有效、便捷、经济的生命全周期健康服务。我国发展社区卫生服务的目标是使个人、家庭具备良好的生活方式和行为习惯，合理使用卫生资源，人人享有基本医疗服务，家家拥有社区全科医生，使居民能够享受到与经济社会发展水平相适应的卫生服务，提高社区全体居民的健康水平和生活质量。

（四）社区卫生服务的基本原则

1. 依据社区人群的需求，正确处理社会效益和经济效益的关系，坚持为人民服务的宗旨，把社会效益放在首位。

2. 坚持政府领导，部门协同，社会参与，多方筹资，公有制为主导。

3. 坚持以预防为导向，提供综合服务，努力提高卫生服务的可及性，做到低成本、广覆盖、高效益，方便群众。

4. 坚持以区域卫生规划为指导，引进竞争机制，合理配置和充分利用现有的卫生资源。

5. 坚持社区卫生服务与社区发展相结合，保证社区卫生服务可持续发展。

（五）社区卫生服务的主要内容

社区卫生服务主要包括公共卫生服务和基本医疗服务。

1. 公共卫生服务　主要包括卫生信息管理、健康教育、传染病预防控制、慢性非传染病管理、精神卫生服务、老年保健、儿童保健、妇女保健、计划生育技术咨询指导、残疾人康复指导、康复训练、突发公共卫生事件处理等。

2. 基本医疗服务　主要包括一般常见病、多发病诊断治疗、护理和诊断明确的慢性病的治疗、社区现场应急救护、家庭医疗、临终关怀、康复指导、双向转诊及适宜的中医药服务等。

三、社区卫生服务体系

社区卫生服务体系主要是在城镇居民中设立社区卫生服务中心，再根据其社区覆盖面积及人口，在中心下设若干社区卫生服务站，以利于附近居民就诊和接受健康教育、康复及照顾等。社区卫生服务机构是具有社会公益性质的非营利性医疗机构，主要由社区卫生服务中心、社区卫生服务站组成，社区卫生服务中心是主体。社区卫生服务机构以居民健康为中心，有针对性地向居民提供社区预防、保健、医疗、康复、健康教育及计划生育技术指导等基本医疗、基本公共卫生和健康服务。随着医改的不断深化，基层服务能力不断增强，社区卫生服务逐步形成以全科医生为核心的家庭医生团队服务模式，家庭医生团队与居民签约，建立相对稳定的服务关系。

（一）社区卫生服务机构

社区卫生服务中心一般以街道办事处所辖范围设置，服务人口平均3万～5万人；对社区卫生服务中心难以覆盖的区域，以社区卫生服务站作为补充。社区卫生服务机构设置应充分利用社区资源，避免重复建设，择优鼓励现有基层医疗卫生机构经过结构和功能双重改造成为社区卫生服务机构。

1. 社区卫生服务中心的基本功能　社区卫生服务中心是公益性、综合性的基层医疗卫生机构，承担着社区常见病和多发病诊疗、基本公共卫生服务和健康管理等功能任务，是城市医疗卫生服务体系的基础。

2. 社区卫生服务中心的主要任务　社区卫生服务中心的主要职责是提供预防、保健、健康教育、计划生育等基本公共卫生服务，以及常见病、多发病的诊疗服务和部分疾病的康复、护理服务，向医院转诊超出自身服务能力的常见病、多发病及危急和疑难重症患者，并受区县级卫生健康行政部门委托，承担辖区内的公共卫生管理工作，负责对社区卫生服务站的综合管理、技术指导等工作。

（二）社区卫生服务提供者

社区卫生服务的基本服务团队主要由以下几类人员构成：

1. 医疗　全科医生、社区专科医师、社区助理医师、社区中医师。

2. 护理　社区护理人员。

3. 公共卫生 社区公共卫生人员、预防保健人员。

4. 医技医辅 药剂师、检验师、康复治疗师及其他卫技人员。

5. 管理相关 管理者、医学社会工作者、志愿者。

（三）社区卫生服务对象

社区卫生服务的对象是社区中的全体居民，以妇女、儿童、老年人、慢性病患者、残疾人等为服务重点。具体可分为以下几类人群：

1. 健康人群 面向躯体、心理、社会适应、道德等方面都处于良好状态的人群，在健康人群中积极开展健康促进工作，重在健康保护和健康教育。

2. 高危人群 面向明显暴露于某种或某些健康危害因素的人群，在高危人群中重点加强早期健康干预，有针对性地做好周期性疾病筛检工作。

3. 重点保健人群 面向由于各种原因需要在社区得到系统保健的人群，如0～6岁儿童、孕产妇、老年人、慢性病患者、残疾人、贫困居民等人群。

4. 患者 一般为常见病、多发病患者，社区康复患者，院前急救或临终关怀的患者，以及其他一些不需要住院治疗的患者等。

（四）社区卫生服务方式

依据不同的地理环境、工作地点、人口特征、服务需求和服务能力等，社区卫生服务中心可以采取灵活的方式，通过多种形式来提供服务，一般以主动服务、上门服务为主。主要的服务方式包括：

1. 门诊服务 以提供基本医疗服务为主，是最主要的社区卫生服务方式。

2. 出诊（上门）服务 根据预防和随访工作需要或者家庭医生签约服务合同要求提供的主动上门服务，以及按照居民提出的需求而安排的上门服务。

3. 急诊服务 依靠社区卫生服务中心提供全天候的急诊服务和院前急救，及时高效地帮助患者协调利用当地的急救网络系统。

4. 住院服务 是部分有条件和能力提供住院诊疗服务的社区卫生服务中心的一种服务方式。

5. 家庭病床服务 以家庭作为服务场所，为适宜在家庭环境下进行医疗或康复的患者提供院外服务。

6. 转诊服务 在社区卫生服务机构与综合性医院或专科医院建立了稳定通畅的双向转诊关系的基础上，可帮助患者选择上级医疗机构并提供转诊服务。

7. 电话、网络咨询服务 为社区居民提供电话热线服务、电话或网上预约服务、电话心理咨询服务等。

8. 家庭医生签约服务 采取团队服务形式，团队主要由家庭医生、社区护士、公卫医师（含助理公卫医师）等组成。家庭医生团队为居民提供约定的签约服务，根据签约人数按年收取签约服务费，由医保基金、基本公共卫生服务经费和签约居民付费等方式共同分担。

9. 承包制服务 由一名或多名社区卫生服务人员，对某项或某几项社区卫生服务项目进行承包，负责一定数量人群的卫生服务，如健康教育、妇幼保健等；也可以由社区卫生服务机构承包属地内企事业单位的卫生保健工作等。

10. 医疗器具租赁服务　为减轻患者的经济负担，避免资源浪费，对于家庭照顾中必备的短期使用的某些医疗器具，可开展租赁便民服务，并指导患者或其家属恰当使用，如氧气瓶、病床和简易康复器具等。

四、社区卫生服务的发展意义

《"健康中国2030"规划纲要》提出"共建共享、全民健康"的战略主题，以人民健康为中心，坚持以基层为重点，以改革创新为动力，预防为主，中西医并重，把健康融入所有政策，人民共建共享的方针。大力发展社区卫生服务，构建以社区卫生服务为基础、社区卫生服务机构与医院和预防保健机构分工合理、协作密切的新型城市卫生服务体系，对于坚持预防为主、防治结合的方针，优化城市卫生服务结构，方便群众就医，实现分级诊疗，进一步减轻费用负担，建立和谐医患关系，促进和谐社区建设，具有重要意义。

1. 发展社区卫生服务是提供基本卫生服务，满足人民群众日益增长的卫生服务需求，提高人民健康水平的重要保障。

社区卫生服务覆盖广泛、方便群众，既能使广大群众获得基本卫生服务，也有利于满足群众日益增长的多元化的卫生服务需求。社区卫生服务强调预防为主、防治结合，有利于贯彻落实预防保健措施，提高人群的保健意识和健康水平。

2. 发展社区卫生服务是深化医药卫生体制改革，是全面建立中国特色基本与医疗卫生制度、优质高效的医疗卫生服务体系，建立与社会主义市场经济体制相适应的城市卫生服务体系的重要基础。

积极发展社区卫生服务，有利于调整城市卫生服务体系的结构、功能和布局，提高效率、降低成本，形成以社区卫生服务机构为基础，大中型医院为医疗中心，预防、保健和健康教育等机构为预防保健中心，适应我国国情的城市卫生服务体系新格局，可以在基层解决广大居民的多数基本健康问题。

3. 发展社区卫生服务是建立城镇职工和居民基本医疗保险制度的迫切要求。

社区卫生服务可以帮助参保群众合理利用医疗卫生服务，为其就近诊治一般常见病、多发病和慢性病，并通过健康教育和预防保健措施增进其健康，降低常见病和多发病的发病率，既能保证群众的基本医疗，又能降低医疗成本，符合"低水平、广覆盖"原则，对我国基本医疗保险制度的长久稳定运行起到重要支撑作用。

4. 发展社区卫生服务是加强社会主义精神文明建设、密切党群干群关系、维护社会稳定的重要途径。

社区卫生服务可以为群众排忧解难，使社区卫生人员与广大居民建立起新型医患关系，有利于加强社会主义精神文明建设。社区卫生服务会影响社区居民的生活水平，提高社区卫生服务水平能够进一步提高居民的幸福感、满足感和认同感，增强社会满意度，促进社会和平与稳定。积极开展社区卫生服务是为人民办好事、办实事的德政民心工程，充分体现全心全意为人民服务的宗旨，有利于维护社会稳定和谐，促进国家长治久安。

第二节　社区卫生服务管理

社区卫生服务管理是综合运用管理学理论、方法和技术，对开展社区卫生服务的人、财、物、信息、时间和空间等资源进行科学的管理。管理的职能作用包括计划、组织、领导、控制与创新。

一、社区卫生服务管理的基本理念

（一）以人为本、以健康为中心的全方位社区卫生服务管理理念

"以人为本"强调社区卫生服务重视人胜于重视疾病。社区卫生服务的对象是有个性、有感情的人，全科医生必须把服务对象视为合作伙伴，从整体人的角度，全面了解范围对象，提供以人为本、以需求为导向的人格化的健康照顾。

"以人的健康为中心"的社区卫生服务强调人的健康，不以治疗疾病或者患者为中心。卫生保健工作者不仅要及时识别疾病、筛查疾病，更要根据健康人、高危个体和重点保健对象具体情况制定系统保健计划，动员个人主动积极选择健康生活方式，预防疾病，促进健康。

"全方位"社区卫生服务管理理念强调连续性、综合性、个性化的服务；强调以预防为主，对个人、家庭和社区的整体健康服务的服务；强调协调性与团队合作式服务；突出首诊医疗服务作用的体现。"一体化、全方位、全过程"的社区卫生服务，其最大的特点是强调对服务对象的"长期负责式照顾"，这意味着社区卫生服务提供者与服务对象建立某种合同关系，应随时关注他们的身心健康，对其主观和客观的、即刻与长期的各种需求作出及时的评价和反应。

（二）以现代医学模式为主导的社区卫生服务管理理念

社区卫生服务全面吸收现代医学模式理念，以"生物–心理–社会"医学模式为主导，突破原有医学观念、思维方式和服务模式的局限，用系统的、整体性的思维方式实现了"五扩大"：从治疗服务扩大到预防服务；从技术服务扩大到社会服务；从院内服务扩大到院外服务；从生理服务扩大到心理服务；从社区卫生服务扩大到社区服务。社区卫生服务通过对生物医学、行为科学和社会科学的最新研究成果的整合，结合全科医疗的成功经验，实现了医学模式的实际转变。

（三）以团队合作式服务为模式的社区卫生服务管理理念

团队合作是社区卫生服务的主要模式。作为健康代理人，一旦患者需要，以全科医

生为核心的社区卫生服务提供者将协调社区卫生服务机构团队、医疗保健资源及社会力量，组织多学科的医疗保健团队，为患者提供医疗、保健、康复、心理等多方面的综合服务；并通过会诊、转诊等措施，与上级医疗卫生机构、专科医生和患者家庭等方面协同解决患者的问题，以确保服务对象获得正确、有效、高质量的卫生服务。

二、社区卫生服务管理的基本理论

（一）社区卫生服务管理的方法与技术体系

社区卫生服务管理方法与技术体系是在管理理论、原理和原则指导下，结合社区卫生服务特点和规律形成并用于实践的一系列管理方法与操作技能，是现代管理科学方法与技术在社区卫生服务管理领域内的专业化、实用化和具体化。主要包括三个层面：

1. 决策层　为社区卫生服务事业和社区卫生服务管理的发展提出宏观的指导意见和发展对策。主要采用规划方法、预测方法、计划决策方法等，研究确定社区卫生服务事业发展的方向、目标和速度，研究社区卫生服务资源的总量、结构、层次、功能、水平和布局等重大问题。方法学上多属于整体性、全局性、方向性和战略性的宏观决策方法。

2. 管理层　社区卫生服务管理相关决策确定后，社区卫生服务职能部门围绕决策开展的一系列管理职能的发挥，包括计划组织实施、监督检查、控制和评价等。管理层通过行政管理、经济管理、法律管理、思想教育等方法实现对社区卫生服务工作中出现的偏差或偏离目标等进行有效控制，以确保社区卫生服务管理活动沿着既定的目标方向运行。

3. 执行层　执行层是指执行单位贯彻执行有关社区卫生服务工作计划所采取的管理方法，是基层管理者的管理职能，强调技术操作能力。执行层需要结合工作实际，采用管理工作标准化法、目标管理法、全面质量管理办法等一系列方法，实现其基层管理职能。

（二）社区卫生服务管理能力体系

社区卫生服务管理人员所具备的个人品质或特征是决定管理效果的关键因素。思想素质、业务能力及身体素质等在社区卫生服务管理人员认识问题、提出问题、分析问题和解决问题过程中发挥着重要作用，具体体现在：

1. 思想素质　社区卫生服务管理人员应具备强烈的事业心、责任感和为人民服务的意识；善于研究，工作扎实细致，实事求是，能与群众同甘共苦；模范遵守规章制度和道德规范，有影响他人的魅力，密切联系群众，关心群众疾苦，多为群众办好事。

2. 业务能力　社区卫生服务管理人员应在懂得市场经济的基本原理，与时俱进地把握建设中国特色社会主义理论和思想的基础上，掌握现代管理的知识和技能。同时还应具备以下业务技能：

（1）分析判断能力：社区卫生服务管理者应能在纷繁复杂的事务中，透过现象看清本质，抓住主要矛盾，认识并领会社区管理方面的有关政策方针、文件指令和目标任务，并运用管理原理对社区卫生服务工作中的具体问题进行客观、有效的归纳、概括和判断，找出解决问题的办法。

（2）规划决策能力：任何正确的规划与决策都来源于周密细致的调查和准确而有预

见的分析判断。因此，社区卫生服务管理者需要在充分掌握组织内外环境资料的基础上，对社区卫生服务资源的规模、结构、层次和布局进行统筹规划，有效、合理运用社区卫生服务资源，对社区卫生服务工作方向性、全局性的重大问题作出决断，以确保决策的正确性与有效性。

（3）组织协调能力：社区卫生服务管理者应懂得组织设计的原则，能正确运用管理的组织职能，构建符合社区卫生服务管理特点和规律的组织形式，确定组织目标，制定计划并能组织实施，要善于倾听各方面意见，协调社区卫生服务部门内部以及内部与外部之间的关系。

（4）知人善任能力：现代管理中，知人善任、培养他人的能力是判断领导成熟度的重要标准。社区卫生服务管理者要重视对人的发现、培养、选拔和使用，知其所长，让合适的人在合适的岗位从事合适的工作，促进社区卫生服务机构卫生人力资源的可持续发展。

（5）业务实施能力：社区卫生服务工作的内容和方式决定着，社区卫生服务机构必须能够按照上级制定的目标、方针、政策，具体实施有关社区卫生服务规划与任务，及时处理社区卫生服务管理工作中存在的问题，同时能够指挥乡村卫生人员顺利、高效完成各项卫生服务工作。

（6）开拓创新能力：要求社区卫生服务管理者能对社区卫生服务工作进行认真研究、开发，建立健全社区卫生服务管理工作体系，善于听取不同意见，拓展社区卫生服务的服务领域和内容，改变服务模式，改革创新，开拓进取。

（7）社会活动能力：在开展日常社区卫生服务工作的过程中，社区卫生服务管理者在开拓人际关系方面进行广泛活动，并为社区卫生事业的发展创造良好的外部环境。

3. 身体素质　良好的身体素质为社区卫生服务管理者处理复杂的工作提供充沛的体能和精力支撑。

（三）社区卫生服务管理理论

1. 激励理论与社区卫生服务管理　激励理论是研究如何满足人的各种需要、调动人的积极性与创造性的理论。激励理论认为，工作效率和劳动效率与员工的工作态度有直接关系，而工作态度则取决于需要的满足程度和激励因素，它对现代组织管理具有普遍适用性。社区卫生服务管理领域内应用较多的激励理论包括需要层次理论、双因素理论等。

美国心理学家亚伯拉罕·哈罗德·马斯洛把人的各种需求按照等级层次分为生理需求、安全需求、社会需求、尊重需求、自我实现需求五个层次，从最低级的需求逐级向最高级的需求发展，并且提出，当某一级的需求获得满足以后，这种需求便中止了它的激励作用。因而社区卫生服务管理者应根据员工的实际需求设置目标，方可起到激励作用。双因素理论由美国的行为科学家弗雷德里克·赫茨伯格提出，他把影响工作态度的因素分为保健因素（如组织政策、管理技术、同事关系、工资待遇、工作环境等）和激励因素（如成就、赏识、挑战性的工作、增加的工作责任，以及成长和发展的机会等）两类。双因素理论强调：不是所有的需求都得到满足才能激励起人的积极性。只有那些被称为"激励因素"的需求得到满足时，人的积极性才能最大程度地发挥出来；同时，在缺乏保健因素的情况下，激励因素的作用也不大。因此，社区卫生服务管理过程中，要调动人的积极性，不仅要注意物质利益和工作条件等外部因素，更要注意工作的安排，注重对人的精神鼓励和职业发展鼓励。

2. 公平理论与社区卫生服务管理　美国心理学家约翰·斯塔希·亚当斯于1965年提出了公平理论，又称社会比较理论，该理论从人的动机与知觉关系出发，侧重研究工资报酬分配的合理性、公平性及其对职工积极性的影响。

公平理论认为：员工的工作积极性取决于他所感受的分配上的公正程度（即公平感）。当一个人作出了成绩并取得了报酬以后，他不仅关心自己所得报酬的绝对量，而且关心报酬的相对量。因此，他要通过横向社会比较和/或纵向历史比较来确定自己所获报酬是否合理。所谓横向社会比较，即一个人将自己获得的"报偿"（如金钱、工作安排以及获得的赏识等）与自己的"投入"（如教育程度、所做努力、用于工作的时间、精力等）的比值与组织内其他人进行的比较；所谓纵向历史比较，即把自己目前投入的努力与目前所获得报偿的比值，同自己过去投入的努力与过去所获报偿的比值进行比较；只有两者相等时才被视为公平，如果自己的或目前的比值较低，则可能产生不公平感。

公平理论提出的基本观点是客观存在的，但公平本身却是一个相当复杂的问题。它与个人的主观判断、公平标准、评定人等都有一定的关联。因此，在社区卫生服务管理中应在倡导树立正确公平观的基础上，采取多种手段，在组织中造成一种公平合理的气氛，使员工产生一种主观上的公平感。

3. 效率理论与社区卫生服务管理　基于机构变革带来社会效益增量研究的效率理论，同样适用于社区卫生服务管理领域。效率是指单位时间完成的工作量，它强调稀缺资源在社会各部门之间合理配置和优化组合。

目前，我国多元化办医格局逐步形成并日趋成熟，鼓励社会资本多形式、多渠道投资举办社区卫生服务机构，对于社区卫生服务市场的完善发挥了重要作用，充分体现了效率理论在社区卫生资源重新配置方面的重要意义。因此，在社区卫生服务管理中，需要用发展的眼光正确处理公平与效率间辩证统一的关系。

三、社区卫生服务管理的基本原理

（一）管理理论基础

社区卫生服务管理是一门理论性、实践性和综合性很强的多学科交叉的边缘性应用学科，属于管理学的一门分支学科，其中应用的理论大多源自管理学的基本理论。

1. 管理的内涵　管理是运用计划、组织、协调、指导、控制等基本职能和措施，有效地利用人、财、物、时间、方法、信息等基本要素，以实现组织机构既定目标的过程。

管理是一个体系，是由管理者、被管理者、相应的物质载体、管理手段、技术和方法共同构成的组织系统；管理也是一个过程，是管理者与被管理者共同实现其既定目标的活动过程。

随着人类社会的进步、科学技术的发展，越来越多的活动需要以组织、团队的形式来完成，而组织机构内部的分工与协作、计划与实施、效果与评价等工作需要进行通盘谋划、统一实施，这就需要通过管理来实现。所以说管理活动是一种与人类社会共生的社会活动，是一种社会历史现象和文明现象，管理科学的发展也是人类发展和社会进步的体现。在经典管理理论中，管理一词有"管人""理事"的意思，是指人们对一定范围内的人员及事务进行安排和处理，以期达到预定目标的活动。现代管理理论中，管理具有"协调""梳理"的含义，是一种高度科学化和组织化的活动。

2. 管理的特点

（1）一般性：管理学是从一般原理、一般情况的角度对管理活动和管理规律进行研究，不涉及管理分支学科的业务和方法的研究；管理学是研究所有管理活动中的共性原理的基础理论科学，无论是"宏观原理"还是"微观原理"，都需要管理学的原理作基础来加以学习和研究，管理学是各门具体或专门的管理学科的共同基础。

（2）综合性：从管理内容上看，管理学涉及的领域十分广阔，它需要从不同类型的管理实践中抽象概括出具有普遍意义的管理思想、管理原理和管理方法。从影响管理活动的各种因素上看，除了生产力、生产关系、上层建筑这些基本因素外，还有自然因素、社会因素等；从管理学科与其他学科的相关性上看，它与经济学、社会学、心理学、数学、计算机科学等都有密切关系，是一门非常综合的学科。

（二）管理的基本原理

1. 管理原理　管理原理是对管理工作的实质内容进行科学分析总结而形成的基本真理，是现实管理现象的抽象，是对各项管理制度和管理方法的高度综合和概括，是通过管理实践总结出来的行之有效的、带有规律性的认识，对一切管理活动具有普遍指导意义。

2. 管理原理的主要特征

（1）客观性：管理原理是对管理的实质及客观规律的表述，是对管理工作客观必然性的刻画。"原"即"源"，是本、根本的意思，"理"即道理、基准、规律，违背原理必然会遭到客观规律的惩罚，承受严重的后果，但在群体组织上不一定有某种强制反应。这一点有别于管理工作中所确定的原则，原则是以客观真理为依据，要求人们共同的行为规范，一般带有指令性和法定性，一旦违反，要受到群体组织的制裁。在日常的管理工作中，原理与原则的相互区别和联系意味着，在确定每项管理原则时，要以客观真理为依据，尽量使之符合相应的原理，同时，又要以指令或法令的形式来强化原则的约束作用，加强管理原理的指导作用，从而获得满意的管理效果。

（2）普适性：管理原理是对包含了各种复杂因素和复杂关系的管理活动客观规律的描绘，是在总结经验的基础上，高度综合和概括得出的具有普遍性和规律性的结论。管理原理所反映的事物很广泛，涉及人与物之间的关系、物与物之间的关系以及人与人之间的关系。每个组织都有其自身的特点，因而具有不完全相同的管理方式和方法，但是，管理原理对这些不同的组织都是适用的，具有普遍的指导意义。

（3）稳定性：随着社会经济和科学技术的发展而不断发展，管理原理也会面临变化，但它的变化具有相对稳定性，也就是不管事物的运动、变化和发展的速度多么快，这个确定性是相对稳定的，具有"公理的性质"。因此，管理原理能够被人们正确认识和利用，从而指导管理实践活动取得成效。

（4）系统性：管理原理是由系统原理、人本原理、责任原理和适度原理等四个相互联系、相互制约的部分要素构成的有机整体。系统原理是管理的基础，任何管理对象都可以按照系统原理，根据各自的特点和规律进行分析归类，理出内外各部分、各要素之间的相互关系及脉络层次、轻重主次等。在此基础上，一个有活力的管理系统又必须以人本原理为指导，才能真正做到重视人、尊重人和促进人的全面发展。同时任何管理系统都是逐级相互衔接的责任系统，责任原理在员工积极性和主动性的调动、管理活动中相互关系的协调等方面发挥着重要作用。而应对管理活动中的相互对立矛盾，则需要管理者在解决矛盾和消除对立中实现平衡，适度原则的把握正是管理科学在实践中被艺术地运用的体现。

由这四大原理建立起的一个有效科学管理体系就是管理原理系统性的集中体现。

3. 社区卫生服务管理的基本原理

（1）系统原理：系统是指由若干相互联系、相互作用的部分所组成的在一定环境中具有特定功能的有机整体。在自然界和人类社会中，一切事物都是以系统的形式存在的。任何社会组织都是由人、财、物、信息等组成的系统，每个单位、每个人都不是孤立的，而是系统中的一个组成部分，任何管理都是对系统的管理。因此，在社区卫生服务机构管理过程中，应当将其视为一个系统，在研究社区卫生服务方面的某一事务时，必须全面考察分析其部门内外诸要素间的联系，揭示出事物之间的本质规律；合理安排系统中各要素的秩序，协调各方关系，统一功能，减少内部矛盾，争取更大效益。

（2）人本原理：人是一切管理活动的中心与出发点，现代管理是人的管理和对人的管理。人本原理认为：员工是组织的主体；员工参与是有效管理的关键；使人性得到最完美的发展是现代管理的核心；服务于人是管理的根本目的。因此，社区卫生服务管理工作的开展必须以人为本，根据人的行为与需求特点，来调整、完善组织结构要素的整合配置，紧紧围绕人来创造适宜的条件，以尊重人、依靠人、发展人、为了人为核心内容，充分发挥人在管理中的重大作用，实现组织对人的最佳配置与使用。

（3）责任原理：管理过程就是追求责、权、利统一的过程，其本质是保证及提高组织的效益和效率。职责，指特定职位应当承担的责任，是组织赋予部门或个人维持正常秩序的一种约束力，分工明确，职责才会明确；权限，指完成工作任务而授予的权力，是对诸如人、财、物、信息等要素的配置，借助一定的权力才能实现真正的管理；能力，是完全负责的一个关键要素，是由科学知识、组织才能和实践经验三者构成的。职责、权限、利益是等边三角形的三个边，也就意味着责、权、利的对等。能力是等边三角形的高。在实际管理中，能力略小于职责，从而使工作富有挑战性。社区卫生服务管理责任原理的遵守需要在分工的基础上，妥善进行职位设计和权限委授，明确部门与个人必须完成的工作任务和必须承担的责任，从而明确组织期望、及时奖惩，在组织向心力的作用下获得更高的效率。

（4）适度原理：适度原理是指依据管理学的基本原理，将哲学中"度"的规律运用于管理之中，使用现代管理科学、理论、方法和手段，达到各管理要素质和量的高度统一，保证组织目标的实现。适度的原因在于组织管理要面对各种不确定性以及由此决定的管理艺术性。社区卫生服务管理工作中，要求管理者在严格把握相关制度前提下，全面地认识管理的分寸，把握好管理的火候，遵循因地制宜、平衡和谐、适中最佳的原则；通过对客观情况的分析研究，从实际情况出发，在实践检验中，不断完善社区卫生服务管理工作方案，把握工作的规范和程序的弹性，随时适应出现的各种矛盾变化，及时调整工作，最终做到规范、合理、优质的服务工作。

（三）管理的基本职能

管理的职能是管理过程中各项活动的基本功能，又称管理的要素，是管理原则、管理方法的具体体现。最早把管理职能上升为普遍规律的是法国管理学家法约尔。他在《工业管理与一般管理》一书中，提出管理就是实行计划、组织、指挥、控制和协调。管理职能的划分有许多学派，国内外普遍将管理职能分为五项：计划、组织、领导、控制和创新。

1. 计划职能　计划职能是指为实现组织既定目标而对未来行动进行规划和安排的工作过程。其具体内容主要包括：组织目标的选择和确立、实现组织目标方法的确定和抉择、计划原则的确立、计划的编制以及计划的实施。计划是一项科学性极强的管理活动，是全部管理职能中最基本的职能，也是实施其他管理职能的首要条件。

2. 组织职能　组织职能是指为有效实现组织目标，按计划对组织的活动及其生产要素进行的分配和组合的职能。在管理学意义上，一方面是指为实施计划而建立起来的一种结构，另一方面是指为实现计划目标所进行的组织过程。在具体内容上，包括组织结构的设计、组织力量的整合以及组织变革与发展。组织职能对于发挥集体力量、合理配置资源、提高劳动生产率具有重要的作用，为管理工作提供了结构保证，是进行人员管理、指导、领导、控制的前提。

3. 领导职能　领导职能指的是管理者利用组织所赋予的权力去指挥影响和激励组织成员为实现组织目标而努力工作的过程。管理理论认为，领导是领导者指挥、带领、引导和鼓励部下为实现组织目标而努力的过程。这一定义具体包括三个要素：

（1）领导者必须有部下或追随者。

（2）领导者拥有影响追随者的能力或力量。这些能力和力量既包括组织所赋予领导者的职位和权利，也包括领导者个人所具有的影响力。

（3）领导的目的是通过影响部下来达到企业的目标。

4. 控制职能　所谓控制，是指按既定目标和标准对组织的活动进行监督、检查，发现偏差，采取纠正措施，使工作能按原定计划进行，或适当调整计划以达预期目的。主要内容包括拟定标准、寻找偏差、纠正偏差。控制职能的发挥是一个延续不断、反复发生的过程，其目的在于确保组织实际的活动及其成果同预期目标的一致性。

5. 创新职能　创新是组织管理的重要职能之一，但它和上述管理职能有所区别，其本身并没有某种特有的表现形式，总是在与其他管理职能的结合中表现自身的存在与价值。创新职能可以说是一个组织获得更多利益和进步的潜在资源，它在管理职能中的意义主要在于促进管理多元化、有利于效率提高和资源节约。具体种类包括目标创新、技术创新、制度创新、组织创新和环境创新。

管理职能循序完成，并形成周而复始的循环往复，这就是管理的基本过程，其中每项职能之间相互联系、相互影响，构成统一的有机整体。

四、社区卫生服务管理的常用方法

（一）社区卫生服务管理的方法体系

1. 社区卫生服务管理方法体系的理论基础　社区卫生服务管理方法体系的构建需要以方法论作指导。方法论是关于人们认识世界、改造世界的方法的理论，是一种以解决问题为目标的理论体系或系统，通常涉及对问题阶段、任务、工具、方法技巧的论述。社区卫生服务管理的方法论体系，则是应用现代管理的基本观点来解决社区卫生服务管理活动问题的理论体系，其理论基础主要为现代科学的方法论，即系统论和还原论等。

（1）系统论：系统方法是一种满足整体、统筹全局、把整体与部分辩证地统一起来的科学方法。它把所要研究的对象作为一个整体看待，着重从整体与要素、要素与要素、系统与环境之间的相互联系、相互作用中，综合地观察对象，以达到全面、准确地了解对象，并对存在问题作出最佳处理。

（2）还原论：还原方法是研究较低层次以揭示由它们组成的较高层次事物或系统的特性和规律的方法，其实质是分析。特点是把研究对象分解成若干部分，一部分一部分地去认识其每一个环节，使科学研究逐步深化，走向精确和严格的道路。强调从部分了解整体，从微观了解宏观，从低级运动了解高级运动。

（3）系统论与还原论的综合运用：系统论与还原论在整体与部分内在联系层面的研究侧重有所区别。系统论认识的重点在整体，强调从整体出发认识各组成部分；还原论认识的重点在部分，强调部分对整体的基础决定作用。需要指出的是，还原论与系统论两者之间绝非彼此排斥、互不相容，系统综合以还原分析为基础，没有分析，对组成整体的各要素没有正确细致的认识，系统综合就无从谈起。还原分析的方法打开了通往微观和细节的道路。现代科学的系统方法强调还原分析与系统综合相结合。一般而言，系统论常常用于一些初步的研究，一旦深入下去就必须使用还原论的方法。

社区卫生服务管理过程中，首先应该了解社区卫生服务工作大致、整体的规律，这是整体综合的方法，接着一定要再对它层层进行还原分解，以此考察和研究它的深层次本质规律，这则是还原分析的方法。正是由于还原分析和系统综合的运用，将分析与综合相结合、静态与动态相结合、宏观与微观相结合、定性与定量相结合，并通过多学科的渗透和新技术的采用，才有社区卫生服务管理方法的逐步形成与发展。

2. 社区卫生服务管理方法体系框架　社区卫生服务管理过程中，为使被管理系统的功效不断得到提高，需要采取一系列的手段、措施和途径，这些手段、措施等就形成了社区卫生服务管理方法体系。这一方法体系包括管理学基础管理方法、社区卫生服务管理专业基础管理方法和专业管理方法。社区卫生服务管理方法主要的研究内容为：管理方法的分类；各种管理方法的结构、特点、基本原则和范围；各种管理方法的单独作用以及彼此之间的联系、配合应用等。当代社区卫生服务管理方法论趋于多元化，强调不同概念、方法之间的相互渗透、相互包容、综合集成。社区卫生服务管理方法体系框架见图1-1。

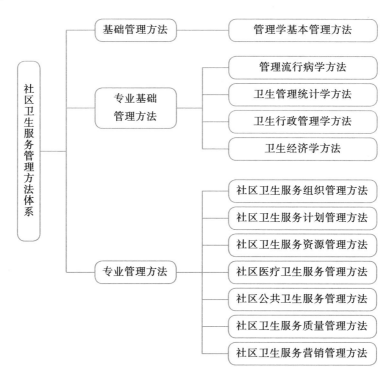

图1-1　社区卫生服务管理方法体系框架图

（二）社区卫生服务管理的常用方法

1. 现代管理科学的方法　现代管理科学的方法一般可分为卫生行政管理方法、法律管理方法、经济管理方法、教育管理方法和技术管理方法，它们构成一个完整的管理方法体系，该体系对各个领域内的管理具有普遍适用性，同样适用于社区卫生服务管理。

（1）卫生行政管理方法：行政方法是指依靠行政组织的权威，借助命令、规定、指示、条例等行政手段对下级采取管理的措施、手段、方法和技术等的总称，其实质是通过行政组织中的职务和职位来进行管理。卫生行政管理方法则是依靠卫生行政机构和领导者的权力，通过强制性的行政命令直接对管理对象产生影响。

卫生行政管理方法具有权威性、强制性、垂直性、具体性和无偿性等特点，这些特点决定了卫生行政管理方法具有以下作用：一是有利于组织内部统一目标、统一意志、统一行动，能迅速有力贯彻上级的方针和政策；二是该方法是实施其他管理方法的必要手段，社区卫生服务管理活动中经济方法、法律方法、教育方法、技术方法的组织与贯彻实施必须以卫生行政管理方法为中介；三是该方法可以强化管理，便于发挥管理职能，也便于处理特殊问题。但是，卫生行政管理方法的强制性使被管理者处于被动地位，不利于实行参与式的民主管理，同时，行政指令的垂直传达容易忽略横向的协调，可能造成条块之间的矛盾，反过来制约行政系统的高度统一。因此，管理者与被管理者的内在动力的产生与保持，还有赖于经济方法的激励和政治思想教育的引导。

（2）法律管理方法：法律是由国家制定或认可的，体现统治阶级意志，以国家强制力保证实施的行为规则的总和。法律管理方法是指借助各种法律、法令、条例及司法、仲裁和组织制度，严格约束管理对象为实现组织目标而工作的一种管理方法。

法律管理方法具有明确的严肃性、强制性、规范性和稳定性等特点，它是以法律作为管理的手段，具有其他方法所不可能有的优点：一是能够为管理活动提供规范和程序，保证了管理的集中和统一，提高了管理的效率；二是便于协调管理因素之间的关系，保证管理的有序性和条理性；三是通过法律手段，能够增强管理主体和被管理者的法律意识，增强守法、用法的自觉性，促进法治建设。目前，卫生领域内的法律法规不断完善，社区卫生服务管理者必须熟悉和掌握有关的法律法规、规章制度等，依法开展卫生服务工作，依法保护患者和医务人员的合法权益。当然，法律管理方法不是万能的，它在处理某些问题的过程中缺乏弹性和灵活性，容易导致思想僵化，使管理主体和被管理者的主动性受到抑制；而且法律管理方法仅靠强制力去要求人们自我抑制不合法行为，无法从根本上解决人们自觉守法的问题。因此，法律管理方法应该与其他方法综合使用，才能达到最终管理目标。

（3）经济管理方法：经济管理方法是根据客观经济规律，利用各种经济手段，如价格、税收、工资、利润、奖金、罚款等，调节不同经济主体之间的关系，以获取较高的经济效益与社会效益的管理方法。其实质就是把经济利益转化为对管理单位和/或个人的激励，充分发挥物质利益的动力作用。

经济管理方法具有利益性、关联性、灵活性和平等性等特点，其显著作用是有利于提高经济效益，提高行政效果，但易造成忽视社会效益。因此，在社区卫生服务管理中运用经济方法必须要有相应的经济立法为保障，要和行政管理方法、思想教育方法有机配合，综合运用，避免以奖惩替代管理倾向的出现，才能充分发挥经济管理方法的作用。

（4）教育管理方法：教育是按照一定的目的、要求对受教育者的德、智、体等多方面施加影响的一种有计划的活动。教育的目的是让受教育者的行为符合管理的要求。

作为管理方法的教育，具有强制性、示范性、群体性、个体性和自主性等特点。管理活动中人的因素第一，管理最重要的任务是提高人的素质，通过教育，可以使人的思想品德素质、文化知识素质、专业水平素质、劳动态度等发生根本性变化，教育是实现人的全面发展，是管理工作的重要任务。管理活动中，其他管理方法的运用都需要思想教育方法与之相互配合。

（5）技术管理方法：技术管理方法是指组织中各个层次的管理者根据管理活动的需要，自觉运用自己或他人所掌握的各种技术，以提高管理的效率和效果的管理方法。具体包括信息技术、决策技术、计划技术、组织技术和控制技术等。实践已经并将继续证明，有效的管理离不开技术，技术的进步直接促进管理手段的现代化。

技术管理方法的实质就是用技术来进行管理，它具备客观性、规律性、精确性和动态性等特点。技术方法的运用在提高决策质量、促进管理过程良性循环等方面发挥着重要作用。当然，技术不是万能的，它具有一定的范围适用性，某些场合或情景下，某种技术很管用，但其他场合或情景，技术可能不管用。因此，在社区卫生服务管理过程中，需要结合社区卫生服务系统的特点，把各种管理方法结合起来使用，真正获得良好的效果。

2. 社区卫生服务研究方法　从研究目的来看，社区卫生服务研究方法可以分为探索性研究、描述性研究和解释性研究等（表1-1）。

（1）探索性研究：探索性研究是指对所研究的现象或问题进行初步了解，以获得初步的印象和感性认识，同时为今后更周密、更深入的研究提供基础和方向的研究类型。当研究者准备研究的问题或现象本身十分特殊，且很少有人涉及或者研究者本人对打算研究的问题或现象不熟悉的时候，需要进行探索性研究。

探索性研究的研究方法相对简单，也不太严格，常采用参与观察、无结构式访谈等形式进行。一般要求研究对象的规模小，不需要去推论总体，也不需要证明假设。它的直接成果往往是形成关于所研究现象或问题的初始命题或假设；或者是探讨进行更为系统、更为周密的研究的可行性等。

（2）描述性研究：描述性研究是指对某些总体或某种现象进行描述，发现总体在某些特征上的分布状况。其主要目的在于收集资料，发现情况，提供信息，特别是从杂乱的现象中，描述出主要的规律和特征。

与探索性研究不同，描述性研究具有系统性、结构性和全面性。以定量研究为例，描述性研究需要严格地随机抽样；样本规模远大于探索性研究；一般需要设计封闭式问卷，资料和数据要经过统计分析；结果要推广到总体。它的直接成果则是对社会现象的分布状况、基本特征等作出定量和精确的描述与说明，研究结果所描述的不应当是个别的或片面的，而是能反映出总体及各个组成部分一般状况的普遍现象。

（3）解释性研究：解释性研究用于探寻现象背后的原因，揭示现象发生或变化的内在规律，回答各种"为什么"的社会研究类型。

与描述性研究相比，解释性研究除了具有系统性和周密性之外，更为严谨，针对性更强，特别注重研究内容的适用性和针对性；在分析方法上，解释性研究要求进行双变量和多变量的统计分析；在有无假设上，但解释性研究必须做假设。

表1-1 社区卫生服务研究方法比较分析

鉴别点	探索性研究	描述性研究	解释性研究
对象规模	小样本	大样本	中样本
抽样方法	非随机选取	简单随机、按比例分层	不按比例分层
研究方法	观察、无结构式访谈	问卷调查、结构式访谈	调查、实验等
分析方法	主观的、定性的	定量的、描述统计	相关与因果分析
主要目的	形成概念和初步印象	描述总体状况和分布特征	定量关系和理论检验
基本特征	设计简单、形式自由	内容广泛、规模很大	设计复杂、理论性强

3. 循证卫生管理法 循证卫生管理法是遵循科学证据的卫生管理，它将卫生管理者个人的管理实践和经验与客观的科学研究证据结合起来，将正确的卫生管理方案、最有效卫生管理方法和最佳的卫生管理技术用于卫生管理过程之中。强调应运用卫生管理流行病学和卫生管理统计学的研究方法与卫生管理紧密结合；并从战略高度、方案设计、最佳方案的选择与抉择、管理方案的事实、管理效果的评价和调查研究方法等许多方面，多角度深入阐述应该如何找证据、如何判断证据的可靠性与可信度、证据是否客观、如何避免偶然性和偏倚。

第三节 社区卫生服务与社区卫生发展

一、社区卫生服务发展的政策环境

为发展社区卫生服务，我国相继出台了一系列政策和措施。《国务院关于发展城市社区卫生服务的指导意见》是我国社区卫生服务发展的纲领性文件，给出了明确的政策方向和指引。

（一）社区卫生服务发展的有利政策环境

1. 推进社区卫生服务体系建设 社区卫生服务机构提供公共卫生服务和基本医疗服务，具有公益性质，不以营利为目的。所以我国一直坚持政府主导、鼓励社会参与的政策方针，建立健全社区卫生服务网络，统筹社区卫生服务机构发展。

（1）政府统一规划社区卫生服务体系：由地方政府制定社区卫生服务发展规划，有计划、有步骤地建立健全以社区卫生服务中心和社区卫生服务站为主体，以诊所、医务所（室）、护理院等其他基层医疗卫生机构为补充的社区卫生服务网络。在大中型城市，政府原则上按照3万～10万居民或按照街道办事处所辖范围规划设置1所社区卫生服务中心，根据需要可设置若干社区卫生服务站。

（2）加大社区卫生服务机构建设投入：各级政府调整财政支出结构，建立稳定的社区卫生服务筹资和投入机制，加大对社区卫生服务的投入力度。地方政府为社区卫生服务机构提供必要的房屋和医疗卫生设备等设施，对业务培训给予适当补助，并根据社区人口、服务项目和数量、质量及相关成本核定预防保健等社区公共卫生服务经费补助。政府举办的社区卫生服务机构的离退休人员费用，在事业单位养老保障制度改革前，由地方政府根据有关规定予以安排。地方政府根据本地实际情况进一步加大力度安排社区公共卫生服务经费，并随着经济发展逐步增加。中央财政从2007年起对中西部地区发展社区公共卫生服务按照一定标准给予补助。中央对中西部地区社区卫生服务机构的基础设施建设、基本设备配置和人员培训等给予必要支持。

（3）加强社区卫生服务队伍建设：加强高等医学院校的全科医学、社区护理学科教育，积极为社区培训全科医生、护士，鼓励高等医学院校毕业生到社区卫生服务机构服务。完善全科医生、护士等卫生技术人员的任职资格制度，制定聘用办法，加强岗位培训，开展规范化培训，提高人员素质和专业技术能力。采取多种形式鼓励和组织大中型医院、预防保健机构、计划生育技术服务机构的高中级卫生技术人员定期到社区卫生服务机构提供技术指导和服务，社区卫生服务机构要有计划地组织卫生技术人员到医院和预防保健机构进修学习、参加学术活动。鼓励退休医护人员依照有关规定参与社区卫生服务。

（4）加强社区卫生服务的监督管理：规范社区卫生服务机构的设置条件和标准，依法严格社区卫生服务机构、从业人员和技术服务项目的准入，明确社区卫生服务范围和内容，健全社区卫生服务技术操作规程和工作制度，完善社区卫生服务考核评价制度，推进社区卫生服务信息管理系统建设。加强社区卫生服务的标准化建设，对不符合要求的社区卫生服务机构和工作人员，要及时调整、退出，保证服务质量。加强社区卫生服务执业监管，建立社会民主监督制度，将接受服务居民的满意度作为考核社区卫生服务机构和从业人员业绩的重要标准。发挥行业自律组织提供服务、反映诉求、规范行为等作用。加强药品、医疗器械管理，确保医药安全。严格财务管理，加强财政、审计监督。

2. 建立健全医疗保障制度

（1）社会医疗保险体系：社会医疗保险是我国医疗保障制度的核心，我国的社会医疗保险体系已经初步形成。2016年，国务院印发《关于整合城乡居民基本医疗保险制度的意见》，提出整合城镇居民基本医疗保险和新型农村合作医疗两项制度，建立统一的城乡居民基本医疗保险制度。目前，城镇职工基本医疗保险制度、城乡居民医疗保险制度已经成为我国医疗保险制度的主要内容。

（2）商业健康保险体系：商业健康保险是我国医疗保障制度的有力补充。《健康保险管理办法》按照保险责任的不同，将商业健康保险分为疾病保险、医疗保险、失能收入损失保险和护理保险。其中，疾病保险是指以保险合同约定的疾病的发生为给付保险金条件的保险；医疗保险是指以保险合同约定的医疗行为的发生为给付保险金条件，为被保险人接受治疗期间支出的医疗费用提供保障的保险；失能收入损失保险是指因保险合同约定的疾病导致工作能力丧失为给付保险金条件，为被保险人在一定时期内收入减少或者中断提供保障的保险；护理保险是指以因保险合同约定的日常生活能力障碍引发护理需要为给付保险金条件，为被保险人的护理支出提供保障的保险。

发展商业健康保险的重要意义：

1）有利于促进医疗保障制度的健康、可持续发展。

2）有利于健全多层次医疗保障体系。

3）有利于提高基本医疗保障制度运行效率。

（3）社会医疗保险和商业健康保险的区别

1）两者的基本属性不同：强制性社会医疗保险是公益性福利事业，带有强制性。商业性医疗保险属于商业性质，以盈利为目的，不带有强制性。

2）两者的保险范围不同：前者的保险范围较广，不仅保"大病"，而且保"小病"，不仅对参保人的住院费用给予一定补偿，而且对其门诊费用也给予一定补偿。而后者的保险范围很小，一般只对其承保范围内的几种或者某一种疾病的住院费给予一定金额的补偿。

3）两者的保险费筹集方法不同：前者由国家、单位、个人三方面负担。后者的费用完全由参保人承担。

4）参保人参加保险的条件不同：前者的参保条件没有特殊规定，无论是健康人还是患者都可以参加该保险。后者的参保条件以保险公司的规定为准。

5）两者的管理制度不同：前者由政府集中领导，由各地医疗保险机构具体管理。后者由金融机构领导，由商业保险公司具体承办，实行自主经营、自负盈亏的核算制度。

3. 分级诊疗制度　分级诊疗指按照疾病的轻重缓急及治疗的难易程度进行分级，不同级别的医疗机构承担不同疾病的治疗，逐步实现从全科到专业化的医疗过程。分级诊疗是新医改为缓解"看病难、看病贵"采取的改革措施之一，目的是将大中型医院承担的一般门诊、康复和护理等分流到基层医疗卫生机构，形成"健康进家庭、小病在基层、大病到医院、康复回基层"的就医新秩序。分级诊疗制度的建立，是合理配置医疗资源、促进基本医疗服务均等化的重要举措，是深化医药卫生体制改革、建立中国特色基本医疗卫生制度的重要内容，对于促进医药卫生事业长远健康发展、提高人民健康水平、保障和改善民生具有重要意义。在国家大力推行分级诊疗政策的背景下，社区卫生服务机构作为城市的基层医疗卫生机构，这是一个非常有利的发展机遇。结合医疗保险支付制度的改革，逐步发挥经济杠杆作用，将患者引导分流到社区卫生服务机构就诊。

（二）社区卫生服务发展的不利政策环境

1. 卫生服务公平性欠缺　我国的卫生服务发展的不公平性仍然比较突出，表现在地区之间、城乡之间、不同人群之间的卫生服务利用差距以及公共卫生服务不均等化。据2019年世界卫生组织统计，中国卫生分配公平性在全世界排名居后，这表明我国医疗卫生领域的社会公平问题亟待解决。

多年来形成的重治疗、轻预防观念没有完全转变过来，在政策上也是重视大医院而轻视社区卫生服务，影响社区卫生服务的发展，由此也造成我国的卫生总体绩效较低。

2. 卫生资源配置错位　中国的卫生总费用逐年增长，2017年中国卫生总费用占国内生产总值比例达到6.2%，高于世界卫生组织设定的5%的下限。其中，政府卫生支出占卫生总费用的比例为30.1%，个人现金卫生支出占卫生总费用的比例为28.8%。卫生资源的配置应与需求和需要相对应，但目前我国城市卫生资源的80%配置集中在大医院，呈现不合理的"倒三角形"状态。我国城市卫生资源配置重心偏上，向社区卫生服务机构的转移力度很弱。

3. 缺乏健全的运行机制　政府及相关部门对社区卫生服务机构的发展定位不明确，认识不足。各地现行社区卫生服务机构的运作模式还在探索之中，运行效率及人民群众的接受度还不高，有些还与医疗保障制度衔接不够，医疗保险保障力度有限。全国各地在经费支持、质量监督、多元化举办、多渠道筹资、管理与培训等组织保障方面逐步完善，但仍存在各地发展不平衡的问题。在国内，各级医疗卫生机构受经济利益的驱使，双向转诊难以实现，上转容易下转难，缺乏有效的运行机制和制约措施。医院和社区卫生服务机构之间就如何做好患者转诊问题无明确规定，仅由利益双方自行商定，缺乏制度保障，随意性大。此外，社区卫生服务涉及面广，需人事、财政、保险、教育、药品流通和卫生等多部门共同合作，而目前主要由卫生部门进行此项工作，制约社区卫生服务的发展。

4. 社区医务人员缺乏　国务院于2011年7月颁布《国务院关于建立全科医生制度的指导意见》，明确要求到2020年在我国初步建立充满生机和活力的全科医生制度，基本形成统一规范的全科医生培养模式和首诊在社区的服务模式，达到每万居民拥有2～3名全科医生的目标，形成健全的医疗卫生服务模式。目前，社区卫生人才匮乏，很大比例是临聘人员，而临聘人员的素质，特别是临床医生，与全科医生的要求差距较大。此外，大部分省市对社区卫生人才培养，特别是全科医生的培养没有合理的规划和经费投入，规范化培训力度非常弱，培养人数离需求相差甚远。

二、我国社区卫生服务的发展现状

（一）社区卫生服务的历史沿革

1. 社区卫生服务发展的萌芽阶段　20世纪50年代，我国主要城市的街道居委会基本设立了红十字卫生站，它在解决社区居民的一些医疗服务需求、配合地方行政部门宣传与组织环境卫生工作、发动群众灭"四害"运动等方面起到了积极的作用。同时，我国农村地区开始由农业生产合作社来举办医疗保健站，由"赤脚医生"提供医疗保健服务，并坚持预防为主，巡回医疗，送医送药上门，医生分片负责所属村民的卫生预防和医疗工作，取得了良好的效果。虽然赤脚医生的经验不足，技术水平不高，但是这种创新的服务理念，对于提供基本医疗、改变农村缺医少药的问题、保障广大农民的健康却有着极其重要的意义。上述举措均为此后社区卫生服务的萌芽奠定了基础。中国城市社区卫生服务的萌芽可以追溯到1981年中美两国专家在上海市进行的卫生服务调查。同时，80年代初期我国也有一些城市部分基层医院开始改变传统的坐堂行医的服务模式，开展家庭病床服务。有的医院还在一些特定地点开办医疗点，开展流动医疗服务，以方便当地群众就医。但当时这种服务形式还没有得到政府大力宣传和提倡。

2. 社区卫生服务酝酿及试点阶段　　1988年中国开始发展全科医学，我国的社区卫生服务也随之有了实质性的进展。1996年我国首次提出积极发展城市社区卫生服务。北京、天津、上海等大中型城市首先响应政府号召，先后开展了以转变基层医疗卫生机构的结构和功能为核心的改革试点工作。中共中央、国务院认真总结试点的经验教训，于1997年1月在《中共中央、国务院关于卫生改革与发展的决定》中作出了"改革城市卫生服务体系，积极发展社区卫生服务，逐步形成功能合理、方便群众的卫生服务网络"的重要决策。这标志着为适应医学模式的转变和人口老龄化、城市化等社会卫生因素的变化，我国把积极发展社区卫生服务作为转变城市卫生服务模式的主要方式。此后全国各省（市）开始积极响应，逐步开展城市社区卫生服务试点工作。

1999年，国务院印发十部委《关于发展城市社区卫生服务的若干意见》，意见提出了关于中国城市社区卫生服务的性质、任务、工作内容、工作方式、组织形式、人员配备、工作用房、人员培训等方面的具体要求；同时还提出了"到2005年，各地基本建成社区卫生服务体系的框架，部分城市建成较为完善的社区卫生服务体系；到2010年，在全国范围内，建成较为完善的社区卫生服务体系，成为卫生服务体系的重要组成部分，使居民能够享受到与经济社会发展水平相适应的卫生服务，提高人民健康水平"的工作目标。同年，卫生部科技教育司还组织并制定了《全科医师规范化培训大纲（试行）》，编写并出版了相关图书，以供各地社区卫生服务机构在进行人员配置和培养时予以参考。

3. 社区卫生服务的自我发展及成熟阶段　　进入21世纪以来，世界经济和社会都得到了快速发展，针对21世纪医学所面临的人口老龄化、医疗费用居高不下、非传染性慢性病增多等一系列难题，开展社区卫生服务、寻找适当的社区卫生服务模式是新时期全球卫生体制改革的必然趋势。2000年2月国务院体改办等8部委下发了《关于城镇医药卫生体制改革的指导意见》，意见中明确提出了"建立健全以社区卫生服务和大中型医疗卫生机构分工合理、相互协作的二级卫生服务体系"，这使得社区卫生服务成为新型卫生服务体系的基础性环节。之后卫生部又将政策进行细化，并下发了《城市社区卫生服务基本工作内容》《城市社区卫生服务机构设置原则》《城市社区卫生服务中心设置指导标准》《卫生部关于2005年城市社区卫生服务发展目标的意见》等相关文件。2002年8月卫生部、国务院体改办、国家发展计划委员会等十一部委下发了《关于加快发展城市社区卫生服务的若干意见》，具体地给出了社区卫生服务建设的指导意见，对于加快城市社区卫生服务的建设起到了进一步推动作用。大部分省市级人民政府同时也制定和发布了相应的文件和通知，以响应中央政府的号召。

2006年2月《国务院关于发展城市社区卫生服务的指导意见》再次强调了发展城市

社区卫生服务。由此我国的社区卫生服务工作进入一个实质性的、快速发展的阶段。全国的社区卫生服务工作也呈现出体系建设日新月异、功能服务持续拓展、运行机制探索创新、群众满意逐步提升的良好局面。2007年8月，卫生部召开全国社区卫生服务体系建设重点联系城市工作启动会，要求大力推进城市社区卫生服务体系建设，重点联系城市工作，同时发展了29个重点联系地区。随着"社区卫生服务体系重点联系城市"工作启动以来，各级政府及相关部门积极响应号召，共同努力完善社区卫生服务的建设，使社区卫生服务取得了飞速发展，进入一个崭新的发展阶段。国家"十一五"规划中也提出了"大力发展社区卫生服务"的目标。此后，中国共产党第十七次全国代表大会报告又再次把大力发展社区卫生服务作为民生问题，作为解决民众基本医疗保健问题的根本途径。2009年4月新医改出台，其中提出了健全基层医疗卫生服务体系，促进基本公共卫生服务逐步均等化等目标，此项政策的施行加快了社区卫生服务前进的步伐，使社区卫生服务的发展更上一个台阶。

（二）我国社区卫生服务发展取得的成果

城市医疗卫生服务体系和农村医疗卫生服务体系共同构成了国家的基本医疗服务系统。我国社区医疗卫生服务作为卫生服务的微观组成部分，虽然起步较晚，但得到党和政府重视和支持。从1997年《中共中央、国务院关于卫生改革与发展的决定》开始，国家相继出台大量有关社区卫生服务的指导性文件。这些政策的制定对同时期我国社区卫生服务的发展产生了巨大的推动作用。同时，相关政策的制定部门，紧密结合基层实践，依靠翔实的研究依据，逐步完善基层社区卫生服务的机构设置、管理模式、筹资方式、全科医生培训方式等，从而保证了我国社区卫生服务的可持续发展。至今我国城市社区卫生服务网络逐步健全，人员配备、设施设备条件不断改善，特别是《社区卫生服务中心服务能力标准（2018年版）》以及2018年《国务院办公厅关于改革完善全科医生培养与使用激励机制的意见》促使社区卫生服务能力和质量明显提高，群众满意度也在持续上升。

1. 社区卫生服务机构数量增加、网络格局逐步建成　据统计，2007年底全国社区卫生服务中心（站）2.4万个。当年95%以上城市，96%市辖区，80%以上的地级市展了社区卫生服务。2018年社区卫生服务中心（站）3.5万个。与2017年3月底比较，社区卫生服务中心（站）和诊所增加。截至2019年底，全国共有社区卫生服务中心9 561个，社区卫生服务站25 452个，与上年相比，社区卫生服务中心增加209个，社区卫生服务站减少193个。社区卫生服务中心人员48.8万人，平均每个中心51人；社区卫生服务站人员12.3万人，平均每站5人。社区卫生服务中心（站）人员数比上年增加2.9万人，增长4.9%。2019年，全国社区卫生服务中心诊疗人次8.6亿人次，其中社区卫生服务中心诊疗人次为6.9亿人次，入院人数339.5万人；平均每个中心年诊疗量7.2万人次，年入院量355人；医师日均担负诊疗16.5人次。2019年，全国社区卫生服务站诊疗人次1.7亿人次，平均每站年诊疗量6 603人次，医师日均担负诊疗14.0人次。全国社区卫生服务情况见表1-2。

表1-2　全国社区卫生服务情况

指标	2019 年	2018 年
社区卫生服务中心数/个	9 561	9 352
床位数/万张	21.5	20.9
卫生人员数/万人	48.8	46.2
卫生技术人员	41.5	39.2
执业（助理）医师	17.0	16.1
诊疗人次/亿人次	6.9	6.4
入院人数/万人	339.5	339.5
医师日均担负诊疗人次	16.5	16.1
病床使用率/%	49.7	52.0
出院者平均住院日	9.7	9.9
社区卫生服务站数/个	25 452	25 645
卫生人员数/万人	12.3	12.0
卫生技术人员	11.0	10.7
执业（助理）医师	5.0	4.8
诊疗人次/亿人次	1.7	1.6
医师日均担负诊疗人次	14.0	13.7

2. 社区卫生服务机构的技术队伍得以加强、设施得以改善　人力资源是第一生产力，全国社区卫生服务中心工作人员队伍不断扩充，人员素质不断提升。2007年社区卫生服务中心人员数达7.7万人（其中卫生技术人员6.4万人），社区卫生服务站总人员8.0万人。2017年底，全国社区卫生服务中心人员43.7万人，平均每个中心48人；其中卫生技术人员37万人，比2016年增加2.25万人。社区卫生服务站人员11.7万人，平均每站5人。社区卫生服务中心（站）人员数比2016年增加3.3万人，增长6.3%。其中卫生技术人员10万人，比2016年增加5 292人。社区卫生服务中心（站）执业（助理）医师本科及以上学历人员占比为41.7%，比2014年的20.2%有所增加。注册护士本科及以上学历人员占比为15.2%。职称结构方面，中级以上职称人员占比有所增加，2012年达到4.1%。据统计，2018年我国培养合格全科医生共有25.3万人，平均每万人口拥有全科医生1.81人。通过建立健全全科医生培养制度、实施全科医生特岗计划、助理全科医生培训、定向免费培养、转岗培训等多种途径，加大全科医生培养和引进力度。同时全面提高全科医生职业吸引力、强化贫困地区全科队伍、加强保障措施稳定全科医生队伍。社区卫生服务中心（站）房屋、设施及设备等基础条件明显改善。2016年底全国社区卫生服务中心（站）房屋建筑面积23 917 165m²，业务用面积2 043 690m²，床位数达到20.27万张。全国社区卫生服务中心（站）50万元以下的设备数量达到200 981台。其中由政府举办的社区卫生服

务机构近年来有较大改善，超声机拥有率达95.6%。80%的机构配置多导心电图仪，44%的机构配置全自动生化分析仪，57.8%的机构拥有心电监护仪。2009—2015年基层医疗卫生机构基础条件绝对值上升，其中50万元以上设备增长率最高为17.1%。

3. 社区卫生服务能力明显提高、诊疗人次持续增加　近年来，全国社区卫生服务重点联系城市社区卫生服务网络体系不断健全、人员队伍得到发展、服务模式不断完善，社区服务能力提升显著。此外，全国社区卫生中心（站）就诊人数、入院人数有所增加。2012年全国社区卫生服务中心诊疗人次5.99亿人次，社区卫生服务中心全科医生日均担负诊疗只有14.6人次。2017年，全国社区卫生服务中心诊疗人次6.1亿人次，入院人数344.2万人，医疗服务量比2016年高出2.7亿人次；平均每个中心年诊疗量6.6万人次，年入院量376人；医师日均担负诊疗16.2人次和住院0.7日；同时也说明社区卫生服务中心（站）医师的工作量明显增加。

（三）社区卫生服务发展存在的问题

在各级政府及相关部门的共同支持与主导下，各地以社区卫生服务作为城镇医疗卫生体制改革的突破口，得到了迅速发展并不断深化。但是中国社区卫生服务因为起步较晚，各种政策和制度还不健全，社区卫生服务的建设仍处于初级阶段；随着21世纪科学技术的不断深入与发展，人口老龄化愈发显现，疾病谱发生了重要改变，医学模式也发生了更适应于社会的相应转变，群众卫生服务需求的日益增加与扩大，使得社区卫生服务在不断发展与壮大的过程中逐渐暴露出一些问题与弊端，亟待解决和完善。

1. 对社区卫生服务认识不足　在市场经济发展迅速的情况下，存在着激烈的医疗服务竞争，新的服务理念滞后，表现为经营管理理念不到位，个体服务态度生硬，治疗技术缺陷仍时有发生。卫生资源供不应求和群众看病难、看病贵的矛盾日趋激烈。社区卫生服务在发展过程中，得到了各级政府和社会各界的支持和帮助，但仍对开展社区卫生服务的重要性认识不深不透。

（1）政府对社区卫生服务的认识不足。有些地方政府并没有认识到加快社区卫生服务发展的重要性和紧迫性，导致社区卫生服务工作缺乏统一的领导，而有的只是形式上的支持，内容上不支持；由"政府领导、部门协调、街道负责、居委会参与、卫生部门实行行业管理"的社区卫生服务管理体制虽已明确，但在实际操作中，职责、相互关系尚未全部理顺。一些地方政府并未认识到社区卫生服务的公益性，将发展社区卫生服务作为增加本地区经济收入的有效手段。

（2）社区卫生服务人员思想观念较陈旧，在提供医疗服务方面仍然处于被动的局面；再加上其技术得不到有效补偿，同时又缺少切实有效的激励与奖惩机制，导致他们对于非医疗性服务缺乏热情、服务意识差，未完全尽到社区卫生服务工作者的义务，不能适应生物－心理－社会医学模式的转变。

（3）社区居民对社区卫生服务知之甚微，存在盲点。居民对社区卫生服务机构的性质、收费、技术等持怀疑态度。认为社区卫生服务较为简单，工作范畴仅为门诊部+计划免疫+健康教育宣传栏，对社区卫生服务机构所提供的医疗条件和医务人员的技术水平缺乏信任，就诊时仍倾向于选择大医院；此外，居民尚未树立起预防、保健、康复等健康观念，仍普遍存在着"重医轻防轻保"的错误思想，他们习惯于病后就医，而对于预防和保健服务则不能接受和认同，不愿将钱花费在非医疗的支出上；部分居民一味追求无偿卫生服务；极少部分人认为社区卫生服务机构应该提供其所需的一切服务。这些认识上的偏差均严重影响了社区卫生服务的开展，使得社区卫生服务"三低一高"现象严重，即居民对社区卫生服务的知晓度低、利用度低、认同度低和需求度高。就目前而言，发展社区卫生服务的方向，只能在符合社会主义初级阶段基本国情的前提下，为社区群众提供综合、可及、连续、经济、方便、有效、基本的卫生服务。

2. 政策和法规体系不完善，政策落实不到位　各级政府对社区卫生服务支持不够，相对缺乏相关政策的制定，同时在落实上仍需完善。

（1）政策和法规体系不完善：很多发达国家早已有成文的法律、法规规范社区卫生服务。在我国，由于社区卫生服务工作开展较晚，目前尚没有成文的法律约束，相关政策不配套，医保政策不完善，没有解决好社区卫生服务与基本医疗报销接轨的问题。完备的政策和法规体系是社区卫生服务健康发展的保障，而目前国家对社区卫生服务事业的扶持政策也还不够。不少地区没有制定严格的机构和工作人员准入标准，机构建立后没有科学规范的管理，缺乏有效的制度加以约束和监督，致使社区卫生工作处于混乱状态。

（2）政策落实不到位：第一，多数省市政府为响应中央政府发展社区卫生服务的号召，制定和发布了相应的文件或通知，但并未真正落实和实施，特别在下拨经费以及保证社区卫生服务机构业务用房方面。第二，部分地区社区卫生服务未纳入城镇职工基本医疗保险，职工患病后，只能到定点医疗机构就诊，而定点机构多为大中型医院，既不方便，又不利于卫生费用的控制。还有一些社区卫生服务站尚未被列入医保定点机构，已开展的家庭病床等也未纳入医保范围，患者在此就诊时不能享受基本医保政策，从而导致一些常见病患者、康复期患者、慢性病恢复期患者仍需在大医院进行诊疗。第三，资源配置等方面政策的落实不到位，卫生资源向社区转移力度不够。卫生资源配置明显不均衡，城市大医院资源配置相对充足，利用效率也高，而社区卫生服务中心（站）资源配置则相对匮乏，同时利用效率也不高，造成了较为严重的卫生资源的浪费，严重有碍社区卫生服务的进一步发展。

3. 社区卫生服务模式没有真正转变　社区卫生服务机构观念尚未完全转变，仍局限于"坐堂行医""医疗为主""被动医疗"的服务模式，缺乏创新的特色服务。现有的社区卫生服务中心（站），无论是由医疗机构转制而来，还是新设置的单位，无论是公立的，还是民营的，由于受人员配备、服务理念、经营目的等因素影响，很难摆脱旧有医疗模式的影响，服务过程中仍存在停留在生物医学模式，缺乏提供心理、社会的预防与治疗的问题。管理者观念上也重医轻防，单纯地认为社区卫生服务只是看小病，忽视了社区卫生服务所提供的健康保健服务，忽视了社区卫生服务的健康干预作用等广泛的服务内容。

由于社区服务内容包括预防、医疗、保健、康复、健康教育、计划生育技术指导等，服务的方式应变被动为主动。积极了解社区人群健康状况，注意发现社区人群的健康问题和影响因素；了解社区人群的健康需求，参与对影响人群健康不良因素的监测工作；对社区人群的健康教育与咨询、行为干预和筛查、建立健康档案、高危人群监测和规范管理；提供一般消毒、隔离技术等护理技术指导与咨询；完成社区儿童计划免疫任务；社区康复、精神卫生、慢性病防治与管理、营养指导；承担诊断明确的居家患者的访视、护理工作等。真正发挥社区卫生服务的功能与作用。

4. 筹资和补偿机制不完善　　充足的资金是社区卫生服务健康持续发展的必要物质保证。目前，我国社区卫生服务资金还十分匮乏，出现了诸多筹资与补偿的问题，需要形成多方筹资的有效筹资机制与完善的经济补偿机制予以支撑。

政府对社区卫生服务机构经费投入不足，而且缺乏稳定性。部分地区政府甚至对社区卫生没有专项投入，或只给予启动资金，无后续补充资金。而社区卫生服务机构除医疗服务项目有经济收益外，还有卫生防疫、健康促进、健康教育、健康普查以及建立健康档案等无偿服务，大量的人力物力消耗，得不到有效补偿，服务中心（站）收不抵支现象严重，使社区卫生服务工作难以为继。同时，由于我国社区卫生服务补偿机制以复合式补偿为主，主要通过国家财政拨款、医疗收入和药品加成收入3个渠道。对机构建设的启动资金和对社区"六位一体"服务项目等专项拨款经费不足，势必会使社区卫生服务机构过分追逐于经济效益，将医疗收入和药品收入作为主要收入，从而造成社区卫生服务重心的偏离，忽略了其公益性的服务宗旨。

因此，筹资和补偿机制不完善已经成为制约社区卫生服务发展的严重障碍。必须进一步落实社区卫生服务的建设，突出政府责任，充分重视社区卫生服务在社区建设和管理中的地位与作用，完善筹资和经济补偿机制，使社区卫生服务健康而持续的发展。

5. 双向转诊工作难落实　　双向转诊工作在我国尚处于起步阶段，各级医疗机构还没有完全认识与理解其真正内涵，虽然有些地区已经或者准备开展双向转诊工作，但各级单位因受到各自对经济利益占有的驱使，存在诸多问题。

在双向转诊工作中，由于缺乏统一转诊标准、缺乏激励和约束的监管机制、医疗保险支付比例和方式不够完善、社区卫生服务机构自身能力不足、医疗集中的新垄断、社区卫生服务机构间信息不畅等原因，病源并没有合理分流，使得"双向转诊""小病进社区、大病进医院，康复回社区"等理想模式无法实现。社区卫生服务双向转诊工作形同虚设，在转诊工作中出现了"转上容易、转下难"的单向转诊现象。

目前，大中型医院外转患者，主要原因是由于本院的医疗技术水平或其他医疗条件不能满足患者病情的需要，而不得不向院外转诊；对于即使是下级医院也能处理或可在社区康复的患者，则很少主动将其转出。而社区卫生资源利用不充分，也给患者带来了不必要的经济负担。双向转诊制度的不尽完善很难实现大医院、社区卫生服务机构、患者三赢。此外，因参保人员选择医疗机构的误区，也有碍社区卫生服务机构与医院的双向转诊工作的实现。建立切实可行的双向转诊制度，已经成为链接社区卫生服务机构和医院的一个重要环节。

6. 社区卫生服务工作人才匮乏　社区卫生服务是一项综合性的医疗保健服务，从事社区卫生服务的工作人员应具备相应的观念、知识、技能和态度，应具备良好的思想道德素质、广博的知识、丰富的临床实践经验，应有较强的处理社区常见健康问题的能力和组织管理、人际沟通、心理治疗等技术。然而现阶段我国卫生人力资源与社区卫生服务发展不相适应；社区卫生服务人员素质偏低，全科医学人才缺乏，队伍稳定性差等人才问题仍然是制约社区卫生服务发展的关键问题。

我国社区卫生服务中心的医生主要来源于基层卫生机构，社区卫生服务人员学历、职称及专业结构都不尽合理。其业务素质不高，学历层次和技术水平也普遍较低，且多以专科为主，专业能力不强，对全科医学知识和技能了解不多，掌握不全面，心理治疗师、康复师、语言治疗师和社会工作者专项人才基本没有。社区工作人员的工作方式也沿袭传统的"坐堂待诊"服务，为社区居民主动提供服务的意识差，不具备向居民提供个性化、综合性、连续性的医疗保健服务的能力。这些均导致广大居民对社区卫生服务机构缺乏信任，选择到社区卫生服务中心（站）接受服务的人群少。社区卫生服务中心人员是居民健康的"守门人"，是整个医疗卫生服务体系的枢纽，要求有宽广的知识面，集预防、医疗、健康指导于一体的综合性人才。

目前由于多方面原因，我国社区卫生服务缺乏吸引人才的必要条件。再加上社区卫生服务人员还没有实现优化重组，医生转岗培训缺乏师资和培训基地，全科医学教育体系不够完善，从而导致全科医学学科带头人匮乏，人力资源不能满足居民的实际健康需求，严重阻碍了社区卫生服务的进一步发展。

7. 各地区发展不均衡　由于各地区社会认知不同，经济情况及人文环境等也存在着一定差异，全国社区卫生服务机构的开展情况在地区间存在着一定的差异性。同一地区不同城市的社区卫生服务机构也由于政府重视程度，发展情况的不同等因素，而存在数量分布与发展不均衡的现象。

直辖市和一些经济发达地区，因为社区卫生服务工作开展较早，发展较迅速，目前已基本覆盖城市大大小小的各类社区，并开始逐步向农村地区扩大延伸，社区卫生服务工作的重点也已经由初期的发展数量向提高质量、提高管理水平和规范行为等方面转变。经济发展水平中等的大中城市，已经完成了宣传倡导、发动相关配套政策的制定、实施措施的落实及机构建立等基础性工作，社区卫生服务机构的数量也得到了一定的发展，但仍需加强社区的发展与建设，目前正面临着同时发展数量和提高质量的双重任务。一些经济发展水平偏低的中等城市，由于开展社区卫生服务较晚，再加上资金政策等方面支持的缺乏，使得其基础性工作仍然存在很多问题，还需不断加强与完善，发展社区卫生服务数量为其当前工作的重点。一些中西部地区的中小城市，由于经济落后、生活水平低下、缺少政府的支撑、政策不到位、信息闭塞等原因，目前还没有开展社区卫生服务，加强宣传力度，予以资金和政策支持，努力扶植开展社区卫生服务是其当前工作的重点。

三、我国社区卫生服务和管理的发展趋势

社区卫生是医疗改革重点工作的交汇点，新医改为社区卫生服务带来了新的机遇与挑战，社区卫生服务机构应抓住机遇，转变观念，强化内涵建设，完善制度，进一步健全社区卫生服务网络，积极探索适宜的服务模式，这是近期社区卫生服务发展和改革的重点。

（一）树立科学的现代卫生服务理念

整合区域优质资源，形成健全完善的城市卫生服务体系，探索和建立新的社区卫生服务管理模式。全面开展社区卫生服务，实行社区卫生服务机构与大中型医院多种形式的联合与合作，完善分级医疗和双向转诊制度，积极推进城市优质资源向社区卫生服务机构的下移，由社区卫生服务机构逐步承担大中型医院的一般门诊、康复和护理等服务，实现全民健康的目标。

（二）不断延伸和深化社区卫生服务工作的内涵

社区卫生服务是卫生服务领域的新兴事物，其水平的高低代表着一个国家经济、文化的发展水平，也是社会进步和卫生服务学科发展的必然趋势。要提高社区卫生服务水平，就需要加强社区卫生服务管理的规范化和制度化。当前，我国老龄化形势严峻，必须加快社区卫生服务的发展步伐，把社区卫生服务工作的重点放到全民健康保护和健康促进上来，从而达到预防疾病、促进健康、人人享有卫生保健的目的。

（三）强化政府的领导作用

发展社区卫生服务是政府履行社会管理和公共服务职能的一项重要内容，社会效益显著，地方政府应该承担主要的领导责任。这就要求地方政府充分认识发展社区卫生服务对于维护居民健康、促进社区和谐的重要意义，认真贯彻落实国家有关方针政策，将发展社区卫生服务纳入政府年度工作目标考核。

（四）完善社区卫生服务运行机制

政府举办的社区卫生服务机构属于事业单位，要根据事业单位改革原则改革人事管理制度，按照服务工作需要和精干、效能的要求，实行定编定岗、公开招聘、合同聘用、岗位管理和绩效考核等。对工作绩效优异的人员予以奖励；对经培训仍达不到要求的人员按国家有关规定解除聘用关系。改革收入分配管理制度，实行以岗位工资和绩效工资为主要内容的收入分配办法，加强和改善工资总额管理。社区卫生服务从业人员的收入不得与服务收入直接挂钩。

积极探索建立科学合理的社区卫生服务收支运行管理机制，规范收支管理，有条件的可实行收支两条线管理试点。地方政府要按照购买服务的方式，根据社区服务人口、社区卫生服务机构提供的公共卫生服务项目数量、质量和相关成本核定财政补助。各地区要采取有效办法，鼓励药品生产经营企业生产、供应质优价廉的社区卫生服务常用药品，开展政府集中采购、统一配送、零差率销售药品和医药分开试点。

（五）切实抓好社区卫生服务人才队伍建设

通过大力推进全科医学住院医师规范化培训/专科医师培训，以及全科医生、社区护

士和管理人员的岗位培训等，壮大全科医生队伍。加强大中型医院、预防保健机构对社区卫生服务的业务技术指导。保证培训经费，提高社区卫生服务人员的待遇，改善其业务工作条件，形成吸引人才进社区的良好环境。

（六）大力推广全科医疗服务模式

全科医疗服务模式是社区卫生服务机构提供医疗服务的趋势，借此与社区患者建立长期稳定的医患关系，医患之间实现互相理解，建立相互信任的关系。社区首诊制是全科医疗服务模式推广的前提和基础，通过建立和谐稳定的医患关系，使医生能够深刻了解患者的真实需求，实现连续性的全科医疗服务。

（七）发挥中医药和民族医药在社区卫生服务中的优势与作用

加强社区中医药和民族医药服务能力建设，合理配备中医药或民族医药专业技术人员，积极开展社区卫生服务从业人员中医药基本知识和技能培训，推广和应用适宜的中医药和民族医药技术。在预防、医疗、康复、健康教育等方面，充分利用中医药和民族医药资源，充分发挥中医药和民族医药的特色和优势。

（八）逐步实现基本公共卫生服务均等化

基本公共卫生服务均等化是指每个中华人民共和国公民，无论其性别、年龄、种族、居住地、职业、收入水平，都能平等地获得基本公共卫生服务。主要包括：逐步在全国统一建立居民健康档案，并实施规范管理；定期为65岁及以上老年人做健康检查；为0～6岁儿童做生长发育检查；为孕产妇做产前检查和产后访视；为高血压、糖尿病、精神疾病、艾滋病、结核病等人群提供防治指导服务。

1. 基本公共卫生服务均等化的目标　实现基本公共卫生服务均等化，目标是保障城乡居民获得最基本、最有效的基本公共卫生服务，缩小城乡居民基本公共卫生服务的差距，使大家都能享受到基本公共卫生服务，最终使老百姓不得病、少得病、晚得病、不得大病。

2. 基本公共卫生服务均等化的发展　从2009年起国家制定基本公共卫生服务项目和增加部分重大公共卫生服务项目，逐步向城乡居民提供，到2011年，促进基本公共卫生服务均等化的机制基本建立，城乡、地区和人群之间的公共卫生服务差距逐步缩小。到2020年，促进基本公共卫生服务均等化的机制趋于完善，基本公共卫生服务内容进一步增加，重大疾病和主要健康危险因素得到有效控制。

要实现上述目标，在投入方面：一是完善政府对专业公共卫生的投入机制。将疾病预防控制机构等专业公共卫生机构的人员经费、发展建设、公用经费和业务经费由政府预算全额安排，服务性收入收缴财政专户或纳入预算管理。二是完善政府对城乡基层医疗卫生机构的投入机制。政府负责其举办的乡镇卫生院、城市社区卫生服务中心（站）按国家规定核定的基本建设经费、设备购置经费、人员经费和其承担公共卫生服务的业务经费，使其正常运行。三是建立和完善城乡基本公共卫生经费保障机制。按项目为城乡居民免费提供基本公共卫生服务。2020年人均基本公共卫生服务经费补助为74元，2021年达79元，其中2021年新增5元统筹用于基本公共卫生服务和基层医疗卫生机构疫情防控工作。

在建设方面：一是加强公共卫生服务能力。重点改善精神卫生、妇幼卫生、卫生监督、计划生育等专业公共卫生和城乡基层医疗卫生机构的设施条件，提高应对重大疾病及突发公共卫生事件的能力。二是积极推广和应用中医药预防保健方法和技术，充分发挥中医药治未病的作用。

在管理方面：一是加强规划，根据区域卫生规划，合理配置公共卫生服务资源。二是加强绩效考核，制定岗位服务规范，细化考核内容，规范考核程序和实施细则，并将人员收入与服务绩效挂钩，提高服务质量和效率。三是转变服务模式，承担公共卫生服务任务的机构要深入基层和居民家庭，开展面向人群的主动服务。

第二章 社区卫生服务基本内容

社区卫生服务
基本内容

本章要点 1. 掌握 社区基本医疗服务，社区公共卫生服务，家庭医生签约服务的基本概念、特点，国家基本公共卫生服务项目。

2. 熟悉 社区基本医疗服务内容，社区卫生服务机构科室设置和床位配置，我国的家庭医生签约服务。

3. 了解 我国家庭医生签约服务典型案例及签约服务所面临的问题与挑战。

第一节 概 述

一、社区卫生服务内涵

社区卫生服务是世界卫生组织（WHO）根据对世界卫生状况和有关社会经济问题及其发展趋势进行系统分析后提出的一个预示全球卫生服务发展方向的全新概念。

社区卫生服务是世界各国公认的基层卫生服务模式，中国由于城乡二元结构，社区卫生服务主要指城市社区卫生服务。现阶段我国社区卫生服务主要包括公共卫生服务、基本医疗服务和家庭医生签约服务等。基本公共卫生服务主要包括卫生信息管理、健康教育、传染病预防控制、慢性非传染病管理、精神卫生服务、老年保健、儿童保健、妇女保健、计划生育技术咨询指导、残疾人康复指导、康复训练、突发公共卫生事件处理等。基本医疗服务主要包括：一般常见病、多发病诊断治疗、护理和诊断明确的慢性病的治疗、社区现场应急救护、家庭医疗、临终关怀、康复指导、双向转诊及适宜的中医药服务等。家庭医生签约服务主要包括：为签约居民提供基本医疗、基本公共卫生服务，按照签约服务全人、全程健康管理要求，开展签订协议、健康咨询，以及对签约居民健康状况进行了解、干预、评估、管理、协调转诊、康复指导和随访等服务。

二、我国社区卫生服务体系及特点

（一）社区卫生服务提供

社区卫生服务由基层医疗卫生机构的医务人员提供。目前我国基层医疗卫生机构包括社区卫生服务中心（站）、乡镇卫生院、村卫生室、门诊部、诊所和医务室。提供社区卫生服务人员主要包括全科医生、专科医生、护士及专业卫生技术和管理人员。全科医生（general practitioner）指接受过全科医学专门训练的新型医生，是执行全科医疗的卫生服务提供者，是为个人、家庭和社区提供优质、方便、经济有效的、一体化的医疗保健服务，进行生命、健康与疾病全方位负责式管理的医生。

（二）社区卫生服务特点

1. 主动性　大医院的医生是等患者上门，而社区卫生服务则是主动服务、提供社区卫生服务中心门诊和住院服务、上门服务和家庭病床服务。

2. 全面性　社区卫生服务为社区全体居民提供服务，除患者外，亚健康及健康人群也是其服务对象。

3. 综合性　社区卫生服务是多位一体服务，除基本医疗外，还包括预防、保健、康复、健康教育及计划生育技术服务指导等。

4. 连续性　社区卫生服务提供了从生到死的全过程服务。服务过程包括从接诊、出诊、跟踪随访、转诊和家庭服务等。

5. 协调性　社区卫生服务强调的是团队合作，采用团队合作的方式，发挥集体优势、互相支持、分工协作、交流学习，从而全面保证对患者和社区居民的预防、医疗、康复及健康促进等的实施。

6. 可及性　社区卫生服务机构设置在居民家门口，步行15分钟就能达到，居民看病便捷。

（三）社区卫生服务基本原则

1. 坚持社区卫生服务的公益性质，注重卫生服务的公平、效率和可及性。

2. 坚持政府主导，鼓励社会参与，多渠道发展社区卫生服务。

3. 坚持实行区域卫生规划，立足于调整现有卫生资源、辅以改扩建和新建，健全社区卫生服务网络。

4. 坚持公共卫生和基本医疗并重，中西医并重，防治结合。

5. 坚持以地方为主，因地制宜，探索创新，积极推进。

三、社区基本医疗卫生服务

2019年出台的《基本医疗卫生与健康促进法》明确了基本医疗卫生服务内涵，是指维护人体健康所必需、与经济社会发展水平相适应、公民可公平获得的，采用适宜药物、适宜技术、适宜设备提供的疾病预防、诊断、治疗、护理和康复等服务。基本医疗卫生服务包括基本公共卫生服务和基本医疗服务。

基本公共卫生服务由国家免费提供。由疾病预防控制机构、城市社区卫生服务中心、乡镇卫生院等城乡基本医疗卫生机构向全体居民提供的公益性的公共卫生干预措施，以起到对疾病的预防与控制作用。

基本医疗服务是保障社会成员基本的生命健康权利，使其在防病治病过程中按照防治要求得到基本的治疗。基本医疗服务主要由政府举办的医疗卫生机构提供。鼓励社会力量举办的医疗卫生机构提供基本医疗服务。国家推进基层医疗卫生机构实行家庭医生签约服务，建立家庭医生团队，与居民签订协议，根据居民健康状况和医疗需求提供基本医疗服务。

第二节 社区卫生服务中的公共卫生服务

一、公共卫生服务概念和内涵

（一）公共卫生与公共卫生服务

1. 公共卫生概念 1920年美国公共卫生领袖人物Charles Winslow提出了公共卫生（public health）的定义，指的是通过有组织的社区努力来预防疾病、延长寿命、促进健康和效益的科学和艺术。John Last对公共卫生的定义则更具综合性，即公共卫生是科学、技术和理念的综合，目的是通过集体或社会活动来保护、促进和恢复健康。1988年，美国医学研究院（Institute of Medicine，IOM）发布了具有里程碑意义的美国公共卫生研究报告《公共卫生的未来》，在其中明确提出了公共卫生的定义。它把公共卫生的使命归纳为"通过保障人人健康的环境来满足社会的利益"。1997年，澳大利亚国家公共卫生理解备忘录所确立的公共卫生定义是：公共卫生是有组织的社会反应，这些社会反应的目的是促进人群的身体和心理健康，预防疾病、伤害和残疾。

2003年7月28日，全国卫生工作会议上作出了我国第一个明确的、系统的公共卫生定义，即"公共卫生就是组织社会共同努力，改善环境卫生条件，预防控制传染病和其他疾病流行，培养良好卫生习惯和文明生活方式，提供医疗服务，达到预防疾病，促进人民身体健康的目的"。该定义首次提出了政府对公共卫生的有限责任概念，界定了政府在公共卫生方面的五大责任，并强调确定我国公共卫生建设的内容和重点必须从我国将长期处于社会主义初级阶段的基本国情出发，从我国公共卫生面临的问题出发。我国公共卫生学者曾光、黄建始在学习借鉴国内外公共卫生研究的基础上，结合中国公共卫生的实践，提出了如下的公共卫生定义：公共卫生是以保障和促进公众健康为宗旨的公共事业。通过国家和社会共同努力，预防和控制疾病与伤残，改善与健康相关的自然和社会环境，提供基本医疗卫生服务，培养公众健康素养，创建人人享有健康的社会。综上，公共卫生就是组织社会共同努力，采取改善环境卫生条件、预防控制疾病的发生和传播、促进健康行为和文明生活方式、预防和控制突发公共卫生事件的发生、保障公民及时获得公平、高效、优质的卫生服务等综合措施，达到预防疾病、促进健康、提高社会效益的目的。

2. 公共卫生服务概念 公共卫生服务（public health service）是指为保障社会公众健康，以政府为主导的有关机构、团体和个人有组织地向社会提供疾病预防与控制、妇幼保健、健康教育与健康促进、卫生监督、采供血、公共卫生应急、院前急救等公共服务的行为和措施。公共卫生服务包括基本公共卫生服务和专业公共卫生服务。

3. 公共卫生服务管理的概念 公共卫生服务管理（public health service management）是指依据国家法律法规和相关政策及人民群众对公共卫生服务的需求，应用管理科学的理论、知识和方法，研究公共卫生活动的组织结构、服务体系、运行特点、运行机制及发展规律，合理配置公共卫生服务资源，提高人民群众的健康水平和生活质量，获取最佳的社会效益。

（二）基本公共卫生服务和专业公共卫生服务

1. 基本公共卫生服务概念　基本公共卫生服务（basic public health service）指的是一种成本低、效果好的服务，但又是一种社会效益回报周期相对较长的服务。在国外，各国政府在基本公共卫生服务中起着举足轻重的作用，并且政府的干预作用在基本公共卫生工作中是不可替换的。许多国家对各级政府在基本公共卫生中的责任都有明确的规定和限制，以有益于更好地发挥各级政府的作用，并有益于监督和评估。基本公共卫生服务是我国政府针对当前城乡居民存在的主要健康问题，以重点人群、重点疾病和全体人群为对象，依托基层医疗卫生机构，从国家层面作出的一项系统性、全局性的基本公共服务制度安排。从2009年起政府免费为居民提供，包括12类基本公共卫生项目。在我国，基本公共卫生服务项目由乡镇卫生院、村卫生室和城市社区卫生服务中心（站）等城乡基层医疗卫生机构免费为全体居民提供，其他基层医疗卫生机构作为补充。我国实行基本公共卫生服务均等化，即每位中华人民共和国公民，无论其性别、年龄、种族、居住地、职业、收入，都能平等地获得基本公共卫生服务。

2. 专业公共卫生服务概念　专业公共卫生服务（professional public health service）是指由专业公共卫生机构向辖区内的居民提供的疾病预防控制、健康教育、妇幼保健、精神卫生、急救、采供血、综合监督执法、食品安全风险监测评估与标准管理、计划生育、出生缺陷防治等服务。我国专业公共卫生服务机构包括疾病预防控制、健康教育、妇幼保健、精神卫生防治、应急救治、采供血、卫生监督和计划生育等相关机构。

二、基本公共卫生服务项目

（一）基本公共卫生服务项目的目的

1. 国家基本公共卫生服务项目　国家基本公共卫生服务（national basic public health service project）是我国政府针对当前城乡居民存在的主要健康问题，以儿童、孕产妇、老年人、慢性病患者为重点人群，面向全体居民免费提供的最基本的公共卫生服务。《基本医疗卫生与健康促进法》明确国家基本公共卫生服务项目由国务院卫生健康主管部门会同国务院财政部门、中医药主管部门等共同确定。省、自治区、直辖市人民政府可以在国家基本公共卫生服务项目基础上，补充确定本行政区域的基本公共卫生服务项目，并报国务院卫生健康主管部门备案。开展基本公共卫生服务的项目资金主要由政府承担，城乡居民可直接受益。

2. 确立基本公共卫生服务项目的目的　实施国家基本公共卫生服务项目是促进基本公共卫生服务逐步均等化的重要内容，是深化医药卫生体制改革的重要工作。国家实施基本公共卫生服务项目的目的：

（1）促进居民健康意识的提高和不良生活方式的改变，逐步树立起自我健康管理的理念，提高居民健康素质。

（2）减少主要健康危险因素，预防和控制传染病及慢性病的发生和流行。

（3）提高公共卫生服务和突发公共卫生服务应急处置能力，建立起维护居民健康的第一道屏障。

（二）基本公共卫生服务项目意义

基本公共卫生服务项目的实施对保障中国公共卫生服务体系的建立健全、进一步改善全体居民的健康状况，促进中国实现相关领域的千年发展目标，实现社会公平等方面，均发挥了积极的、实质性的作用。

1. 居民健康素养水平稳步提升　居民健康素养水平从2012年的5.38%，提高到2020年的23.15%，提高了17.77个百分点。除公共媒体的健康教育和健康促进作用外，基层医疗卫生机构建立健康档案、健康教育、慢性病患者和老年人健康管理等服务的开展也发挥了重要的影响。

2. 在传染病和慢性病的控制方面发挥重要作用　疫苗接种可将疾病发病率维持在较低水平，如麻疹发病率从2008年的9.95/10万降低到2020年的0.06/10万，乙型肝炎发病率从88.52/10万降低到64.29/10万；遏制了居民心血管病死亡率快速上升的趋势。2010—2020年我国城市和农村居民心血管病死亡率增长速度分别为1.4%和2.7%，远低于2006—2009年的增长速度。

3. 妇幼健康指标得到改善，促进了健康公平　2010—2020年，我国婴儿死亡率、5岁以下儿童死亡率、孕产妇死亡率分别下降了58.8%、54.3%和43.7%，婴儿死亡率和5岁以下儿童死亡率城乡差距从2000年的3倍以上，缩小到2020年的2倍左右。基本公共卫生项目实施推动了基层医改的进程和基层医疗卫生机构健康发展。

4. 对人均期望寿命的增加起了积极作用　2000年、2005年、2010年、2015年和2019年全国人均期望寿命分别为71.4岁、73.0岁、74.8岁、76.3岁和77.3岁，年增长速度为0.42%；男性从69.6岁增加到74.7岁，女性从73.3岁增加到80.5岁，年增长速度分别为0.35%和0.49%。2010—2019年，全国男性和女性人均期望寿命年增长速度分别为0.37%、0.35%和0.44%，基本保持2000—2019年增长速度（图2-1）。事实上，期望寿命越高，增长的难度越大，前期研究表明，我国过去15年期望寿命的增量，48%归因于5岁以下儿童死亡率的下降，34%归因于>60岁老年人死亡率的下降，可见在期望寿命增长因素中，基本公共卫生服务对重点人群健康管理（5岁以下儿童和老年人）起了较大的作用。

（三）基本公共卫生服务项目内容

截至2021年，国家基本公共卫生服务项目包括建立居民健康档案、健康教育、预防接种、0～6岁儿童健康管理、孕产妇健康管理、老年人健康管理、高血压和2型糖尿病等慢性病患者健康管理、严重精神障碍患者管理、结核病患者健康管理、中医药健康管理、传染病和突发公共卫生事件报告与处理、卫生监督协管等；其他基本公共卫生服务项目还包括地方病防治、职业病防治、重大疾病及危害因素监测、疾病预防控制、妇幼健康服务、老年健康与医养结合服务、食品安全保障、卫生监督管理、卫生应急队伍建

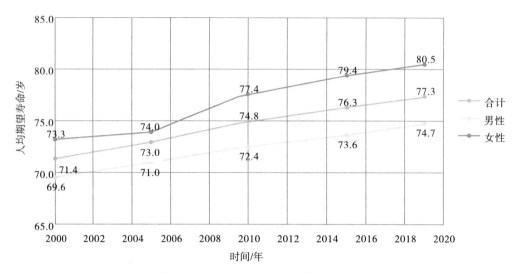

图2-1　2000—2019年全国人均期望寿命

设、人口监测与计划生育服务和健康素养促进等。

（四）基本公共卫生服务项目数量和经费变化

1. 基本公共卫生服务项目数量变化　我国政府从2009年开始免费向居民提供基本公共卫生服务，服务项目最初设定9大类22项，2011年增加了卫生计生监督协管，2013年增加中医药健康管理，2015年增加结核病患者健康管理，2017年增加免费提供避孕药具和健康素养促进行动，至此国家基本公共卫生服务项目共14大类55项；2019年，又从重大公共卫生服务和计划生育项目中划入了19项到基本公共卫生服务项目（图2-2）。

2. 基本公共卫生服务项目经费变化　国家对基本公共卫生服务经费的投入逐年增长，人均国家基本公共卫生服务经费财政补助标准由2009年的15元提高至2021年的79元。

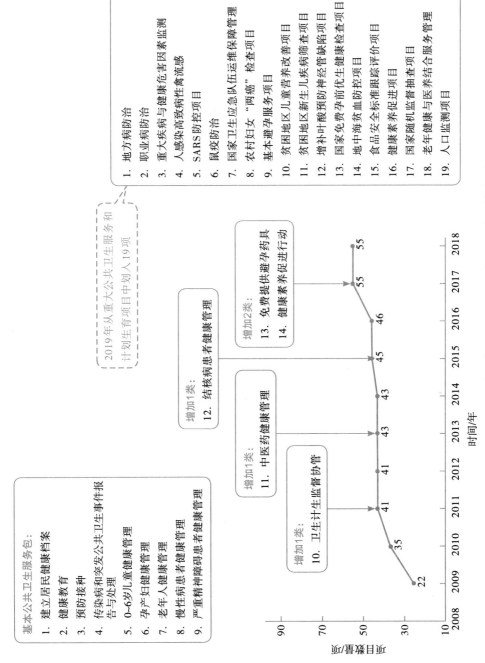

图 2-2 2009—2019 年国家基本公共卫生服务项目种类和数量的变化

基本公共卫生服务包括：

1. 建立居民健康档案
2. 健康教育
3. 预防接种
4. 传染病和突发公共卫生事件报告与处理
5. 0~6 岁儿童健康管理
6. 孕产妇健康管理
7. 老年人健康管理
8. 慢性病患者健康管理
9. 严重精神障碍患者健康管理

增加 1 类：
10. 卫生计生监督协管

增加 1 类：
11. 中医药健康管理

增加 1 类：
12. 结核病患者健康管理

增加 2 类：
13. 免费提供避孕药具
14. 健康素养促进行动

2019 年从重大公共卫生服务和计划生育项目中划入服务种 19 项

1. 地方病防治
2. 职业病防治
3. 重大疾病与健康危害因素监测
4. 人感染高致病性禽流感
5. SARS 防控项目
6. 鼠疫防治
7. 国家卫生应急队伍运维保障管理
8. 农村妇女 "两癌" 检查项目
9. 基本避孕服务项目
10. 贫困地区儿童营养改善项目
11. 贫困地区新生儿疾病筛查项目
12. 增补叶酸预防神经管缺陷项目
13. 国家免费孕前优生健康检查项目
14. 地中海贫血防治项目
15. 食品安全标准跟踪评价项目
16. 健康素养促进项目
17. 国家随机监督抽查项目
18. 老年健康与医养结合服务管理
19. 人口监测项目

第三节　社区卫生服务中的基本医疗服务

1978年，《阿拉木图宣言》提出基本医疗服务是指最基本的、人人都能得到的、人民群众和政府都能负担得起的卫生保健服务。在我国，社区卫生服务是实现基本医疗的主要形式。

一、医疗服务概念和内涵

（一）医疗服务定义

关于医疗服务（medical service）的定义存在不同的解释，不同部门根据其自身的出发点和利益对医疗服务进行了定义。如财政部、税务局《关于医疗卫生机构有关税收政策的通知》提出"医疗服务是指医疗服务机构对患者进行检查、诊断、治疗、康复和提供预防保健、接生、计划生育等方面的服务，以及与这些服务有关的提供药品、医用材料器具、救护车、病房住宿和伙食的业务"。这一定义主要是医疗服务常规业务的描述。通常认为，医疗服务是指卫生技术人员遵照执业技术规范提供的照护生命、诊治疾病的健康促进服务，以及为实现这些服务提供的药品、医疗器械、救助运输、病房住宿等服务。医疗服务是以医学技术为基础服务手段，以患者为主要的服务对象，向大众提供日常医疗需求，并为人民群众带来切身利益的医疗产出服务。从营销的角度看，医疗服务是指医院或医疗技术人员以实物和非实物形式满足民众健康需要的一系列行为。它是医疗和服务的有机结合，是医疗活动的重要载体和外在形式，即向民众提供一种健康服务。

医疗服务是从日常生活到政策法规、国家发展战略广泛运用的概念。明晰的医疗服务概念是规范医疗机构服务内容，界定医疗服务和各类生命健康保险适用范围，处理医患关系，发展社会健康事业等的需要。

（二）医疗服务层次

第一个层次为核心医疗服务。它是医疗服务的最基本层次，人们到医疗卫生机构就医是为了尽快解除病痛，获得康复，是人们购买医疗服务的核心。

第二个层次是形式医疗服务。指医疗服务的形式体现，是人们购买的医疗服务的实体或外在质量，如医疗服务项目、医生技术水平、医疗硬件条件和治疗效果等。

第三个层次是附加医疗服务。它是各种医疗服务的附加利益的总和，是人们购买的所有医疗服务的延伸部分和更广泛的医疗服务，如人们在享有核心医疗服务以及形式医疗服务的同时，也同步得到了相关的疾病知识介绍、病情咨询、医护的服务承诺、医疗机构的保障服务等。

核心医疗服务必须通过形式医疗服务这个载体媒介才能向人们展示，才能满足不同患者的不同需求。医疗服务的意义和本质是一个整体系统的概念。它不仅为人们提供有效的医疗功能，还要为其提供满意的服务功能。医疗服务是医疗机构以医疗技术为基本手段，把患者和特定的社会群体作为主要服务对象，向社会提供能够满足人民医疗的需要，为人们带来实际利益的医疗产出和非物质形式的服务。医疗产出主要包括医疗及其质量，能够满足人们对医疗服务使用价值的需求；非物质性服务主要包括服务态度、医疗机构声誉、公众形象等，能够给患者带来额外的利益和心理上的满足和信任，满足人们的精神需求。医疗服务除具有服务类产品的共同特性之外，还具有一些与其自身性质、内涵、法律法规、消费者要求相适应的特性。这些特性实现和满足消费者需求的程度，决定着消费者的感受、认知和评价，决定着消费者对医疗服务的满意程度，并最终决定着医疗服务的质量。

二、基本医疗服务

（一）基本医疗

基本医疗（basic medical）是指人们在患病时，能为其提供的、能支付得起的、适宜的治疗技术。它包括基本药物、基本服务、基本技术和基本费用等内容。参保人员患病治疗时，基本医疗保险只能提供医疗保险药品目录内的药品、医疗保险诊疗项目目录内的治疗和医疗保险支付标准内的费用。超过范围的药品、诊疗项目及超过社会统筹医疗基金最高支付限额以上的医疗费用不属基本医疗范畴，基本医疗保险不予支付。

（二）基本医疗服务

基本医疗服务（basic medical service）是指医疗保险制度中对劳动者或社会成员最基本的福利性照顾。基本医疗服务的目标是保障劳动者或社会成员基本的生命健康权利，使劳动者或社会成员在防病治病过程中按照防治要求得到基本的治疗。在我国，基本医疗保险是解决劳动者或社会成员基本医疗服务的主要形式。基本医疗服务的内容主要包括各种疾病治疗措施、疗养休养措施、诊疗检查费用以及相应的药品消耗等；其与"非基本医疗服务"相对照，非基本医疗服务是指由单位、企业或个人对非正常原因造成的疾病和伤害而提供的医疗服务；或者该疾病由于可以用于医疗服务的资源是有限的，因此，一些高费用疾病或医疗服务项目、一些成本效果差的医疗服务项目将被划归非基本医疗，例如器官移植等。

三、社区基本医疗服务内容

《城市社区卫生服务机构管理办法（试行）》提出社区卫生服务机构提供以下基本医疗服务：①一般常见病、多发病治疗、护理和诊断明确的慢性病治疗和管理；②社区现场应急救护；③家庭出诊、家庭护理、家庭病床等家庭医疗服务；④转诊服务；⑤康复医疗服务；⑥卫生行政部门批准的其他适宜社区医疗的服务。按服务方式分为门急诊服务、住院服务、转诊服务、远程医疗服务和出诊服务。按服务内容分为急诊急救服务、全科医疗服务、中医医疗服务、口腔医疗服务、康复医疗服务和其他专科医疗服务。

四、社区卫生服务机构科室设置和床位配置

社区卫生服务机构提供的门诊和住院服务种类，与其临床科室的设置和床位配置相关。

（一）社区卫生服务机构科室设置

《城市社区卫生服务中心基本标准》指出社区卫生服务中心的临床科室包括全科诊室、中医诊室、康复治疗室、抢救室、预检分诊室（台）。不同的社区卫生服务中心的门诊类型不尽相同，但大多包括全科门诊、中医康复门诊、预防接种门诊、儿童保健门诊。《国家卫生健康委办公厅关于开展社区医院建设试点工作的通知》提出通过社区医院建设试点合理拓展基层医疗卫生服务功能。《国家卫生健康委办公厅关于印发社区医院基本标准和医疗质量安全核心制度要点（试行）的通知》指出，社区医院在临床科室设置上至少设置全科医学科、康复医学科、中医科，应当设置内科、外科、妇科、儿科、口腔科、眼科、耳鼻喉科、精神（心理）科、安宁疗护（临终关怀）科、血液净化室等专业科室中的5个科室，有条件的可设置感染性疾病诊室（发热门诊）、老年医学科等科室。

（二）社区卫生服务机构床位配置

从全国层面看，并不是所有社区卫生服务中心都配置床位。2006年《城市社区卫生服务机构管理办法（试行）》提出社区卫生服务中心原则上不设住院病床，现有住院病床应转为以护理康复为主要功能的病床，或予以撤销。2006年以后新建的社区卫生服务中心多数未设置床位，不能提供住院服务。

《全国医疗卫生服务体系规划纲要（2015—2020年）》提出，到2020年基层医疗卫生机构床位数1.2张。2019年2月，《国家卫生健康委办公厅关于开展社区医院建设试点工作的通知》提出加强住院病房建设，合理设置床位，可按照每1 000服务人口1.0～1.5张配置。

2020年，全国社区卫生服务中心9 826个，其中未设置床位的社区卫生服务中心4 209个，占社区卫生服务中心总数的42.8%；设置床位的社区卫生服务中心共5 617个，占57.2%，其中，50张以上床位的社区卫生服务中心占17.5%。与2009年相比，设置床位的社区卫生服务中心比例提高7.3个百分点，其中50张及以上床位社区卫生服务中心的比例提高3.5个百分点。2009—2020年，全国不同床位规模的社区卫生服务中心数量均增加（表2-1）。

五、社区卫生服务机构基本医疗服务提供

（一）门诊服务提供

2020年，全国社区卫生服务中心提供门急诊服务58 369.1万人次，较2019年的65 643.8万人减少11.1%；其中全科医学科、内科、中医科、外科门急诊服务人次数分别为30 816.0万人次、7 119.0万人次、6 036.5万人次和1 812.6万人次，分别较2019年减少12.7%、18.3%、6.5%和9.1%。2010—2020年，社区卫生服务中心各科门急诊服务量增长速度较高的为预防保健科、中医科和全科医学科（表2-2）。

表2-1 2009—2020年我国基层医疗卫生机构床位规模

年份/年	社区卫生服务中心数量/个						不同床位规模社区卫生服务中心构成/%					
	无床	1~9张	10~29张	30~49张	50~99张	≥100张	无床	1~9张	10~29张	30~49张	50~99张	≥100张
2009	2 613	262	1 037	574	535	195	50.1	5.0	19.9	11.0	10.3	3.7
2010	3 213	378	1 456	878	750	228	46.5	5.5	21.1	12.7	10.9	3.3
2011	3 594	440	1 698	1 019	853	257	45.7	5.6	21.6	12.9	10.9	3.3
2012	3 676	506	1 795	1 037	913	255	44.9	6.2	21.9	12.7	11.2	3.1
2013	3 907	510	1 810	1 071	927	263	46.0	6.0	21.3	12.6	10.9	3.0
2014	4 002	505	1 809	1 137	958	258	46.2	5.8	20.8	13.1	11.1	3.0
2015	4 067	490	1 803	1 156	1 020	270	46.2	5.6	20.5	13.1	11.5	3.1
2016	4 110	492	1 830	1 164	1 051	271	46.1	5.5	20.5	13.1	11.8	3.0
2017	4 116	497	1 852	1 159	1 204	319	45.0	5.4	20.2	12.7	13.2	3.5
2018	4 159	497	1 890	1 212	1 249	345	44.5	5.3	20.2	13.0	13.4	3.6
2019	4 152	537	1 976	1 282	1 269	345	43.4	5.6	20.7	13.4	13.3	3.6
2020	4 209	525	2 015	1 359	1 356	362	42.8	5.3	20.6	13.8	13.8	3.7

表2-2　2010—2020年社区卫生服务中心分科门急诊人次

单位：/万人次

年份/年	预防保健科	全科医学科	内科	外科	儿科	妇产科	中医科	其他	合计
2010	1 723.5	13 056.6	8 480.3	1 904.9	989.8	1 389.4	2 135.8	3 239.7	32 920.0
2011	2 045.0	16 031.4	9 395.8	2 140.6	1 211.3	1 599.7	2 642.2	3 762.4	38 828.5
2012	2 522.9	18 594.6	9 685.8	2 166.1	1 358.0	1 655.5	3 276.7	3 933.7	43 193.3
2013	2 943.1	22 303.5	9 773.7	2 148.3	1 413.9	1 689.2	3 814.6	4 200.2	48 286.4
2014	3 083.1	24 371.3	9 815.8	2 118.9	1 412.8	1 728.7	4 287.8	4 383.6	51 201.8
2015	3 299.8	26 499.0	9 458.4	2 040.3	1 419.7	1 637.7	4 677.8	4 425.8	53 458.4
2016	3 176.4	26 881.4	9 003.1	1 964.9	1 377.0	1 657.2	5 174.8	4 556.1	53 790.9
2017	3 572.2	29 580.4	8 813.0	2 001.4	1 578.8	1 869.3	5 485.0	4 866.9	57 767.0
2018	3 917.4	31 976.7	8 765.3	1 984.1	1 641.0	1 698.0	5 767.9	5 101.7	60 852.1
2019	4 357.8	35 300.9	8 712.8	1 994.4	1 822.5	1 624.0	6 458.9	5 372.5	65 643.8
2020	5 312.2	30 816.0	7 119.0	1 812.6	1 388.9	1 359.5	6 036.5	4 524.5	58 369.1

2020年全科医学科、内科、中医科、外科门急诊服务人数分别占总门急诊人次的52.8%、12.2%、10.3%和3.1%。10年间由于社区卫生服务中心各科门急诊服务量增长速度不同，服务量占比也发生变化，预防保健科、全科医学科和中医科门急诊服务量占比逐渐增加，内科、外科、儿科和妇产科门急诊服务量占比逐年降低（表2-3）。

表2-3 2010—2020年社区卫生服务中心分科门急诊人次构成　　　　单位：%

年份/年	预防保健科	全科医学科	内科	外科	儿科	妇产科	中医科	其他
2010	5.2	39.7	25.8	5.8	3.0	4.2	6.5	9.8
2011	5.3	41.3	24.2	5.5	3.1	4.1	6.8	9.7
2012	5.8	43.0	22.4	5.0	3.1	3.8	7.6	9.1
2013	6.1	46.2	20.2	4.4	2.9	3.5	7.9	8.7
2014	6.0	47.6	19.2	4.1	2.8	3.4	8.4	8.6
2015	6.2	49.6	17.7	3.8	2.7	3.1	8.8	8.3
2016	5.9	50.0	16.7	3.7	2.6	3.1	9.6	8.5
2017	6.2	51.2	15.3	3.5	2.7	3.2	9.5	8.4
2018	6.4	52.6	14.4	3.3	2.7	2.8	9.5	8.4
2019	6.6	53.8	13.3	3.0	2.8	2.5	9.8	8.2
2020	9.1	52.8	12.2	3.1	2.4	2.3	10.3	7.8

（二）住院服务提供

2020年，全国社区卫生服务中心提供住院服务291.5万人，较2019年的338.5万人减少13.9%；其中内科、全科医学科、外科、中医科住院服务人数分别为111.5万人、76.3万人、29.5万人和21.5万人。2010—2020年，社区卫生服务中心各科住院服务量增长速度较高的依次为中医科（22.2%）、全科医学科（3.8%）、内科（3.2%），住院服务量降低的分别为儿科、外科和妇产科（表2-4）。

2020年全科医学科、内科、外科、中医科服务人数分别占住院总人数的26.2%、38.3%、10.1%和7.4%。2010—2020年，全科医学科、内科和中医科住院服务量占比逐渐增加，外科、儿科和妇产科住院服务量占比逐渐减少（表2-5）。

表2-4　2010—2020年社区卫生服务中心分科住院人数　　单位：/万人

年份 / 年	预防保健科	全科医学科	内科	外科	儿科	妇产科	中医科	其他
2010	1.8	52.8	81.1	31.5	8.2	29.0	2.9	12.7
2011	1.7	59.1	97.0	32.8	9.6	28.3	4.1	16.4
2012	1.8	64.5	107.6	33.0	9.8	28.1	6.0	18.1
2013	1.2	75.2	117.1	34.5	9.9	25.1	7.0	22.4
2014	1.3	75.8	118.6	32.5	9.3	23.7	9.6	24.9
2015	1.6	79.5	121.3	31.7	9.2	21.5	11.0	27.4
2016	1.7	83.4	123.6	30.9	9.1	20.3	11.8	29.3
2017	1.7	90.0	136.6	34.1	11.0	19.2	15.2	33.5
2018	1.4	92.7	133.3	32.8	10.5	16.6	18.5	33.2
2019	0.6	95.0	132.5	32.5	10.3	15.2	19.8	32.6
2020	1.1	76.3	111.5	29.5	7.8	12.2	21.5	31.6

表2-5　2010—2020年社区卫生服务中心分科住院人数构成　　单位：%

年份 / 年	预防保健科	全科医学科	内科	外科	儿科	妇产科	中医科	其他
2010	0.8	24.0	36.9	14.3	3.7	13.2	1.3	5.8
2011	0.7	23.7	39.0	13.2	3.9	11.4	1.6	6.6
2012	0.7	24.0	40.0	12.3	3.6	10.5	2.2	6.7
2013	0.4	25.7	40.0	11.8	3.4	8.6	2.4	7.7
2014	0.4	25.6	40.1	11.0	3.1	8.0	3.3	8.4
2015	0.5	26.2	40.0	10.5	3.0	7.1	3.6	9.1
2016	0.6	26.9	39.9	10.0	2.9	6.5	3.8	9.4
2017	0.5	26.4	40.0	10.0	3.2	5.6	4.5	9.8
2018	0.4	27.4	39.3	9.7	3.1	4.9	5.5	9.8
2019	0.2	28.1	39.2	9.6	3.1	4.5	5.8	9.6
2020	0.4	26.2	38.3	10.1	2.7	4.2	7.4	10.8

第四节　社区卫生服务中的家庭医生签约服务

国内外经验和实践均表明，推进家庭医生签约服务是强化基层医疗卫生服务网络功能、在新形势下保障和维护人民群众健康的重要途径。通过对居民全方位、全周期的健康服务管理，促进医疗卫生服务模式从原来的以疾病为中心转变为以人为中心，对建设分级诊疗制度，构建和谐医患关系具有重要意义，对于提高居民健康水平、维护健康公平、控制医疗卫生费用具有积极的作用，是实现"人人享有健康"的有效路径。

一、家庭医生签约服务相关概念

（一）家庭医生概念

家庭医生（family doctor）源于英国的国民健康服务体系，它将接受过正规的全科医学培训、具有多种技能、个体开业的行医者称为全科医生。全科医生主要在社区开业，为患者解决健康问题。20世纪末，美国家庭医疗学会将家庭医生定义为：经过家庭医疗这种范围宽广的医学专业教育训练的医生，其具有独特的态度、技能和知识，具有资格向家庭的每个成员提供连续性和综合性的医疗照顾、健康维持和预防服务，无论性别、年龄或者健康问题。

家庭医生也称全科医生，遵照全科医学的基本原则提供全科医疗服务。全科医生是对个人、家庭和社区居民提供全面、连续、经济有效、及时和个性化医疗保健服务和照顾的新型医生。

全科医生是一种独特的专科医生，能为患者提供其他专科医生无法提供的整体性服务，可以弥补专科化服务的不足。他们是接受过全科医学住院医师培训、经过考试合格的新型专科医生，必须树立整体医学观和以患者为中心的服务观念，掌握系统整体性的思维方式，能熟练运用全科医学的基本原则，并在实践中整合内、外、妇、儿等各临床专科的知识和技术以及行为科学、社会科学等方面的最新研究成果；着重于解决社区常见健康问题，主动为社区居民提供以个人为中心、家庭为单位、社区为范围、预防为导向的连续性、综合性、协调性、整体性、个体化、人性化、一体化的医疗保健服务。他们是个人及其家庭需要的所有医疗保健服务的协调者，必要时也适度地利用专科会诊和转诊，利用社区内外一切可以利用的资源，在最大限度地满足社区居民追求健康生活需求的同时，促进医疗保健系统的平衡发展和有限卫生资源的合理利用。

（二）家庭医生、专科医生、私人医生的区别

家庭医生同专科医生在服务定位、服务理念和服务模式上都存在一定的区别。家庭医生是以生物-心理-社会医学模式为基础，强调以人为中心的健康照护，服务内容是以初级卫生保健为核心的综合性服务，对居民负有连续性、全方位的健康管理职责，可同居民建立起长期稳定的服务关系。家庭医生与私人医生存在本质的区别，家庭医生来自基层医疗卫生机构，按相关规定提供基本医疗和公共卫生服务，一般1个家庭医生要

向2 000左右签约人群提供服务，家庭医生团队主要提供基本公共卫生服务和基本医疗服务，防治结合。家庭医生服务关注的是居民与家庭的基本健康卫生服务需求，是整个医疗卫生服务体系的网底，在维护居民健康、有序利用医疗资源与控制医疗费用方面均发挥着"守门人"作用。而私人医生是针对个别人群的个性化需求，满足少部分人群特需服务的一种服务，是以医疗行为为主，主要针对疾病问题，需要个人通过购买服务的方式来额外获得。

（三）家庭医生签约服务

家庭医生签约服务是以家庭医生或全科医生为主要提供主体，通过协议或合同等方式同社区居民建立契约服务关系，以社区为范围，以家庭为单位，以个性化需求为导向，以全面健康管理为目标，为签约居民提供融预防、医疗、保健、康复、健康教育等于一体的医疗保健服务，具有基础性、综合性、连续性、可及性和协调性等特点的卫生服务模式和制度安排。

二、我国家庭医生签约服务

（一）我国实施家庭医生签约服务的意义

1. 是新形势下保障和维护群众健康的重要手段　当前，我国医药卫生事业面临人口老龄化、城镇化和慢性病高发等诸多挑战，以医院和疾病为中心的医疗卫生服务模式难以满足群众对长期、连续健康照顾的需求。同时，居民看病就医集中到大医院，也不利于改善就医环境、均衡医疗资源、合理控制医疗费用等。国际经验和国内实践证明，在基层推进家庭医生签约服务是新形势下保障和维护群众健康的重要途径。

2. 是转变医疗卫生服务模式、促进分级诊疗的工作基础　家庭医生以人为中心，面向家庭和社区，以维护和促进整体健康为方向，为群众提供长期签约式服务，有利于转变医疗卫生服务模式，推动医疗卫生工作重心下移、资源下沉，让群众拥有健康守门人，增强群众对改革的获得感，为实现基层首诊、分级诊疗奠定基础。

（二）我国现阶段家庭医生和家庭医生团队

1. 家庭医生组成　现阶段我国家庭医生主要包括基层医疗卫生机构注册全科医生（含助理全科医生和中医类别全科医生），具备能力的乡镇卫生院医师、乡村医生和中医类别医师；执业注册为全科医学专业或经全科医生相关培训合格、选择基层医疗卫生机构开展多点执业的在岗临床医师；经全科医生相关培训合格的中级以上职称退休临床医师。原则上每名家庭医生签约人数不超过2 000人。

2. 家庭医生团队组成　现阶段我国家庭医生服务原则上采取服务团队形式为签约居民提供服务。每个团队至少配备1名家庭医生、1名护理人员，原则上由家庭医生担任团队负责人。家庭医生团队可根据居民健康需求和签约服务内容选配成员，包括但不限于公共卫生医师（含助理公共卫生医师）、专科医师、药师、健康管理师、中医保健调理师、心理治疗师或心理咨询师、康复治疗师、团队助理、计生专干、社工、义工等。在团队长的统一领导下，通过分工协作，更好地整合卫生资源，为居民提供主动、连续、综合的健康责任制管理。

（三）签约服务与签约服务内容

1. 签约服务　是指家庭医生与社区居民在相互信任的基础上，以契约方式在双方之间建立的一种固定联系，并根据居民的健康照护需求，讨论、确定具体的服务内容，并界定签约期限内双方的权利和义务。

2. 家庭医生签约服务　家庭医生签约服务是以全科医生为核心，以家庭医生团队为支撑，通过签约的方式，促使具备家庭医生条件的全科（临床）医生与签约家庭建立起一种长期、稳定的服务关系，以便对签约家庭的健康进行全过程的维护，为签约家庭和个人提供安全、方便、有效、连续、经济的基本医疗服务和基本公共卫生服务。

3. 家庭医生签约服务内容　家庭医生签约服务内容包括基本公共卫生服务、基本医疗服务和约定的健康管理服务。基本医疗服务涵盖常见病和多发病的中西医诊治、合理用药、就医路径指导和转诊预约等。公共卫生服务涵盖国家基本公共卫生服务项目和规定的其他公共卫生服务。各地应当根据服务能力和需求，设定包含基本医疗和公共卫生服务在内的基础性签约服务内容，向所有签约居民提供。健康管理服务主要是针对居民健康状况和需求，制定不同类型的个性化签约服务内容，可包括健康评估、康复指导、家庭病床服务、家庭护理、中医药"治未病"服务、远程健康监测等。

（四）我国家庭医生签约服务面临的问题与挑战

1. 签约服务制度设计的刚性作用有待进一步发挥　家庭医生制度的重要目的是逐步形成基层首诊、分级诊疗的就医格局。依据国际经验，规范的制度要求和健全的医保制度设计是确保家庭医生发挥"守门人"作用的根本。在我国，分级诊疗制度建设的原则是"以人为本、群众自愿、统筹城乡、创新机制"，居民或家庭也是在自愿的基础上选择家庭医生团队来签订服务协议，以居民意愿为基础的家庭医生签约服务制度建设就会导致对居民行为的约束力不足，难以实现基层首诊的就诊秩序。

2. 家庭医生质量和基层服务能力仍较难满足需求　我国全科医生数量仍然不足，家庭医生签约工作还不能全部由全科医生承担。全科医生作为家庭医生签约服务的主体，面临数量不足和质量亟待提升双重问题。同时，部分基层医疗卫生机构发展理念僵化、服务能力发展相对滞后，难以满足"健康守门人"的基层首诊的兜底功能。

3. 相应保障政策对签约服务的支撑力度仍不足

（1）签约服务费落实不足和筹资渠道尚不稳定：截至2020年底，仍有40%左右的地市尚未落实签约服务费，医保、财政等筹资渠道标准尚不明确。

（2）部分地区家庭医生签约服务依然缺乏有效的激励机制：一方面，签约服务费多为提供服务项目的费用，难以体现医务人员的技术劳务价值，缺乏开展签约服务的收入来源。另一方面，部分地区绩效封顶，薪酬制度建设不健全，在总额控制的条件下，签约服务费较难成为家庭医生的收入，使得家庭医生开展服务的积极性不高。

（3）医保支付制度对签约服务和基层首诊的引导作用不足：多数地区医保部门对居民基层就诊的引导不足，对签约服务的保障乏力，难以发挥医保经济杠杆的调节作用。

（4）多数地区签约服务价格制定和调整相对滞后：部分居民需求较高的健康管理服务因价格缺失或难以弥补服务成本影响个性化签约服务提供。

（5）信息化建设水平较低以及系统间信息壁垒等问题制约签约服务的连续性和综合性。

4. 家庭医生签约服务地区间发展不平衡　在服务提供方面，部分农村地区提供有限服务的服务包或局限于基本公共卫生服务项目任务，而城市地区或部分东部地区基于家庭医生工作室提供健康管理服务，部分地区基于点单式组合服务包提供个性化服务。在筹资激励方面，部分地区以基本公共卫生服务项目经费为唯一激励，进展较快地区形成地方财政、医保经费、居民自费的多方筹资机制，且签约服务费作为增量绩效激励；在信息化方面，部分地区处于信息分割的数据单系统支撑的签约服务平台初级阶段，先进地区已经进入互联网+签约服务的智能化发展阶段。

第三章　社区卫生服务相关政策及法律法规

本章要点 1. 掌握　社区卫生服务相关政策、基本医疗保障制度、全科医生及家庭医生签约
服务相关制度。

2. 熟悉　《基本医疗卫生与健康促进法》、基本医疗及公共卫生服务相关法律法规。

第一节　社区卫生服务相关政策

一、卫生政策及相关概念

政策（policy）是指政党和国家（或政府）及其他组织在一定历史时期，为实现某种政策目标或完成某项任务而制定的行为规范和活动指南，是人类政治决策的一种成果形式。

卫生政策（health policy）是指政府或权威机构以公众健康为根本利益依据，制定并实施的关于卫生事业发展的战略与策略、目标与指标、对策与措施的总称。

社区卫生服务政策（community health service policy）是党和国家卫生政策体系的一个重要组成部分，是党和政府实现对社区卫生服务工作领导和各项管理职能的根本方法和决定性手段，是整个社区卫生工作的核心。

二、社区卫生服务相关政策概述

本部分重点介绍卫生改革与发展相关文件中关于社区卫生服务的政策以及社区卫生服务发展的专项政策。

（一）卫生改革与发展中社区卫生服务政策

1997年，《中共中央、国务院关于卫生改革与发展的决定》提出"改革城市卫生服务体系，积极发展社区卫生服务，逐步形成功能合理、方便群众的卫生服务网络"，并且提出"要把社区医疗服务纳入职工医疗保险，建立双向转诊制度"。基层医疗卫生机构要以社区、家庭为服务对象，优先发展和保证基本卫生服务，健全社区卫生服务体系，使社区居民都能够拥有自己的全科医生，要加快发展全科医学，大力培养全科医生。

2009年3月，《中共中央　国务院关于深化医药卫生体制改革的意见》（以下简称《指导意见》）正式发布，提出加快建设以社区卫生服务中心为主体的城市社区卫生服务网络，完善服务功能，以维护社区居民健康为中心，提供疾病预防控制等公共卫生服务、一般常见病及多发病的初级诊疗服务、慢性病管理和康复服务。转变社区卫生服务模式，不断提高服务水平，坚持主动服务、上门服务，逐步承担起居民健康"守门人"的职责。

并且进一步提出政府负责其举办的乡镇卫生院、城市社区卫生服务中心（站）按国家规定核定的基本建设经费、设备购置经费、人员经费和其承担公共卫生服务的业务经费，使其正常运行。对包括社会力量举办的所有乡镇卫生院和城市社区卫生服务机构，各地都可采取购买服务等方式核定政府补助。

（二）社区卫生服务发展专项政策

1999年7月，卫生部、国家发展计划委员会等十部委联合出台《关于发展城市社区卫生服务的若干意见》，提出城市社区卫生发展总目标：到2000年，基本完成社区卫生服务的试点和扩大试点工作，部分城市应基本建成社区卫生服务体系的框架；到2005年，各地基本建成社区卫生服务体系的框架，部分城市建成较为完善的社区卫生服务体系；到2010年，在全国范围内，建成较为完善的社区卫生服务体系，成为卫生服务体系的重要组成部分，使城市居民能够享受到与经济社会发展水平相适应的卫生服务，提高人民健康水平；并提出"加强政府对社区卫生服务的领导、健全社区卫生服务体系、加强社区卫生服务的规范化管理、完善社区卫生服务的配套政策"。

2000年12月，为积极发展社区卫生服务，加强社区卫生服务机构的规范化管理，构筑城市卫生服务体系新格局，大力推进城市社区建设，卫生部配套出台了《城市社区卫生服务机构设置原则》《城市社区卫生服务中心设置指导标准》《城市社区卫生服务站设置指导标准》三个文件。

2002年，《关于加快发展城市社区卫生服务的意见》提出对公立一级医院和部分二级医院要按社区卫生服务的要求进行结构与功能改造，允许大中型医疗机构举办社区卫生服务机构。鼓励企事业单位、社会团体、个人等社会力量多方举办社区卫生服务机构，健全社区卫生服务网络。在卫生资源缺乏，且没有社会力量举办社区卫生服务机构的地区，当地人民政府有责任按区域卫生规划及配备标准进行卫生资源调整，举办或委托举办社区卫生服务机构。

2006年2月，国务院印发《国务院关于发展城市社区卫生服务的指导意见》，进一步明确了发展城市社区卫生服务的指导思想、基本原则和工作目标，提出了一系列行之有效的政策措施，包括制定实施社区卫生服务发展规划、加大对社区卫生服务的经费投入、发挥社区卫生服务在医疗保障中的作用、落实有关部门职责，促进社区卫生服务发展。之后，中央编办、国家发展改革委、人事部、财政部、卫生部、劳动和社会保障部、中医药管理局等部门先后制定了一系列配套文件。

《城市社区卫生服务机构管理办法（试行）》进一步完善社区卫生服务机构管理规则，确定了社区卫生服务机构承担的各项公共卫生和基本医疗服务职责与任务，并在转变服务模式、强化质量管理、加强与医院的转诊和技术协作、加强社区中医药服务等方面作出具体规定。《关于在城市社区卫生服务中充分发挥中医药作用的意见》对资源配置、完善服务、人才培养等方面作了具体规定。《关于印发公立医院支援社区卫生服务工作意见的通知》要求公立医院应有计划地安排具备相应工作资历和有关专业知识的卫生技术人员，定期或不定期地到社区卫生服务机构出诊、会诊并进行技术指导，接收、安排社区卫生服务机构的卫生技术人员、管理人员到医疗机构进修、学习。《关于城市社区卫生服务补助政策的意见》进一步明确了政府对社区卫生服务的补助原则、补助范围及责任划分、补助内容和方式等方面的政策措施。《城市社区卫生服务机构设置和编制标准指导意见》提出"政府举办的社区卫生服务机构是公益性事业单位，按其公益性质核定的社区卫生服务机构编制为财政补助事业编制"。《关于加强城市社区卫生人才队伍建设的指导意见》提出了加强人才培养的政策措施。《关于促进医疗保险参保人员充分利用社区卫生服务的指导意见》允许各类为社区提供基本医疗服务的基层医疗卫生机构申请医疗保险定点服务，包括社区卫生服务中心（站）以及门诊部、诊所、医务所（室）等其他基层医疗卫生机构；规定参保人员选择的定点医疗机构中要有1～2家社区卫生服务机构。《关于加强城市社区卫生服务机构医疗服务和药品价格管理意见的通知》对价格管理、核定及收费方式进行了明确规定。

2009—2011年，处于探索社区卫生服务中心"六位一体"的综合服务模式时期，开展了以收支两条线管理、医保总额预付、绩效考核等运行机制为核心的社区卫生服务综合改革。通过构建家庭医生制度，加强社区卫生服务内涵建设。2014年起国家推行社区卫生服务综合评价工作，是在全国范围内落实基层医疗卫生服务能力提升工程措施之一，巩固以家庭医生服务为主线的社区卫生服务模式。2018年国家卫生健康委、国家中医药管理局印发《关于开展"优质服务基层行"活动的通知》，对照《乡镇卫生院服务能力标准（2018年版）》和《社区卫生服务中心服务能力标准（2018年版）》提升服务能力和改善服务质量。2019年2月《国家卫生健康委办公厅关于开展社区医院建设试点工作的通知》旨在拓展基层医疗卫生服务功能，提升基层医疗卫生服务能力，满足人民群众对基本医疗服务的需求。

我国社区卫生服务相关文件见表3-1。

表3-1 我国社区卫生服务相关文件

序号	发文时间	文件名称
1	1997年1月	关于卫生改革与发展的决定（中发〔1997〕3号）
2	1999年7月	关于发展城市社区卫生服务的若干意见（卫基妇发〔1999〕第326号）
3	2002年8月	关于加快发展城市社区卫生服务的意见（卫基妇发〔2002〕186号）
4	2006年2月	国务院关于发展城市社区卫生服务的指导意见（国发〔2006〕10号）
5	2006年6月	城市社区卫生服务机构管理办法（试行）（卫妇社发〔2006〕239号）
6	2006年6月	关于加强城市社区卫生服务机构医疗服务和药品价格管理意见的通知（特急 发改价格〔2006〕1305号）

序号	发文时间	文件名称
7	2006年6月	关于促进医疗保险参保人员充分利用社区卫生服务的指导意见（劳社部发〔2006〕23号）
8	2006年6月	关于加强城市社区卫生人才队伍建设的指导意见（国人部发〔2006〕69号）
9	2006年7月	关于城市社区卫生服务补助政策的意见（财社〔2006〕61号）
10	2006年8月	城市社区卫生服务机构设置和编制标准指导意见（中央编办发〔2006〕96号）
11	2009年3月	关于深化医药卫生体制改革的意见（中发〔2009〕6号）

三、基本医疗保障制度

医疗保障制度是国家通过立法并依法采取强制手段对国民收入进行再分配，对因疾病或其他健康损失造成生活困难的社会成员提供基本医疗服务和保证基本生活水平的各项正式制度的总称。新中国成立以来，党和政府一直密切关注民众的就医问题，从新中国成立初期的单位集体保障（劳动保险、农村合作医疗）发展到以社会统筹为主的社会医疗保险模式（20世纪90年代后期城镇职工基本医疗保险、21世纪初期的新型农村合作医疗和城镇居民基本医疗保险），我国逐步建立了以基本医疗保险制度为主体，以医疗保险救助制度为兜底保障，商业健康保险等为补充的多层次医疗保障体系。

（一）中国城镇职工医疗保险制度

1. 城镇职工医疗保险制度发展　1998年12月，《国务院关于建立城镇职工基本医疗保险制度的决定》标志着城镇所有用人单位及职工都拥有了参加基本医疗保险的权利。2009年3月，《中共中央 国务院关于深化医药卫生体制改革的意见》提出将完善基本医疗保障制度作为医改的重点之一，要求城镇职工医疗基本保险继续扩大覆盖面；2013年12月，《中华人民共和国城镇职工基本医疗保险条例》颁布，城镇职工基本医疗保险进一步完善。2020年3月，中共中央、国务院印发《关于深化医疗保障制度改革的意见》提出改革职工基本医疗保险个人账户，建立健全门诊共济的保障机制。

2. 城镇职工医疗保险制度基本内容

（1）保障对象和范围：城镇职工基本医疗保险的覆盖人群包括企业及其从业人员，机关、事业单位、中介机构、社会团体、民办非企业单位及其从业人员，部队所属用人单位及其无军籍的从业人员。

（2）筹资机制和标准：城镇职工基本医疗保险由用人单位和从业人员共同缴纳。其中用人单位按本单位从业人员月工资总额的5%～7%缴纳，从业人员缴纳基本医疗保险费率不低于本人月工资总额的2%。从业人员退休后，本人不再缴纳基本医疗保险，所在单位也不再为其缴纳基本医疗保险。从业人员缴纳的基本医疗保险全部计入其个人账户，用人单位缴纳基本医疗保险的25%～35%用于建立退休人员和从业人员的个人账户，具体分配办法由省人民政府按照顾年长者原则制定，所余资金用于建立统筹基金。

（3）支付机制：统筹基金和个人账户基金划定各自的支付范围，统筹基金主要支付住院和特殊病种的门诊费用，个人账户主要支付小额的门诊医疗费用以及住院费用中的个人自付部分。统筹基金设置起付标准和最高支付限额，起付标准原则上控制在市、县、自治县从业人员上年度年社会平均工资的9%～11%，最高支付限额原则上控制在市、县、自治县从业人员上年度年社会平均工资的3～5倍。起付标准以上、最高支付限额以下的医疗费，主要由统筹基金支付，个人负担一定比例。起付标准以下、最高支付限额以上的医疗费用，统筹基金不予支付。

（二）中国城乡居民医疗保险制度

1. 城乡居民医疗保险制度发展　2002年10月，《中共中央、国务院关于进一步加强农村卫生工作的决定》提出要建立一种由政府组织、引导、支持，农民自愿参加，个人、集体和政府多方筹资，以大病统筹为主的农民互助共济制度即新型农村合作医疗。2003年，《关于建立新型农村合作医疗制度的意见》，将新型农村合作医疗制度定义为"由政府组织、引导、支持，农民自愿参加，个人、集体和政府多方筹资，以大病统筹为主的农民医疗互助共济制度"。明确提出建立新型农村合作医疗制度是新时期农村卫生工作的重要内容，到2010年，实现在全国建立基本覆盖农村居民的新型农村合作医疗制度的目标。2007年7月，《关于开展城镇居民基本医疗保险试点的指导意见》提出将不属于城镇职工基本医疗保险制度覆盖范围的中小学阶段的学生（包括职业高中、中专、技校学生）、少年儿童和其他非从业城镇居民纳入城镇居民基本医疗保险中。经过一年左右试点，本着由财政给一定补助，居民自愿参加的原则，在全国建立城镇居民基本医疗保险制度，重点解决城镇非从业人员的基本医疗保障。这两项制度以城乡居民为保障对象，以自愿参保为原则，在筹资来源上实行政府补助与个人缴费相结合，保障水平以大病统筹为最初的设计定位。

2009年4月，人力资源和社会保障部、财政部《关于全面开展城镇居民基本医疗保险工作的通知》提出提高统筹层次，积极推进地级统筹等。2009年7月，《关于开展城镇居民基本医疗保险门诊统筹的指导意见》提出有条件的地区可逐步开展城镇居民基本医疗保险门诊统筹工作。2011年5月，《关于普遍开展城镇居民基本医疗保险门诊统筹有关问题的意见》提出全面开展城镇居民基本医疗保险门诊统筹，减轻群众门诊医疗费用负担，重点保障群众负担较重的多发病、慢性病。2016年1月，国务院发布《关于整合城乡居民基本医疗保险制度的意见》提出整合城镇居民基本医疗保险和新型农村合作医疗两项制度。截至2017年基本实现了覆盖范围、筹资政策、保障待遇、医保目录、定点管理、基金管理"六统一"（全国除少数省/区外）。2017年，国务院办公厅《关于进一步深化基本医疗保险支付方式改革的指导意见》提出正确处理政府和市场关系，健全医保支付机制和利益调控机制，引导医疗资源合理配置和患者有序就医。

2. 城乡居民基本医疗保险制度基本内容

（1）保障对象和范围：城乡居民医保制度覆盖范围包括现有城镇居民医保和新农合所有应参保（合）人员，即覆盖除职工基本医疗保险应参保人员以外的其他所有城乡居民。农民工和灵活就业人员依法参加职工基本医疗保险，有困难的可按照当地规定参加城乡居民医保。

（2）筹资机制和标准：继续实行个人缴费与政府补助相结合为主的筹资方式，逐步建立个人缴费标准与城乡居民人均可支配收入相衔接的机制。合理划分政府与个人的筹资责任，在提高政府补助标准的同时，适当提高个人缴费比重。

（3）支付机制：城乡居民基本医疗保险一般不设个人账户，实行统筹管理。城乡居民医保基金主要用于支付参保人员发生的住院和门诊医药费用。政策范围内住院费用支付比例保持在75%左右。

2020年3月，《关于深化医疗保障制度改革的意见》提出完善基本医疗保险制度；坚持和完善覆盖全民、依法参加的基本医疗保险制度和政策体系，职工和城乡居民分类保障，待遇与缴费挂钩，基金分别建账、分账核算；统一基本医疗保险统筹层次、医保目录，规范医保支付政策确定办法；逐步将门诊医疗费用纳入基本医疗保险统筹基金支付范围，改革职工基本医疗保险个人账户，建立健全门诊共济的保障机制。

（三）城乡居民大病保障机制

基本医疗保障的目标在于"保基本"，面对重特大疾病问题，我国充分整合现有的医疗保障制度，在保证基本医疗保险充分保障的基础上，引入城乡居民大病保险、补充医疗保险、商业健康险和医疗救助等政策，形成多层次保障体系。在脱贫攻坚背景下，对贫困人口全面开展重特大疾病医疗救助。同时引导社会慈善等多方力量为重特大疾病患者及其家庭提供多方面、多层次的救助。

1. 职工补充医疗保险政策　职工补充医疗保险政策一般是指企业在依法参加基本医疗保险的基础上，与职工个人共同筹集资金设立补充医疗保险，职工自愿参加。1998年，《国务院关于建立城镇职工基本医疗保险制度的决定》提出在参加基本医疗保险的基础上，作为过渡措施，允许建立企业补充医疗保险。企业补充医疗保险费在工资总额4%以内的部分，从职工福利费中列支，福利费不足列支的部分，经同级财政部门核准后列入成本。很多地区在职工医保制度建立之初就同步建立了企业补充医疗保险。2016年12月，《国务院关于印发"十三五"深化医药卫生体制改革规划的通知》提出，要健全重特大疾病保障机制，完善职工补充医疗保险政策。

2. 城乡居民大病保险政策　新农合和城镇居民医疗保险建制之初，由于筹资能力有限，只能满足城乡居民的基本医疗需求，而当居民发生重大疾病时，城镇居民医保和新农合的保障能力明显不足。2012年8月，国家六部委联合发布了《关于开展城乡居民大病保险工作的指导意见》，针对城镇居民医保、新农合参保（合）人大病负担重的情况，建立大病保险制度。大病保险报销不再局限于政策范围内，只要是大病患者在基本医保报销后仍需个人负担的合理医疗费用，就将再给予报销50%以上。目前大约90%的统筹地区的大病保险业务由商保承办。

3. 城乡居民医疗救助政策　2003年民政部、卫生部、财政部联合发布《关于实施农村医疗救助的意见》，全国范围开展农村医疗救助制度试点，帮助改善贫困农民群体的健康状况。2005年10月，国务院办公厅转发民政部等部门《关于建立城市医疗救助制度试点工作的意见》。2009年，民政部、财政部、卫生部及人力资源和社会保障部发布《关于进一步完善城乡医疗救助制度的意见》，推进城乡医疗救助制度进一步完善。2015年4月21日，国务院办公厅转发民政部等部门《关于进一步完善医疗救助制度全面开展重特大疾病医疗救助工作的意见》，目标任务是2015年底前合并实施城市医疗救助制度和农村医疗救助制度，全面开展重特大疾病医疗救助工作。2017年2月，民政部等六部门联合印发《关于进一步加强医疗救助与城乡居民大病保险有效衔接的通知》，要求全额资助特困人员参保，定额资助低保对象、农村建档立卡贫困人口参保，确保基本医疗保险全面覆盖困难群众。

4. 商业健康保险政策　商业健康保险是我国多层次医疗保障体系的重要组成部分。2014年，我国先后发布《关于加快发展现代保险服务业的若干意见》和《办公厅关于加快发展商业健康保险的若干意见》。

我国基本医疗保障制度文件见表3-2。

表3-2　我国基本医疗保障制度文件

序号	发文时间	文件名称
1	1998年12月	国务院关于建立城镇职工基本医疗保险制度的决定（国发〔1998〕44号）
2	2003年1月	关于建立新型农村合作医疗制度意见的通知（国办发〔2003〕3号）
3	2007年7月	关于开展城镇居民基本医疗保险试点的指导意见（国发〔2007〕20号）
4	2009年4月	关于全面开展城镇居民基本医疗保险工作的通知（人社部发〔2009〕35号）
5	2009年7月	关于开展城镇居民基本医疗保险门诊统筹的指导意见（人社部发〔2009〕66号）
6	2011年5月	关于普遍开展城镇居民基本医疗保险门诊统筹有关问题的意见（人社部发〔2011〕59号）
7	2011年5月	关于进一步推进医疗保险付费方式改革的意见（人社部发〔2011〕63号）
8	2013年12月	中华人民共和国城镇职工基本医疗保险条例
9	2016年1月	关于整合城乡居民基本医疗保险制度的意见（国发〔2016〕3号）
10	2020年3月	关于深化医疗保障制度改革的意见

四、全科医生及家庭医生签约相关制度

（一）全科医生制度建设

关于全科医生制度建设的文件，包括政府官方发布的针对全科医生的相关政策文件、中央政府层面发布的文件、政策文件内容有关全科医生的意见、通知、纲要、规划、法律法规等能体现政府政策文件。本部分仅涉及主要全科医生制度建设的文件。

1997年1月，《中共中央、国务院关于卫生改革与发展的决定》明确提出"要加快发展全科医学，培养全科医生"。2000年1月，卫生部印发《关于发展全科医学教育的意见》，提出全科医学教育"三步走"的发展目标。指出开展全科医生规范化培训是我国全科医学教育体系的核心，是培养全科医生、提高社区卫生服务水平的重要措施和主要途径，并制定了全科医生规范化培训试行办法与培训大纲，以后陆续出台了全科医生规范化培训和岗位培训大纲。2009年，《中共中央 国务院关于深化医药卫生体制改革的意见》提出"保基本、强基层、建机制"的工作路径，明确要求加强基层医疗卫生人才队伍建设，特别是加强全科医生的培养培训。

2010年3月，国家发展改革委、卫生部等六部委联合印发《以全科医生为重点的基层医疗卫生队伍建设规划》，首次提出实施农村定向免费培养项目、全科医生特设岗位项目，为中西部等欠发达农村地区培养全科医生，鼓励和引导优秀人才到基层服务；明确提出到2020年，通过多种途径培养培训全科医生30万人。2011年7月，《国务院关于建立全科医生制度的指导意见》（以下称《指导意见》）明确将全科医生培养逐步规范为"5+3"模式，即先接受5年的临床医学（含中医学）本科教育，再接受3年的全科医生规范化培训，同时立足当前国情，采取转岗培训、助理全科医生培训、定向免费培养、岗位培训、对口支援等多种措施，加快壮大全科医生队伍，力争到2020年基本实现城乡居民有2～3名合格的全科医生。《指导意见》在全科医生培养模式、全科医生规范化培养方法和内容、全科医生的执业准入条件、近期多渠道培养、执业方式、服务模式、使用激励等方面作出了全方位顶层设计和制度明确，开启了我国全科医生制度建设的崭新一页。2015年，《国务院办公厅关于推进分级诊疗制度建设的指导意见》指出实施分级诊疗，重点要加强以全科医生为主的基层医疗卫生人才队伍建设，大力提高基层医疗卫生服务能力。

2018年，《国务院办公厅关于改革完善全科医生培养与使用激励机制的意见》进一步强化全科医生培养、使用和激励政策。随后国家卫生健康委组织制定了《住院医师规范化培训基地（综合医院）全科医学科设置指导标准（试行）》，要求最迟在2019年12月底前，各地住院医师规范化培训基地（综合医院）均应独立设置全科医学科，为加强全科医学学科建设，提升全科医生培养水平搭建好平台；2019年，国家卫生健康委出台《全科医生转岗培训大纲（2019年修订版）》，扩大全科医生转岗培训实施范围，鼓励二级及以上医院有关专科医师参加全科医生转岗培训，加快壮大全科医生队伍。

全科医生制度建设相关政策文件见表3-3。

表3-3　全科医生制度建设相关政策文件

序号	发文时间	文件名称
1	1997年1月	关于卫生改革与发展的决定（中发〔1997〕3号）
2	2000年1月	关于发展全科医学教育的意见（卫科教发〔2000〕第34号）
3	2009年4月	关于深化医药卫生体制改革的意见（中发〔2009〕6号）
4	2010年3月	以全科医生为重点的基层医疗卫生队伍建设规划（发改社会〔2010〕561号）
5	2011年7月	国务院关于建立全科医生制度的指导意见（国发〔2011〕23号）
6	2015年5月	关于进一步做好农村订单定向医学生免费培养工作的意见（教高〔2015〕6号）
7	2015年9月	国务院办公厅关于推进分级诊疗制度建设的指导意见（国办发〔2015〕70号）
8	2018年1月	国务院办公厅关于改革完善全科医生培养与使用激励机制的意见（国办发〔2018〕3号）
9	2018年8月	住院医师规范化培训基地（综合医院）全科医学科设置指导标准（试行）（国卫办科教发〔2018〕21号）
10	2019年3月	全科医生转岗培训大纲（2019年修订版）（国卫办科教发〔2019〕13号）

（二）家庭医生签约服务政策

我国的家庭医生制度建设起步比较晚，家庭医生签约服务工作正处于探索阶段。2011年7月，《国务院关于建立全科医生制度的指导意见》提出全科医生与居民建立契约服务关系，并按签约服务人数收取服务费。2012年6月，国家发展和改革委员会等五部门印发《关于印发全科医生执业方式和服务模式改革试点工作方案的通知》，在北京市西城区、上海市长宁区等10个试点地区开展全科医生执业方式和服务模式改革试点，探索建立家庭医生签约服务模式。2013年，国家卫生计生委办公厅出台《关于开展乡村医生签约服务试点的指导意见》，在农村地区探索家庭医生签约服务。2015年9月，《国务院办公厅关于推进分级诊疗制度建设的指导意见》提出建立基层签约服务制度，明确了签约服务团队、签约服务对象、签约服务内容、签约服务费用、签约服务形式等。2016年6月，国务院医改办、国家卫生计生委等七部门印发《关于推进家庭医生签约服务的指导意见》，对签约服务主体、服务内涵、收付费机制、激励机制、绩效考核、技术支撑等方面提出了具体要求，标志着家庭医生签约服务在我国全面推进。2017—

2019年，国家卫生计生委（国家卫生健康委）印发年度做好家庭医生签约服务的通知，进一步落实家庭医生签约服务的具体任务。2018年，为提升家庭医生签约服务规范化管理水平，国家卫生健康委、中医药管理局印发《关于规范家庭医生签约服务管理的指导意见》。此外，国家相关部门还制定了推动贫困人口、残疾人等重点人群签约服务的文件。

家庭医生签约服务相关政策文件见表3-4。

表3-4　家庭医生签约服务相关政策文件

序号	发文时间	文件名称
1	2011年7月	国务院关于建立全科医生制度的指导意见（国发〔2011〕23号）
2	2012年6月	关于印发全科医生执业方式和服务模式改革试点工作方案的通知（发改社会〔2012〕287号）
3	2013年4月	关于开展乡村医生签约服务试点的指导意见（卫办农卫发〔2013〕28号）
4	2015年3月	国务院办公厅关于印发全国医疗卫生服务体系规划纲要（2015—2020年）的通知（国发〔2015〕14号）
5	2015年9月	国务院办公厅关于推进分级诊疗制度建设的指导意见（国发〔2015〕70号）
6	2016年4月	国务院办公厅关于印发深化医药卫生体制改革2016年重点任务的通知（国发〔2016〕26号）
7	2016年5月	关于推进家庭医生签约服务的指导意见（国医改办发〔2016〕1号）
8	2016年8月	关于推进分级诊疗试点工作的通知（国卫医发〔2016〕45号）
9	2017年4月	关于推进医疗联合体建设和发展的指导意见（国发〔2017〕37号）
10	2017年5月	关于做实做好2017年家庭医生签约服务工作的通知（国卫基层函〔2017〕164号）
11	2017年9月	关于做好贫困人口慢病家庭医生签约服务工作的通知（国卫办基层函〔2017〕928号）
12	2017年9月	关于做好残疾人家庭医生签约服务工作的通知（国卫办基层函〔2017〕956号）
13	2018年3月	关于做好2018年家庭医生签约服务工作的通知（国卫办基层函〔2018〕209号）
14	2018年7月	关于印发建档立卡贫困人口慢病家庭医生签约服务工作方案的通知（国卫办基层函〔2018〕562号）

序号	发文时间	文件名称
15	2018年9月	关于规范家庭医生签约服务管理的指导意见（国卫基层发〔2018〕35号）
16	2019年4月	关于做好2019年家庭医生签约服务工作的通知（国卫办基层函〔2019〕388号）

第二节　社区卫生服务相关法律法规

为适应医学科学发展和满足人民群众对医疗卫生工作的需求，近些年我国卫生法治建设不断推进和完善。目前我国还没有针对社区卫生服务的专门法律法规，2020年6月1日起施行《基本医疗卫生与健康促进法》，其对基本医疗服务进行界定。

一、卫生法律法规概述

（一）卫生法的概念

卫生法是由国家制定或认可，并由国家强制力保障实施的，旨在调整卫生活动过程中各种社会关系的法律规范的总称。卫生法有广义和狭义之分，狭义上的卫生法，仅指全国人民代表大会及其常务委员会制定、颁布的卫生方面的法律；广义上的卫生法，包括各级立法机关和行政机关制定的各种法律、法规等法律规范性文件。

（二）卫生法的渊源

卫生法的渊源是指卫生法律规范的具体表现形式。在卫生法的渊源中，宪法是我国的根本法，是具有最高法律效力的卫生法的渊源。卫生法律是由全国人民代表大会常务委员会制定的有关卫生的法律文件，已制定的卫生法律目前有12部。卫生行政法规是由国务院制定的规范性法律文件。地方性卫生法规是省、自治区、直辖市和省、自治区人民政府所在地的市，经国务院批准的较大的市的人大及其常委会，依法制定和批准的卫生法律文件。卫生自治条例与单行条例是民族自治地方的人大制定发布的有关本地区卫生行政管理方面的法律文件。部门卫生规章是国务院组成部门依法在其职权范围内制定的与卫生有关的规范性法律文件。地方政府卫生规章是省、自治区、直辖市和省、自治区人民政府所在地的市，经国务院批准的较大的市的人民政府制定和发布的有关地区卫生管理方面的规范性法律文件。卫生国际条约是我国与外国缔结或者我国加入并生效的国际法规范性文件，一般由全国人民代表大会常务委员会或国务院同外国缔结。

（三）卫生法律体系

卫生法律体系是指由国家现行保护生命安全和身体健康权益的法律规范，按照其自身的性质、调整的社会关系和调整方式，分类组合而形成的一个呈体系化、有机联系的统一整体。我国卫生法律体系包括《基本医疗卫生与健康促进法》、医疗卫生服务法律制度和公共卫生法律制度。

二、《基本医疗卫生与健康促进法》

2019年颁布、2020年6月1日实施的《基本医疗卫生与健康促进法》是我国卫生健康领域第一部基础性、综合性法律。自2003年"初级卫生保健法"列入第十届全国人民代表大会常务委员会立法规划第一类项目，历经第十一届、第十二届全国人民代表大会常务委员会连续列入立法规划第一类项目，历经"基本医疗卫生保健法""基本医疗卫生法""基本医疗卫生与健康促进法"法律名称三次调整；2017年12月22日，《基本医疗卫生与健康促进法（草案）》在第十二届全国人民代表大会常务委员会第三十一次会议上首次"亮相"，经过第十二届、第十三届全国人民代表大会常务委员会四次审议，于2019年12月28日，第十三届全国人民代表大会常务委员会第十五次会议审议通过，并公布自2020年6月1日起施行，我国卫生健康领域第一部基础性、综合性法律历经十六载，终于问世。

（一）总则

《基本医疗卫生与健康促进法》为了发展医疗卫生与健康事业，保障公民享有基本医疗卫生服务，提高公民健康水平，推进健康中国建设，根据宪法而制定的专门法律。从事医疗卫生、健康促进及其监督管理活动，适用本法。各级人民政府应当把人民健康放在优先发展的战略地位，将健康理念融入各项政策，坚持预防为主，完善健康促进工作体系，组织实施健康促进的规划和行动，推进全民健身，建立健康影响评估制度，将公民主要健康指标改善情况纳入政府目标责任考核。

（二）基本医疗卫生服务

基本医疗卫生服务，是指维护人体健康所必需、与经济社会发展水平相适应、公民可公平获得的，采用适宜药物、适宜技术、适宜设备提供的疾病预防、诊断、治疗、护理和康复等服务。基本医疗卫生服务包括基本公共卫生服务和基本医疗服务。

基本公共卫生服务由国家免费提供。国家基本公共卫生服务项目由国务院卫生健康主管部门会同国务院财政部门、中医药主管部门等共同确定。县级以上人民政府通过举办专业公共卫生机构、基层医疗卫生机构和医院，或者从其他医疗卫生机构购买服务的方式提供基本公共卫生服务。

基本医疗服务主要由政府举办的医疗卫生机构提供。鼓励社会力量举办的医疗卫生机构提供基本医疗服务。国家推进基本医疗服务实行分级诊疗制度，引导非急诊患者首先到基层医疗卫生机构就诊，实行首诊负责制和转诊审核责任制，逐步建立基层首诊、双向转诊、急慢分治、上下联动的机制，并与基本医疗保险制度相衔接。国家推进基层医疗卫生机构实行家庭医生签约服务，建立家庭医生团队，与居民签订协议，根据居民健康状况和医疗需求提供基本医疗卫生服务。

公民接受医疗卫生服务，对病情、诊疗方案、医疗风险、医疗费用等事项依法享有知情同意的权利。公民接受医疗卫生服务，应当受到尊重。医疗卫生机构、医疗卫生人员应当关心爱护、平等对待患者，尊重患者人格尊严，保护患者隐私。公民接受医疗卫生服务，应当遵守诊疗制度和医疗卫生服务秩序，尊重医疗卫生人员。

（三）医疗卫生机构

医疗卫生机构，是指基层医疗卫生机构、医院和专业公共卫生机构等。基层医疗卫生机构，是指乡镇卫生院、社区卫生服务中心（站）、村卫生室、医务室、门诊部和诊所等。专业公共卫生机构，是指疾病预防控制中心、专科疾病防治机构、健康教育机构、急救中心（站）和血站等。国家建立健全由基层医疗卫生机构、医院、专业公共卫生机构等组成的城乡全覆盖、功能互补、连续协同的医疗卫生服务体系。

基层医疗卫生机构主要提供预防、保健、健康教育、疾病管理，为居民建立健康档案，常见病、多发病的诊疗以及部分疾病的康复、护理，接收医院转诊患者，向医院转诊超出自身服务能力的患者等基本医疗卫生服务。医院主要提供疾病诊治，特别是急危重症和疑难病症的诊疗，突发事件医疗处置和救援以及健康教育等医疗卫生服务，并开展医学教育、医疗卫生人员培训、医学科学研究和对基层医疗卫生机构的业务指导等工作。

专业公共卫生机构主要提供传染病、慢性非传染病、职业病、地方病等疾病预防控制和健康教育、妇幼保健、精神卫生、院前急救、采供血、食品安全风险监测评估、出生缺陷防治等公共卫生服务。

各级各类医疗卫生机构应当分工合作，为公民提供预防、保健、治疗、护理、康复、安宁疗护等全方位全周期的医疗卫生服务。医疗机构依法取得执业许可证。禁止伪造、变造、买卖、出租、出借医疗机构执业许可证。

（四）医疗卫生人员

医疗卫生人员，是指执业医师、执业助理医师、注册护士、药师（士）、检验技师（士）、影像技师（士）和乡村医生等卫生专业人员。医疗卫生人员应当弘扬敬佑生命、救死扶伤、甘于奉献、大爱无疆的崇高职业精神，遵守行业规范，恪守医德，努力提高专业水平和服务质量。

国家制定医疗卫生人员培养规划，建立适应行业特点和社会需求的医疗卫生人员培养机制和供需平衡机制，完善医学院校教育、毕业后教育和继续教育体系，建立健全住院医师、专科医师规范化培训制度，建立规模适宜、结构合理、分布均衡的医疗卫生队伍。

国家加强全科医生的培养和使用。全科医生主要提供常见病、多发病的诊疗和转诊、预防、保健、康复，以及慢性病管理、健康管理等服务。国家对医师、护士等医疗卫生人员依法实行执业注册制度。

医疗卫生人员应当依法取得相应的职业资格。国家建立健全符合医疗卫生行业特点的人事、薪酬、奖励制度，体现医疗卫生人员职业特点和技术劳动价值。对从事传染病防治、放射医学和精神卫生工作以及其他在特殊岗位工作的医疗卫生人员，应当按照国家规定给予适当的津贴。津贴标准应当定期调整。国家建立医疗卫生人员定期到基层和艰苦边远地区从事医疗卫生工作制度。国家加强乡村医疗卫生队伍建设，建立县乡村上下贯通的职业发展机制，完善对乡村医疗卫生人员的服务收入多渠道补助机制和养老政策。全社会应当关心、尊重医疗卫生人员，维护良好安全的医疗卫生服务秩序，共同构建和谐医患关系。

（五）药品供应保障

国家完善药品供应保障制度，建立工作协调机制，保障药品的安全、有效、可及。国家实施基本药物制度，遴选适当数量的基本药物品种，满足疾病防治基本用药需求。

基本药物，是指满足疾病防治基本用药需求，适应现阶段基本国情和保障能力，剂型适宜，价格合理，能够保障供应，可公平获得的药品。国家公布基本药物目录，根据药品临床应用实践、药品标准变化、药品新上市情况等，对基本药物目录进行动态调整。基本药物按照规定优先纳入基本医疗保险药品目录。国家提高基本药物的供给能力，强化基本药物质量监管，确保基本药物公平可及、合理使用。

国家加强中药的保护与发展，充分体现中药的特色和优势，发挥其在预防、保健、医疗、康复中的作用。

（六）健康促进

各级人民政府应当加强健康教育工作及其专业人才培养，建立健康知识和技能核心信息发布制度，普及健康科学知识，向公众提供科学、准确的健康信息。医疗卫生、教育、体育、宣传等机构、基层群众性自治组织和社会组织应当开展健康知识的宣传和普及。医疗卫生人员在提供医疗卫生服务时，应当对患者开展健康教育。新闻媒体应当开展健康知识的公益宣传。健康知识的宣传应当科学、准确。公民是自己健康的第一责任人，树立和践行对自己健康负责的健康管理理念，主动学习健康知识，提高健康素养，加强健康管理。倡导家庭成员相互关爱，形成符合自身和家庭特点的健康生活方式。

（七）资金保障

各级人民政府应当切实履行发展医疗卫生与健康事业的职责，建立与经济社会发展、财政状况和健康指标相适应的医疗卫生与健康事业投入机制，将医疗卫生与健康促进经费纳入本级政府预算，按照规定主要用于保障基本医疗服务、公共卫生服务、基本医疗保障和政府举办的医疗卫生机构建设和运行发展。基本医疗服务费用主要由基本医疗保险基金和个人支付。国家依法多渠道筹集基本医疗保险基金，逐步完善基本医疗保险可持续筹资和保障水平调整机制。国家建立以基本医疗保险为主体，商业健康保险、医疗救助、职工互助医疗和医疗慈善服务等为补充的、多层次的医疗保障体系。国家建立健全基本医疗保险经办机构与协议定点医疗卫生机构之间的协商谈判机制，科学合理确定基本医疗保险基金支付标准和支付方式，引导医疗卫生机构合理诊疗，促进患者有序流动，提高基本医疗保险基金使用效益。

三、医疗卫生服务相关法律法规

医疗卫生服务法律法规包括医疗机构及卫生技术人员管理法律制度、人口与现代医学科学发展有关的法律制度等。我国目前制定了《执业医师法》《献血法》《人口和计划生育法》《医疗机构管理条例》《护士条例》《医疗事故处理条例》等法律、法规和规章。社区卫生服务的工作内容和工作性质决定其涉及多个医疗卫生服务相关的卫生法律和法规。本章重点介绍《医疗机构管理条例》《执业医师法》和《护士条例》。

（一）《医疗机构管理条例》

社区卫生服务机构作为基层卫生组织，承担着为社区居民解决基本医疗问题的任务，并通过健康教育、预防保健、计划生育技术服务等具体措施，满足群众的基本卫生要求。它直接关系提高人民健康水平、促进卫生事业改革的发展以及社会的发展稳定。因此，社区卫生服务机构的设立必须符合《医疗机构管理条例》（以下简称《机构条例》）的规定，《机构条例》对医疗机构的规划布局、设置审批、登记、执业和监督管理等都做了明确规定。

1. 社区卫生服务机构的规划布局与设置审批　《机构条例》规定，医疗机构不分类别、所有制形式、隶属关系、服务对象，其设置必须符合医疗机构设置规划。社区卫生服务机构的建设须纳入当地的区域卫生规划和城乡建设发展总体规划。设置社区卫生服务机构由县级以上卫生行政部门审批，并取得设置社区卫生服务机构批准书，才能向有关部门办理其他手续。社区卫生服务机构以社区卫生服务中心为主体。社区卫生服务中心一般以街道办事处所管辖范围设置，服务人口3万～5万人。对社区卫生服务中心难以方便覆盖的区域，以社区卫生服务站作为补充。社区卫生服务机构业务用房、床位、基本设施、常用药品和急救药品等基本设施应根据社区卫生服务的功能、居民需求配置，并应符合社区卫生服务机构设置标准的要求。

2. 社区卫生服务机构的登记和执业　社区卫生服务机构执业必须进行登记，领取《医疗机构执业许可证》。社区卫生服务机构的执业登记，由批准其设置的人民政府卫生行政部门办理申请，其应当具备一定条件：①有设置医疗机构批准书；②符合社区卫生服务机构的基本标准；③有适合的名称、组织机构和场所；④有与其开展的业务相适应的经费、设施和专业技术人员；⑤有相应的规章制度；⑥能够独立承担社区卫生服务机构执业，必须遵循有关法律、法规和医疗技术规范，按照核准登记民事责任的诊疗科目开展诊疗活动，不得使用非卫生技术人员从事医疗卫生技术工作，任何单位或个人，未取得《医疗机构执业许可证》，不得开展诊疗活动。

（二）《执业医师法》

随着经济社会和卫生事业的发展，国家致力于卫生专业技术人才管理的法治化建设，卫生人才管理进入法治化轨道。《执业医师法》于1998年6月26日颁布，1999年5月1日正式实施，建立了医师执业资格准入制度，将医师执业资格分为执业医师资格或执业助理医师资格。

执业医师是指依法取得执业医师资格或执业助理医师资格，经注册在医疗、预防和保健机构中执业的专业医务人员。社区卫生服务机构的专业医务人员包括执业医师和执业助理医师，都要严格遵守《执业医师法》的相关规定。

1. 执业医师的考试和注册　《执业医师法》规定，国家实行医师资格考试制度，医师资格考试分为执业医师资格考试和执业助理医师资格考试。

（1）申请参加执业医师资格考试的条件

1）具有高等学校医学专业本科以上学历，在执业医师指导下，在医疗、预防、保健机构中试用期满1年。

2）取得执业助理医师执业证书后，具有高等学校医学专科学历，在医疗、预防、保健机构工作满2年；具有中等专业学校医学专业学历，在医疗、预防、保健机构中工作满5年。

（2）申请参加执业助理医师资格考试的条件：具有高等学校医学专科学历或者中等专业学校医学专业学历，在执业医师指导下，在医疗、预防、保健机构中试用期满1年。

（3）以师承方式学习传统医学满3年或者经多年实践医术确有专长的，经县级以上人民政府卫生行政部门确定的传统医学专业组织或者医疗、预防、保健机构考核合格并推荐，可以参加执业医师资格考试或者执业助理医师资格考试。医师资格考试成绩合格，取得执业医师资格或者执业助理医师资格。通过医师资格考试后，并非自然而然成为执业医师，还需在卫生行政部门申请注册后才能行医。医师经注册后，可以在医疗、预防、保健机构中按照注册的执业地点、执业类别、执业范围执业，从事相应的业务。

（4）多点执业：2017年2月28日，国家卫生计生委发布了《医师执业注册管理办法》，根据《执业医师法》，对医师多点执业作出了新的规定：执业地点是指医疗、预防、保健机构所在地的省级或者县级行政区划，执业医师的注册地点为省级行政区划，执业助理医师的注册地点为县级行政区划；在同一执业地点多个机构执业的医师，应当确定一个机构作为其主要执业机构，并向批准该机构执业的卫生计生行政部门申请注册；对于拟执业的其他机构，应当向批准该机构执业的卫生计生行政部门分别申请备案，注明所在执业机构的名称。医师只有一个执业机构的，视为其主要执业机构。医师跨执业地点增加执业机构，应当向批准该机构执业的卫生计生行政部门申请增加注册。执业助理医师只能注册一个执业地点。另外，还针对一些情况，规定了不予注册、重新注册和注销注册的内容。

2. 医师执业　《执业医师法》对医师的权利和义务作出了明确的规定：全社会应当尊重医师，医师在执业活动中人格尊严、人身安全不受侵犯。

（1）医师在执业活动中享有下列权利：①在注册的执业范围内，进行医学诊查、疾病调查、医学处置、出具相应的医学证明文件，选择合理的医疗、预防、保健方案；②按照国务院卫生行政部门规定的标准，获得与本人执业活动相当的医疗设备基本条件；③从事医学研究、学术交流，参加专业学术团体；④参加专业培训，接受继续医学教育；⑤在执业活动中，人格尊严、人身安全不受侵犯；⑥获取工资报酬和津贴，享受国家规定的福利待遇；⑦对所在机构的医疗、预防、保健工作和卫生行政部门的工作提出意见和建议，依法参与所在机构的民主管理。

（2）医师在执业活动中应履行的义务：①遵守法律、法规，遵守技术操作规范；②树立敬业精神，遵守职业道德，履行医师职责，尽职尽责为患者服务；③关心、爱护、尊重患者，保护患者的隐私；④努力钻研业务，更新知识，提高专业技术水平；⑤宣传卫生保健知识，对患者进行健康教育。

（3）《执业医师法》规定的医师执业规则要求：医师出具的医学证明文件应真实可信；对急危患者应施行紧急救治；应使用经国家批准的药品和医疗器械；如实向患者介绍病情，但对患者产生不利影响的除外；医师不得利用职务之便索取收受财物；遇有自然灾害、传染病流行和突发重大伤亡情况时，医师应服从调遣；医师发生医疗事故或发现传染病疫情时，应按规定上报。

3. 医师的考核和培训　为加强执业医师管理，提高医师素质，保证医疗质量和医疗安全，社区卫生服务机构的专业技术人员不仅须具有法定的执业资格，还应依法接受必要的考核和培训。根据《执业医师法》的规定：受县级以上人民政府卫生行政部门委托的机构或者组织应当按照医师执业标准，对医师的业务水平、工作成绩和职业道德状况进行定期考核。对医师的考核结果，考核机构应当报告准予注册的卫生行政部门备案。对考核不合格的医师，县级以上人民政府卫生行政部门可以责令其暂停执业活动3个月至6个月，并接受培训和继续医学教育。暂停执业活动期满，再次进行考核，对考核合格的，允许其继续执业；对考核不合格的，由县级以上人民政府卫生行政部门注销注册，收回医师执业证书。县级以上人民政府卫生行政部门负责指导、检查和监督医师考核工作。

社区卫生服务机构的专业技术人员按有关政策的要求，均应进行上岗培训并接受规范化教育培训；除此之外，还应按法律规定的卫生行政部门制定的医师培训计划，进行各种形式的继续医学教育。社区卫生服务机构应保证本机构医师的培训和继续医学教育。

（三）《护士条例》

《护士条例》是为了维护护士的合法权益、规范护理行为、促进护理事业发展、保障医疗安全和人体健康而制定的，2008年1月23日国务院第206次常务会议通过，2008年1月31日国务院令第517号公布，自2008年5月12日起施行。《护士条例》全文包括总则、职业注册、权利和义务、医疗卫生机构的职责、法律责任、附则共六章三十五条。

护士是指经执业注册取得护士执业证书，依照本条例规定从事护理活动，履行保护生命、减轻痛苦、增进健康职责的卫生技术人员。

1. 申请护士执业注册，应当具备下列条件　①具有完全民事行为能力；②在中等职业学校、高等学校完成国务院教育主管部门和国务院卫生主管部门规定的普通全日制3年以上的护理、助产专业课程学习，包括在教学、综合医院完成8个月以上护理临床实习，并取得相应学历证书；③通过国务院卫生主管部门组织的护士执业资格考试；④符合国务院卫生主管部门规定的健康标准。护士执业注册申请，应当自通过护士执业资格考试之日起3年内提出；逾期提出申请的，除应当具备前款第①项和第④项规定条件外，还应当在符合国务院卫生主管部门规定条件的医疗卫生机构接受3个月临床护理培训并考核合格。

2. 护士执业注册流程　申请护士执业注册的，应当向拟执业地省、自治区、直辖市人民政府卫生主管部门提出申请。收到申请的卫生主管部门应当自收到申请之日起20个工作日内作出决定，对具备本条例规定条件的，准予注册，并发给护士执业证书；对不具备本条例规定条件的，不予注册，并书面说明理由。护士执业注册有效期为5年。护士在其执业注册有效期内变更执业地点的，应当向拟执业地省、自治区、直辖市人民政府卫生主管部门报告。收到报告的卫生主管部门应当自收到报告之日起7个工作日内为其办理变更手续。护士跨省、自治区、直辖市变更执业地点的，收到报告的卫生主管部门还应当向其原执业地省、自治区、直辖市人民政府卫生主管部门通报。护士执业注册有效期届满需要继续执业的，应当在护士执业注册有效期届满前30日向执业地省、自治区、直辖市人民政府卫生主管部门申请延续注册。收到申请的卫生主管部门对具备本条例规定条件的，准予延续，延续执业注册有效期为5年；对不具备本条例规定条件的，不予延续，并书面说明理由。

四、公共卫生服务相关法律法规

1989年，我国《传染病防治法》的颁布实施，标志着公共卫生法治建设进入了一个新的时期。此后，我国陆续制定和颁布了《红十字会法》《母婴保健法》《食品卫生法》等公共卫生法律。国务院发布或批准的法规有30余条，包括《公共场所卫生管理条例》《血液制品管理条例》《传染病防治法实施办法》《学校卫生工作条例》《突发公共卫生事件应急条例》等。社区卫生服务还包括很多基本公共卫生服务的内容，也要受到公共卫生服务相关法律法规的约束。本书重点介绍与社区卫生服务相关的《传染病防治法》《母婴保健法》和《疫苗管理法》。

（一）《传染病防治法》

《传染病防治法》是国家为了预防、控制和消除传染病的发生与流行，保障人体健康而制定的专门法律。由中华人民共和国第七届全国人民代表大会常务委员会第六次会议于1989年2月21日通过，自1989年9月1日起施行。最新修订是2004年8月28日第十届全国人民代表大会常务委员会第十一次会议修订，自2004年12月1日起施行。2020年10月2日，国家卫生健康委发布《传染病防治法》修订征求意见稿，明确提出甲、乙、丙三类传染病的特征。乙类传染病新增人感染H7N9禽流感和新型冠状病毒感染两种。

国家对传染病实行预防为主的方针，防治结合、分类管理、依靠科学、依靠群众。按照《传染病防治法》的规定，社区卫生服务机构应承担责任范围内的传染病防治管理任务，包括传染病的预防和报告、履行对传染病的监测职责，并接受有关疾病预防控制机构的业务指导。《传染病防治法》根据传染病的危害程度及我国的实际情况，将传染病分为甲、乙、丙三类进行管理。

1. 甲类传染病　一般指烈性传染病，包括鼠疫、霍乱，国家对甲类传染病实行强制管理。

2. 乙类传染病　一般指急性传染病，包括严重急性呼吸综合征、新型冠状病毒感染、艾滋病、病毒性肝炎、脊髓灰质炎、人感染高致病性禽流感、麻疹、流行性出血热、狂犬病、流行性乙型脑炎、登革热、炭疽、细菌性和阿米巴性痢疾、肺结核、伤寒和副伤寒、流行性脑脊髓膜炎、百日咳、白喉、新生儿破伤风、猩红热、布鲁氏菌病、淋病、梅毒、钩端螺旋体病、血吸虫病、疟疾。对其中的严重急性呼吸综合征、肺炭疽病和人感染高致病性禽流感病人实行强制管理，对其他的乙类传染病实行严格管理，执行一套常规的、严格的疫情报告方法。

3. 丙类传染病　包括流行性感冒、流行性腮腺炎、风疹、急性出血性结膜炎、麻风病、流行性和地方性斑疹伤寒、黑热病、包虫病、丝虫病、甲型H1N1流感、手足口病，除霍乱、细菌性和阿米巴性痢疾、伤寒和副伤寒以外的感染性腹泻病。国家对丙类传染病实行监测管理，即国家根据该类传染病可能发生和流行的范围，确定疾病监测区和建立实验室，进行监测管理。

国务院卫生行政部门根据传染病暴发、流行情况和危害程度，可以决定增加、减少或者调整乙类、丙类传染病病种并予以公布。

城市社区和农村基层医疗卫生机构在疾病预防控制机构的指导下，承担城市社区、农村基层相应的传染病防治工作。社区卫生服务机构的一个基本功能就是开展免疫接种、传染病的预防与控制工作。《城市社区卫生服务基本工作内容》更加明确了社区卫生服务机构配合开展免疫接种、开展传染病的社区防治、执行法定传染病登记与报告制度、协助开展漏报调查、配合有关部门对传染病予以隔离以及对疫源地进行消毒等具体措施工作内容。

（二）《母婴保健法》

《母婴保健法》是国家为保障母亲和婴儿健康，提高出生人口素质而制定的专门法律，1994年10月27日中华人民共和国第八届全国人民代表大会常务委员会第十次会议通过，自1995年6月1日起施行。2017年11月4日第十二届全国人民代表大会常务委员会第三十次会议通过修正。

母婴保健的内容是社区卫生服务机构的基本工作内容之一。开展母婴保健业务的社区卫生服务机构，必须取得《母婴保健技术服务执业许可证》才能开展婚前医学检查、结扎和终止妊娠手术，以及遗传病诊断和产前诊断等业务。

1. 婚前保健　婚前保健服务的内容包括：①婚前卫生指导，进行关于性卫生知识、生育知识和遗传病知识的教育。②婚前卫生咨询，对有关婚配、生育保健等问题提供医学意见。③婚前医学检查，对准备结婚的男女双方可能患影响结婚和生育的疾病进行医学检查。开展婚前医学检查的社区卫生服务机构，应当分别设置男、女专用的婚前检查室，配备常规检查和专科检查设备；设置婚前健康教育宣传教室；并有合格的专职男、女婚前医学检查医师。婚前医学检查应包括：询问病史、健康体检及相关检查；对严重遗传性疾病、指定传染病和有关精神病等疾病的检查。经婚前医学检查，医疗保健机构应当出具婚前医学检查证明。

2. 孕产期保健　孕产期保健服务是指从怀孕开始至生产后42天内为孕产妇及胎儿、婴儿提供的医疗保健服务。符合条件的社区卫生服务机构可以为育龄妇女和孕产妇提供孕产期保健服务。孕产期保健服务的内容包括母婴保健指导、孕产妇保健、胎儿保健和新生儿保健。社区卫生服务机构对孕妇进行产前检查，如果发现或怀疑胎儿异常的，应当对孕妇进行产前诊断。经产前诊断，如发现胎儿患有严重遗传性疾病的、胎儿有严重缺陷的、因患严重疾病继续妊娠可能危及孕妇生命安全或者严重危害孕妇健康的，医师应向夫妻双方说明情况，并提出终止妊娠意见。按照《母婴保健法》的规定实施终止妊娠或者结扎手术，应当经本人同意，并签署意见。本人无行为能力的，应当经其监护人同意，并签署意见。依照本法规定实施终止妊娠或者结扎手术的，接受免费服务。社区卫生服务机构应为产妇提供科学育儿、合理营养和母乳喂养的指导，并对婴儿进行体格检查和预防接种，逐步开展新生儿疾病筛查、婴儿多发病和常见病防治等医疗保健服务。

（三）《疫苗管理法》

《疫苗管理法》是为了加强疫苗管理、保证疫苗质量和供应、规范预防接种、促进疫苗行业发展、保障公众健康、维护公共卫生安全而制定的专门法律。2019年6月29日第十三届全国人民代表大会常务委员会第十一次会议通过，2019年12月1日起施行。

1. 社区卫生服务机构开展疫苗预防接种工作，主要涉及预防接种有关法律规定。《疫苗管理法》规定国家实行免疫规划制度。疫苗是指为预防、控制疾病的发生、流行，用于人体免疫接种的预防性生物制品，包括免疫规划疫苗和非免疫规划疫苗。接种单位接种免疫规划疫苗不得收取任何费用。

2. 国家对儿童实行预防接种证制度。在儿童出生后1个月内，其监护人应当到儿童居住地承担预防接种工作的接种单位或者出生医院为其办理预防接种证。接种单位或者出生医院不得拒绝办理。监护人应当妥善保管预防接种证。预防接种实行居住地管理，儿童离开原居住地期间，由现居住地承担预防接种工作的接种单位负责对其实施接种。

3. 该法对疫苗接种单位提出了具体的要求，接种单位应当具备下列条件：①取得医疗机构执业许可证；②具有经过县级人民政府卫生健康主管部门组织的预防接种专业培训并考核合格的医师、护士或者乡村医生；③具有符合疫苗储存、运输管理规范的冷藏设施、设备和冷藏保管制度。

4. 县级以上地方人民政府卫生健康主管部门指定符合条件的医疗机构承担责任区域内免疫规划疫苗接种工作。符合条件的医疗机构可以承担非免疫规划疫苗接种工作，并应当报颁发其医疗机构执业许可证的卫生健康主管部门备案。接种单位应当加强内部管理，开展预防接种工作应当遵守预防接种工作规范、免疫程序、疫苗使用指导原则和接种方案。

5. 该法对医疗卫生人员实施接种作出了具体的规定。

（1）医疗卫生人员实施接种，应当告知受种者或者其监护人所接种疫苗的品种、作用、禁忌、不良反应以及现场留观等注意事项，询问受种者的健康状况以及是否有接种禁忌等情况，并如实记录告知和询问情况。受种者或者其监护人应当如实提供受种者的健康状况和接种禁忌等情况。有接种禁忌不能接种的，医疗卫生人员应当向受种者或者其监护人提出医学建议，并如实记录提出医学建议情况。

（2）医疗卫生人员在实施接种前，应当按照预防接种工作规范的要求，检查受种者健康状况、核查接种禁忌，查对预防接种证，检查疫苗、注射器的外观、批号、有效期，核对受种者的姓名、年龄和疫苗的品名、规格、剂量、接种部位、接种途径，做到受种者、预防接种证和疫苗信息相一致，确认无误后方可实施接种。医疗卫生人员应当对符合接种条件的受种者实施接种。受种者在现场留观期间出现不良反应的，医疗卫生人员应当按照预防接种工作规范的要求，及时采取救治等措施。

（3）医疗卫生人员应当按照国务院卫生健康主管部门的规定，真实、准确、完整记录疫苗的品种、上市许可持有人、最小包装单位的识别信息、有效期、接种时间、实施接种的医疗卫生人员、受种者等接种信息，确保接种信息可追溯、可查询。接种记录应当保存至疫苗有效期满后不少于五年备查。

第四章　社区卫生服务资源管理

社区卫生服务
资源管理

本章要点 1. 掌握　社区卫生资源的概念、特征，社区卫生资源管理的概念、特征，社区卫生人力绩效管理的作用，社区卫生服务物资管理和医疗设备管理的特点，社区卫生服务信息的收集。

2. 熟悉　社区卫生人力培训，社区卫生服务成本管理，社区卫生服务物资管理和医疗设备管理的内容，药品采购和供应，社区卫生服务信息的加工和利用，时间管理的方法。

3. 了解　预算和决算管理的原则，药品管理的注意事项，时间管理在社区卫生服务中的作用。

第一节　概　　述

一、我国的卫生资源状况

卫生资源（health resource）是指社会投入卫生服务领域中的人力、财力和物力的统称，包括卫生人力、费用、设施、装备、药品、知识和技术等。卫生资源是在一定社会经济条件下国家、集体和个人对卫生保健综合投入的客观反映，包括一个国家或地区拥有的卫生机构数、床位数、卫生人力资源、卫生经费数及卫生经费占国内生产总值的百分比等，是衡量一个国家或地区卫生状况的重要指标。

（一）医疗卫生机构数

医疗机构是指依据国家相应的法律法规的规定，经过卫生行政主管部门认证，依法取得医疗机构执业许可证书，从事疾病诊断、治疗活动的机构。医疗机构根据其所有制性质、投资主体、隶属关系和经营性质等进行分类。按所有制性质可将医疗机构分为公立医疗机构和非公立医疗机构；按经营性质可分为营利性医疗机构和非营利性医疗机构。

国务院颁布的《医疗机构管理条例》和《医疗机构管理条例实施细则》就医疗机构的概念、规划布局和设置审批、登记与校验、机构名称执业、监督管理、处罚等方面进行了明确阐述和规定。

2019年末，全国医疗卫生机构总数达1 007 545个，比上年增加10 112个。其中医院34 354个，基层医疗卫生机构954 390个，专业公共卫生机构15 924个。与上年相比，医院增加1 345个，基层医疗卫生机构增加10 751个。2015—2019年全国医院、社区卫生服务中心（站）、乡镇卫生院数量情况见图4-1。

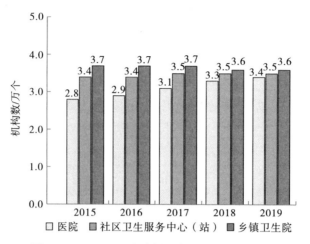

图4-1　2015—2019年全国医疗卫生机构数量情况

医院中，公立医院11 930个，民营医院22 424个。医院按等级分：三级医院2 749个（其中三级甲等医院1 516个），二级医院9 687个，一级医院11 264个，未定级医院10 654个。按医院床位数分：100张以下床位医院20 733个，100～199张床位医院5 099个，200～499张床位医院4 578个，500～799张床位医院1 937个，800张及以上床位医院2 007个。

基层医疗卫生机构中，社区卫生服务中心（站）35 013个，乡镇卫生院36 112个，诊所和医务室240 993个，村卫生室616 094个。

专业公共卫生机构中，疾病预防控制中心3 403个，卫生监督机构2 835个，妇幼保健机构3 071个。

（二）床位数

2019年末，全国医疗卫生机构床位880.7万张，其中医院686.7万张（占78.0%），基层医疗卫生机构163.1万张（占18.5%），专业公共卫生机构28.5万张（占3.2%）。医院中，公立医院床位占72.5%，民营医院床位占27.5%。与上年比较，医院床位增加34.7万张（公立医院增加17.4万张，民营医院增加17.3万张），基层医疗卫生机构床位增加4.8万张，专业公共卫生机构床位增加1.1万张。每千人口医疗卫生机构床位数由2018年6.03张增加到2019年6.30张。

（三）卫生人力资源

卫生人力资源（health human resource）是一个国家、地区卫生系统的组成部分，是卫生系统实现、保持和强化自身功能的载体；卫生人力资源的数量、质量、结构、分布、状态，决定着一个国家或地区提供卫生服务的能力与水平。因此，了解卫生人力资源的概念与特征，对获取、使用、保持与激励卫生人力具有重要的意义。

广义上的卫生人力资源是指已经或正在接受卫生职业培训，正在或可能参与促进、保护、改善人口健康活动的所有个人的集合；狭义上的卫生人力资源是指一定时期内，在卫生组织中从事或提供卫生服务及相关服务的人员总和。

广义上的卫生人力资源包括：①正在卫生组织中工作的人员；②正在医学院校学习、毕业后可能补充到卫生组织中的人员；③曾经接受过卫生职业培训但未在卫生组织中工作，以及在卫生组织中离退休但仍具有工作能力的人员。在以上三部分人员中，第一部分人员是卫生人力资源的主体。

狭义上的卫生人力资源是指在卫生组织（卫生行政组织、卫生服务组织、社会卫生组织）中从事或提供卫生服务及相关服务的所有人员的集合。

本书将卫生服务组织中构成卫生人力资源的个体称为卫生人员，卫生人员是在医院、基层医疗卫生机构、专业公共卫生机构及其他医疗卫生机构工作的在职人员。

2019年末，全国卫生人员总数达1 292.8万人，比上年增加62.8万人（增长5.1%）（表4-1）。

表4-1　2018—2019年全国卫生人员数

指标	2018 年	2019 年
卫生人员总数/万人	1 230.0	1 292.8
卫生技术人员/万人	952.9	1 015.4
执业（助理）医师/万人	360.7	386.7
执业医师/万人	301.0	321.1
注册护士/万人	409.9	444.5
药师（士）/万人	46.8	48.3
技师（士）/万人	50.6	53.6
乡村医生和卫生员/万人	90.7	84.2
其他技术人员/万人	47.7	50.4
管理人员/万人	52.9	54.4
工勤技能人员/万人	85.8	88.4
每千人口执业（助理）医师/人	2.59	2.77
每万人口全科医生/人	2.22	2.61
每千人口注册护士/人	2.94	3.18
每万人口专业公共卫生机构人员/人	6.34	6.41

注：表中卫生人员和卫生技术人员包括公务员中取得"卫生监督员证书"的人数。

2019年末卫生人员总数中，卫生技术人员1 015.4万人，乡村医生和卫生员84.2万人，其他技术人员50.4万人，管理人员54.4万人，工勤技能人员88.4万人。卫生技术人员中，执业（助理）医师386.7万人，注册护士444.5万人。（表4-2）。

表4-2　2018—2019年全国各类医疗卫生机构人员数　　　　单位：万人

机构类别	卫生人员数		卫生技术人员数	
	2018	2019	2018	2019
总计	1 230.0	1 292.8	952.9	1 015.4
医院	737.5	778.2	612.9	648.7
公立医院	574.8	600.2	486.8	509.8
民营医院	162.7	178.1	126.1	138.9
基层医疗卫生机构	396.5	416.1	268.3	292.1
社区卫生服务中心（站）	58.3	61.0	49.9	52.5
乡镇卫生院	139.1	144.5	118.1	123.2
专业公共卫生机构	88.3	89.6	67.8	70.0
疾病预防控制中心	18.8	18.8	14.0	14.0
妇幼保健机构	45.5	48.7	37.7	40.5
卫生监督所（中心）	8.2	7.9	6.8	6.5
其他机构	7.8	8.9	3.9	4.6

注：表中卫生人员和卫生技术人员包括公务员中取得"卫生监督员证书"的人数。

　　2019年末卫生人员机构分布：医院778.2万人（占60.2%），基层医疗卫生机构416.1万人（占32.2%），专业公共卫生机构89.6万人（占6.9%）。

　　2019年末卫生技术人员学历结构：本科及以上占39.2%，大专占39.1%，中专占20.6%，高中及以下占1.1%。技术职务（聘）结构：高级（主任及副主任级）占8.3%、中级（主治及主管）占20.1%、初级（师、士级）占62.6%、待聘占9.0%。

　　2019年，每千人口执业（助理）医师2.77人，每千人口注册护士3.18人；每万人口全科医生2.61人，每万人口专业公共卫生机构人员6.41人。

二、社区卫生资源的概念和特征

　　社区卫生资源是开展社区卫生工作的基础，是为社区居民提供预防、医疗、保健、康复等各类卫生服务的基本要素，在基层医疗卫生事业的发展中起到支持和保障作用。

　　（一）社区卫生资源的概念

　　社区卫生资源（community health resource）是指在社区从事医疗卫生服务的各类资源的总和，包括用于医疗卫生服务的卫生人力、物力及财力等有形资源，以及信息、技术、服务能力、政策法规等无形资源。

　　（二）社区卫生资源的特征

　　1. 有限性　　社区卫生资源是一种稀缺资源，社会可提供的社区卫生资源与社区居民的卫生保健实际需要之间存在着一定的差距，特别是随着人们健康意识的提高，社区卫生服务需求日益增长和呈现多元化，卫生资源配置合理是提供良好卫生保健服务的基础和先决条件。因此，随着人们对于健康需求的变化，要对卫生资源不断进行挖掘和整合。

2. 选择性　社区卫生资源有多种类型，不同类型资源的用途也不同，在对卫生资源的利用方面，要从本地区的具体情况出发，从居民的卫生服务需求和卫生资源的实际拥有量出发。为保证社区卫生资源的高效率和高效益，社区居民在使用社区卫生资源时都应该考虑机会-成本问题，追求资源利用的最大效率。

3. 多样性　首先，社区卫生资源不仅包括用于医疗卫生服务的卫生人力、物力及财力等有形资源，还包括信息、技术、服务能力、政策法规等无形资源，在这些资源合理配置及有效利用的情况下，才能保障社区卫生服务的顺利开展。其次，社区卫生资源的用途也非常广泛、多样，可以用于预防、医疗、保健、康复、医学教育科研等多方面。

三、社区卫生资源管理的概念和原则

（一）社区卫生资源管理的概念

社区卫生资源管理（community health resource management）是指根据国家政策法规和社会对社区医疗卫生服务的需要和需求，对社区卫生资源进行规划、合理配置与调控，并对社区卫生资源的使用情况进行监督指导的管理活动。

（二）社区卫生资源管理的原则

1. 遵循党和国家制定的各项卫生工作方针政策　我国卫生资源配置长期存在倒三角形问题（卫生资源主要集中在三级医院和大城市，而不是在初级卫生保健和按居民所居住的区域）。"新医改"通过改善和优化卫生资源配置结构，着力缩小城乡、区域和群体间的差距，以卫生事业的均衡发展促进城乡之间经济社会的均衡发展。随着我国医改深入推进，医疗卫生领域城乡和区域统筹发展的步伐将会明显加快，社区卫生资源管理也必须与时俱进，与国家相关卫生发展政策相适应。

2. 充分调动各种积极因素，尽可能满足社区居民的医疗卫生需求　目前我国居民对卫生服务的需求正在随着人口数量和人口结构、影响人民健康水平的主要疾病谱变化以及居民人均收入和教育水平的提高而变化，人们普遍期望能就近、方便地得到卫生服务。社区卫生服务应结合居民需求，调动各种资源，满足居民大部分的卫生服务需求，使卫生事业的发展与社会需求相适应。

3. 充分利用已有资源，有计划地协调发展，尽可能做到资源共享　探索卫生资源优化配置的方法，资源优化配置着眼点和重点要放在存量资源的调整和优化组合上，从各地区的特点和实际情况出发，促进卫生资源结构趋向调整不合理的社区卫生服务机构，转换管理体制和经营机制；通过调整卫生经济政策和资源投资导向，促使过剩的社区卫生服务机构改变服务方向。

4. 合理配置，功能互补，为各类卫生资源创造公平的竞争环境　目前许多本可以在基层医疗单位解决的医疗卫生问题被吸引到城市上层机构，特别是大医院，大医院做了

许多小医院等基层医疗单位应该做的事情，技术效率不能得到充分发挥，同时增加了消费者直接费用和间接费用。社区卫生资源的完善及合理配置有助于患者的合理分流，可以节省大量的医疗费用，控制医疗费用的不合理增长。

5. 优化配置社区卫生资源，提高经济效益和社会效益　我国目前卫生资源的配置不够合理。目前卫生服务的社会需求大部分在基层，即卫生服务的社会需求呈"正三角形"分布。但是大部分的卫生资源在城市里较大的医疗卫生机构，使卫生资源的配置呈"倒三角形"。在对社区卫生资源管理的同时，可以改善卫生资源的配置状况使卫生资源的配置与需求相适应，变"倒三角形"为"正三角形"，创造更大的社会效益和经济效益。

6. 分级管理，各尽其责，做好内部监督　为了达到卫生资源规划目标，在规划实施中，应该做到思想落实、组织落实、政策落实、技术措施落实、工作任务落实，管理部门要对规划的实施进行监督与评价。监督与评价应该贯穿规划制定到实施的全过程，包括对卫生资源规划的科学性、实施过程、结果以及对人群健康影响等进行分析。

第二节　人力资源管理

一、概述

"人力资源"一词是由当代著名管理学家彼得·德鲁克于1954年在其著作《管理的实践》一书中提出。在该书中，彼得·德鲁克引入了"人力资源"的概念，并认为，与其他资源相比，人力资源是一种特殊的资源，它必须通过有效的激励机制才能开发利用，并为企业带来可观的经济效益。人力资源历来被称为第一资源，是最重要的管理要素。在生产力诸因素中最积极、最活跃的因素是人，组织的所有生产活动和管理工作都要靠人来完成。人力资源是决定一个组织机构发展的关键和核心，社区卫生服务机构要想更好地发展，必须做好人力资源管理。

（一）人力资源管理的概念

1. 人力资源（human resource）　人力资源是指能够推动经济和社会发展的具有智力劳动和体力劳动能力的人们的总和。从目前人力资源相关理论的研究成果来看，国内外学者们主要基于两个视角来对人力资源的概念进行界定：一种是从人"能力"的角度来界定，将人力资源看作是"能够推动经济社会发展的人的脑力劳动能力和体力劳动能力的综合"；另一种是从"人"的角度来界定，将人力资源看作是"在一定范围内的人口中具有劳动能力的人的总和"。

2. 人力资源管理（human resource management）　人力资源管理是指政府及各类社会组织为实现组织既定目标，对其所有人力资源的获取、使用和维护进行计划、组织、领导和控制的过程。

人力资源管理包括两层含义：第一，人力资源管理的目的是通过科学的方法充分挖掘人的潜能，不断开发人力资源，使之为组织的发展服务。第二，组织通过不断吸收和选拔人员，并将其融合到组织之中，激励并保持其对组织的忠诚和热情，以实现组织的既定目标。

（二）人力资源的特性

1. 主观能动性　主体性或能动性是人力资源的首要特征，是与其他资源最根本的区别。所谓主体性，是说人力资源在经济活动中起着主导作用。人力资源在任何生产活动中都是主体，任何生产资料和生产工具如果离开了人的支配与使用都不能发挥作用。人本身就具有主观能动性，能对其所采取的行为、运用的手段及产生的结果进行有意识地分析、判断和预测。人在社会生产过程中始终处于主体地位。

2. 时效性　人力资源的形成、开发和使用始终受到时间的限制。首先，人作为一种生物，有自然的生命周期，其劳动工作能力在各阶段是不相同的；其次，社会所需各种人才的培养和使用要有培训、成长和成熟等不同阶段。因此，人力资源管理必须遵循其内在规律，使之处于一种动态平衡之中。

3. 智力性　人是知识的载体，人通过自己的智力和实践，不断加强和扩大自身的能力。人们通过学习，一代代不断吸取先辈们在生产生活中总结、积累的知识来丰富完善自身；同时通过进一步传承，使后一代的人力资源比前一代更具价值和使用价值。

4. 两重性　人力资源既是投资的结果，同时又能创造财富。人不仅是生产者，同时还是消费者，人们工作的最终目的就是改善人们的物质和精神生活。从人的消费性考虑，要重视对人口数量的控制；从人的生产性考虑，就要重视人力资源的开发和人才的培养。

5. 可再生性　人可以通过自然繁衍而再生，这种再生性保证了人类自身的延续和发展。由于存在着人的再生性，使人力资源的再生性得以实现。人力资源的再生性对于劳动者个体来说，是指当劳动能力在劳动过程中消耗之后，通过休息和营养物质的补充，得以恢复或重新生产出来。对于劳动者总体来说，人类通过不断的繁衍更替，劳动者被不断地耗竭与再生产出来。

（三）社区卫生人力资源管理

1. 卫生人力资源概念　卫生人力资源（health human resource）是指在各类卫生机构中从事和提供卫生服务相关的一切人员，主要指各类卫生技术人员，也包括卫生行政管理人员及后勤支持人员。其中，卫生技术人员包括医疗人员、公共卫生人员、药剂人员、护理人员、其他医技人员和卫生技术管理干部。

2. 卫生人力资源管理概念及特征

（1）卫生人力资源管理概念：卫生人力资源管理（health human resource management）是指卫生组织根据组织发展战略要求，运用现代科学理论与方法，对卫生人力资源进行有效获取、开发、配置与使用，并通过培训、考核、薪酬等一系列管理措施，发掘卫生人员的潜能，充分调动卫生人员工作积极性与创造性，最终实现卫生组织与员工共同发展的目标。

（2）卫生人力资源管理的特征

1）战略性：卫生人力资源管理是从卫生组织的全局和发展目标出发，对卫生组织系统中的人力资源进行一系列管理活动，其目的是保障卫生组织战略目标的实现。因此，卫生人力资源管理具有鲜明的战略性特征。

2）人本性：大多数卫生人员具有较高的学历背景，作为知识型员工，对尊重、理解、文化、管理模式、个人价值实现等方面具有更高的关注与要求。因此，卫生人力资源管理所采用的管理方法更加重视"以人为本"，更加重视员工的参与。

3）全员性：医疗卫生服务具有多学科交叉性及多岗位协作性的特点，优质医疗卫生服务的提供要靠卫生组织中所有岗位人员的共同努力。因此，卫生人力资源管理的对象是组织中的全体员工。

4）互惠性：卫生人员作为知识密集型人力资源，更加注重个人的发展与自身价值的体现。因此，对卫生人力资源的管理强调获取组织绩效和员工满意的双重结果；强调组织和员工之间的"共同利益"，并重视发掘员工更大的主动性和责任感。

5）创新性：不同类型的卫生组织，在组织目标、组织架构、业务特点、工作流程等诸多方面存在差异，相同类型的卫生组织也会因其规模、功能定位的不同，而对人力资源管理模式有着不同的要求，同一卫生组织在不同发展时期采取的人力资源管理政策也会不同，管理科学的发展、管理技术的进步对卫生人力资源管理同样产生重要的影响。因此，随着时代的发展，卫生人力资源管理会与时俱进地更新管理理念、改进管理方法，使卫生人力资源发挥出越来越大的作用。

3. 社区卫生人力资源管理的概念　社区卫生人力资源管理是指在社区卫生组织内，对其所属工作人员的录用、聘任、任免、调配、培训、奖惩、工资、福利、辞退等一系列工作进行计划、组织、领导和控制的过程。其根本任务是协调人与人、人与事的关系，达到人尽其才、才尽其用、人事相宜，充分发挥人的积极性、主动性和创造性，以提高劳动效率。社区卫生人力资源管理最为核心的四个环节是人力资源的获取、激励、绩效管理与开发。

4. 社区卫生人力资源管理的基本内容

（1）社区卫生人力资源规划：以社区卫生服务机构发展战略和组织目标为基础，制定与实施卫生人力资源规划，以实现社区卫生服务机构中的人力资源供需平衡，保障社区卫生服务机构在长期发展的同时，最大限度地实现员工的个人利益与价值。卫生人力资源规划有利于社区卫生服务机构明确在未来一定时期内人力资源管理的重点，有利于发挥卫生人力资源管理职能以及相关政策的合理定位，保持卫生人力资源长期竞争优势。

（2）卫生人员招聘与甄选：人员招聘是卫生组织获取卫生人才的途径。通过招聘不但可以吸引、筛选、获取组织发展所需的卫生人员，还可以通过招聘平台传播组织文化、提升组织形象、提高组织竞争能力。因此，人员招聘是卫生人力资源管理的重要内容。

（3）卫生人员培训：人员培训是卫生人力资源开发与增值的重要途径。通过培训，卫生人员理解、接纳组织文化，提高专业素质，提升工作绩效，进而实现卫生组织整体绩效的提升。

（4）卫生人员薪酬管理：科学、合理公平、有竞争力的薪酬机制，能够有效激励卫生人员工作积极性，提升其工作效率与工作品质；不合理的薪酬机制可以抹杀员工的工作热情，甚至可能导致卫生人员价值观与工作行为的扭曲，直接影响到医疗卫生服务的安全性与质量。因此，制定科学的薪酬政策、确定合理的薪酬水平与设计合理的薪酬结构，对吸引、获取、保留、激励卫生人员意义非凡。

（5）卫生人员绩效管理：绩效管理是人力资源管理的核心工作之一，卫生组织通过对员工进行科学、系统、有效的绩效管理，来不断提升卫生人员个人绩效水平，继而提升卫生组织的整体绩效水平，以保障组织目标的实现。人员绩效管理与其他人力资源管理模块关系密切，人员绩效考评结果可为人员培训、人员配置、薪酬调整、职业生涯规划管理等人力资源管理工作提供重要依据。

（6）卫生人员职业生涯规划管理：在保障组织目标实现的前提下，最大限度地实现员工个人发展目标是现代人力资源管理的崭新理念。卫生组织在对员工进行全面评估的基础上，根据组织发展需要，结合员工职业胜任特征与个人愿望，帮助员工进行职业生涯设计与实施，实现组织发展与员工成长同步、组织目标与个人发展目标同向的双赢局面。

二、社区卫生人力资源配备

（一）社区卫生人力资源配备的概念

社区卫生人力资源配备是指社区卫生服务机构对各种人员进行恰当而有效地选择与任用的过程，目的是将合适的人员配置在合适的工作岗位上。主要内容包括对机构各工作岗位的工作分析，人员需求分析与设计，以及人员的获取、甄选与聘任等，是社区卫生服务机构有效吸引、获取和使用各类卫生人才的管理过程。

（二）社区卫生人力资源配备现状

2012—2018年我国社区卫生服务中心各类卫生人力资源总量呈上升趋势，2012年社区卫生人力资源总量为454 160人，2018年达到582 852人，是卫生人力资源数量的最大峰值。卫生技术人员由386 952人增加到499 296人，执业（助理）医师由167 414人增加到209 392人，注册护士由128 652人增加到189 207人，管理人员由19 802人增加到23 455人，增幅分别为29.03%、25.07%、47.07%和18.45%。其中，注册护士增幅最大，管理人员增幅最小。

2016—2020年社区卫生服务机构的卫生人员数增加125 901人，社区卫生服务机构的全科医生数增加86 620人。2016年、2020年注册为全科医学专业的人数分别为77 631人、255 867人，增加了178 236人。2016年、2020年取得全科医生培训合格证书的人数分别为131 452人、152 953人，增加了21 501人。2016—2020年每万人口全科医生数增加了1.39。

2012—2020年我国社区卫生服务中心每万人口卫生人力资源不断增加，每万人口注册护士涨幅最大，西部地区增长最为明显，增幅为62.69%。从地区分布看，东部地区卫生人力资源配置水平最高，每万人口卫生技术人员、每万人口执业（助理）医师、每万人口注册护士、每万人口管理人员数量均高于中部和西部地区。其间，我国社区卫生服务中心医护比不断提高，2018年达1∶0.9，医护比例逐渐趋向于合理。

（三）工作任务分析

1. 工作任务分析的概念　广义的工作任务分析，是相对整个国家与社会范围内岗位工作的分析。而狭义的工作任务分析，又称职务分析，是相对于社区卫生服务机构内部各岗位工作的分析；即分析者采用科学的手段与技术，对每个职务岗位工作的结构因素及其相互关系，进行分解、比较与综合，确定该职务岗位的工作要素特点、性质与要求过程。

2. 工作任务分析的作用与意义　①是整个人力资源管理科学化的基础，工作任务分析是提高现代社会生产力的需要；②是社区卫生服务机构现代化管理的客观需要；③有助于实行量化管理；④有助于工作评价、人员测评与定员定额、人力规划与职业发展的科学化、规范化与标准化。

3. 工作任务分析的结果

（1）岗位说明书：主要是对某一职位或岗位工作职责任务、工作方式、内容与范围等的详细说明。

（2）岗位任职资格说明书：主要是对某一职位或岗位任职资格的说明。

4. 工作任务分析的主要内容

（1）岗位责任：岗位责任一般通过对不同任务进行明了与直观的描述来揭示，是工作任务分析内容的主要部分。岗位责任要对员工所做的每件事都要有所反映，并力求准确，工作责任的描写重要原则就是简洁明了。

（2）任职资格条件：任职资格条件分析的内容包括知识、工作经验、智力水平、技巧和准确性、体力要求。

（3）工作环境与危险性：工作环境和危险性是指完成工作任务时的特定环境及危险性。分析工作环境时，首先分析环境的性质及其对工作人员的影响。

5. 工作任务分析方法

（1）观察分析法：一般是由有经验的人，通过直接观察的方法，记录某一时期内工作的内容、形式和方法，并在此基础上分析有关的工作因素，达到工作任务分析目的的一种活动。观察分析法一般是以标准格式记录观察到的结果。

（2）工作者自我记录分析法：由工作者本人按标准格式，如工作日志的形式，及时详细地记录自己的工作内容与感受。然后在此基础上进行综合分析，实现工作任务分析目的的一种方法。

（3）主管人员分析法：主管人员通过日常的管理权力来记录与分析所管辖人员的工作任务、责任与要求等因素。

（4）访谈分析法：对于许多工作，分析者不可能实际去做或者不可能去现场观察或难以观察到。在这种情况下，则必须访问工作者，了解他们所做的工作内容，为什么这样做，由此获得工作任务分析的资料。

（5）问卷调查分析法：工作任务分析中最通用的一种方法，就是采用问卷来获取工作任务分析的信息，实现工作任务分析目的。

6. 人员分析　人员分析即任职资格分析，就是通过一定的方法寻求那些足以保证人们成功地从事某项工作的知识、能力、技能和其他个性特征因素。

（1）人员分析的途径

人员分析的途径有两个：①岗位定位，即通过对岗位工作任务的要求分析来确定任职资格；②人员定位，即通过对能任职者行为活动及其成效的分析概括出任职资格。

（2）关键事件技术：关键事件技术是通过设计一定的表格，专门记录工作者工作过程中那些特别有效（成功）与特别无效（失败）的工作行为，作为将来确定任职资格的一种依据。

（3）胜任特征分析：胜任特征是动机、特质、自我概念、态度或价值观，知识或认知行为技能的组合以及任何其他能够被稳定量的，能够区分绩效优秀者和绩效平平者的个人特征。体现胜任特征的工作任务分析能够把工作任务分析和胜任特征两种方法的优点结合起来，能够为建立社区卫生服务机构的核心竞争力提供更为有效的实证数据，也是未来工作任务分析需要探索的重要发展方向。

目前全国各地都在进行工作任务分析，某城市将社区卫生服务机构岗位设置如下：社区卫生服务中心设立三个部，即健康管理部、功能支持部、绩效管理部。健康管理部下设防保科、全科医学科、康复医学科、专科（中医、口腔等）；功能支持部下设功能检查科、药械科、财务科、后勤科；绩效管理部下设中心办公室、质量控制科。

社区卫生服务岗位包括公共卫生岗、全科医疗岗、专科岗位、社区护理岗、医技岗、后勤保障岗、管理人员岗。

（四）社区卫生人力资源需求预测

社区卫生人力资源的需求是动态变化的，社区经济发展、居民健康水平、疾病发生状况、人口结构、环境因素、消费能力等指标都会对社区卫生人力资源的需求产生影响。同时，社区卫生人力资源的需求还取决于社区卫生服务机构的功能变化、服务能力、服务量以及人力资源结构状况。所以，对社区卫生人力的需求预测应充分考虑到这些因素，结合未来趋势进行前瞻性的估算。

1. 预测所在地区可能发生的经济、社会、人口和政策方面的变化，以及由此可能引起的卫生服务需求变化和卫生人力资源需求变化。

2. 研究这些变化对卫生人力开发、人才流动可能带来的影响。

3. 通过经验和比较研究，作出社区卫生人力资源的总体需求趋势预测。

4. 通过对未来工作量的预测和分析，合理划分岗位，推测各个岗位需配置的人员数量。

5. 科学预测是为了更好地提供社区卫生服务，预测应提供多个可行性方案进行优选，作为讨论、研究和决策的参考。

（五）社区卫生人力资源配置方法

社区卫生人力资源需要量取决于社区经济发展、人口数量及结构变化、卫生服务模式转变、卫生服务提供以及卫生服务利用等多方面因素。卫生人力资源配置方法很多，世界卫生组织推荐的方法包括健康需要法、健康需求法、服务目标法、人力人口比值法。实践证明，单纯地使用健康需要法或健康需求法都很难准确指导社区卫生人力资源配置，更好的做法是二者有机结合起来。

1. 需要需求法　健康需要法是单纯从社区卫生服务的生物性来考虑居民对服务的需要，而健康需求法则考虑到影响社区卫生服务利用的因素（如经济、地域、交通等），以此来权衡社区卫生服务需要量的百分比作为社区卫生服务需求量。需要需求法是在卫生资源的数量、质量、结构、布局的配置中，以当地经济发展、人民群众卫生需要和需求为出发点，卫生资源配置总量最高不超过资源利用效率最高条件下的需要量。同时按照实际卫生服务需求考虑潜在需求及今后发展变化趋势对需要量进行修正。采用需要需求法时，充分考虑了人口、社会经济发展、居民的客观卫生需要和健康意识、文化教育、经济因素等对社区卫生服务资源需求的影响。

2. 服务目标法　服务目标法是根据需要与需求确定社区卫生服务总量目标及各类分量目标，并通过不同的工作量指标来确定社区卫生资源配置量。

（六）社区卫生人力使用

卫生人力使用是卫生人力资源管理中最复杂的阶段，选对人、用对人、最大限度地发挥个人才能是其关键环节。在社区卫生服务机构通过人力资源管理，形成育人、选人、用人一体化机制，为社区卫生人力创造施展才能的条件，吸引并稳定卫生技术人才从事社区卫生服务工作，使他们能够在自己的职业生涯中不断发展，为居民提供优质的社区卫生服务。

激励是卫生人力资源管理中的重要手段，其本质就是满足员工的需求，激发员工的工作动机。

1. 激励的作用　激励被用来调动人的积极性、发挥人的潜能，是提高效益和效率的关键。同样一个人在通过充分激励后所发挥出的能力可以达到激励前的3～4倍，可见激励的作用之大。

2. 激励的方法　对人才激励可以是物质的，也可以是精神的，社区卫生服务机构可灵活应用，采取各种措施以达到激励的目的。

（1）物质激励：是最常用的激励方法，包括奖金、奖品等。物质激励层次较低，社区卫生服务机构应当根据不同职工的具体需要加以实施。

（2）精神激励：随着社区卫生服务工作人员物质生活水平和素质的不断提高，精神激励的作用和效果比物质激励更为有效持久。精神激励的方法包括目标激励、荣誉激励、内部激励、形象激励、兴趣激励和参与激励等。

3. 激励的原则

（1）目标结合原则：激励政策和措施需要与社区卫生服务机构目标与个人目标有机结合，激发个人完成工作目标的动机，个人目标的完成是实现机构目标的基础。

（2）按需激励原则：不同的激励群体有不同的激励需求特征，员工的需求存在个体差异，具有动态性特点。因此，激励应从了解员工的需求层次和需求结构入手，有针对性地采取激励措施，做到及时满足员工最迫切的需求，就能收到良好的激励效果。

（3）物质与精神激励相结合原则：物质需求是人类最基础的需求，属于低层次需求，物质激励产生的激励作用往往是表面的、短暂的；精神需求属于高层次需求，精神激励产生的激励作用则是深远的、持久的。因此，社区卫生服务机构在制定激励政策时需要同时考虑物质需求和精神需求，并把激励重点逐步转向高层次需求。

（4）内部与外部激励相结合原则：内部激励是满足员工自尊和自我实现的需求，如工作的成就感、光荣感、使命感等；外部激励是满足员工生存安全和社交需要的需求，如工资、奖金和福利等。内部激励所激发的工作动机要比外部激励更为深刻和持久。

（5）正向与负向激励相结合原则：正向激励是对员工的正确行为给予物质和精神奖励，以带动其他员工的工作积极性，起到树立榜样的作用。负向激励则是对员工的错误行为进行惩罚，以警示其他员工不再发生这种行为，起到负面典型的作用。

三、社区卫生人力培训

社区卫生人力培训是帮助社区卫生服务机构在岗人员不断学习和自我提高的重要形式，旨在更新和规范社区卫生人力的知识、态度和技能，以达到社区卫生服务目标。社区卫生人力培训包括岗前培训和在职培训，岗前培训是指正规医学专业教育，在职培训多以继续教育的形式进行。

（一）培训项目设计

一个完整的培训项目设计包括六个阶段，分别为需求分析、确立目标、制定计划、实施培训、培训评价五个基本环节和一个反馈修订辅助环节构成，其中五个环节构成一个循环过程。培训项目设计流程见图4-2。

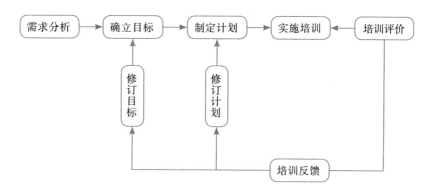

图4-2 社区卫生人力培训项目设计流程

1. 需求分析　首先要进行卫生人力资源培训的需求分析，目的是确定需要解决的问题，同时满足组织与个人的需要。通过组织分析、人员分析、工作（岗位）分析等，先要找出组织在员工培训与开发方面确切需要以及必须解决的问题，才可能设计和实施培训项目。

2. 确立目标　在培训需求分析的基础上设定培训目标。培训目标是指培训活动的目的和预期成果，培训目标应能帮助受训者理解培训的意义和预期结果，从而提高学习动力和学习效果。明确的培训目标可指导培训方案的形成和培训的实施，还为培训的效果评价提供了一个基本标准。

一个良好的培训项目目标应包括三方面的内容：

（1）培训对象能从培训目标中明白组织需要他们做什么。

（2）组织可以接受的绩效水平。

（3）培训对象在什么条件下才能达到指定的学习成果。

3. 制定计划　制定培训计划就是要把设定的培训目标变得具体化和可操作化，以便于实施。主要包括六方面内容：

（1）培训对象：确定适宜培训的对象是哪一类人，具体说明人员的性质、职称、岗位等。培训对象是根据培训目标确定的，培训目标越具体、针对性越强，对培训对象各种特征的一致性也要求越高。

（2）培训时间：完成培训所需要的时间，培训计划是长期、中期还是短期等。培训时间要依据培训目标和培训对象的实际情况来确定。

（3）培训内容：在已经确定了培训目标的基础上，围绕目标选择知识、技能、态度等内容的一项或几项，确定课程大纲，形成培训方案的主干部分。

（4）培训方式：包括岗前培训和岗位培训。岗前培训以院校培训为主；岗位培训则包括多种形式，如脱产培训与在职培训、专题培训与以会代训、课堂培训与现场培训、临床进修与以老带新、函授刊授与网络培训等方式。培训方式的选择依据培训目标而定，往往需要多种培训方式相结合。

（5）培训方法：依据培训目标选择适当的培训方法。常用的方法包括课堂讲课、技能操作、情景模拟、现场指导、案例分析、小组讨论和角色扮演等。传统的培训主要以课堂讲授为主，为了增强培训效果，很多卫生人力培训项目将多种培训方法相结合，不但学习知识，还能学习操作技能，切实培养正确的思维方式和工作态度。

（6）培训预算：培训预算是指培训项目的投入，包括直接成本和间接成本。

4. 实施培训　实施培训是培训计划执行的过程。培训项目应严格按照培训计划设计的内容，组织开展各项培训活动。为保证培训质量，需要制定培训实施计划，包括建立卫生人力培训组织体系，明确培训管理人员的职责；制定各项培训管理制度，如考勤制度、考核制度、评价制度；制定详细的课程计划与培训日程安排；选择培训师资，明确师资的任务大纲；选择培训教材；保障培训所需要的各种设备、设施及教具。

5. 培训评价　培训评价是对培训有效性的客观判定，即回答培训项目是否达到了预期目标。评价方式的选择要以客观主义为导向，将评价活动贯穿于整个培训过程的每一个环节，强调对培训执行过程的监控，并适时地进行反馈，旨在协助培训组织者定期评价并改进培训质量，评价最重要的目的不在于证明，而是改进。

6. 培训反馈阶段　培训反馈是整个员工培训系统的辅助环节，通过对培训项目的系统评价，发现培训项目取得的成效和存在的问题，将培训结果反馈给培训的组织者，使其能够发现并不断修正培训计划中存在的问题，提高培训质量；同时，通过培训评价，也能够对培训目标的设定产生影响，一个目标实现了，就会确定新的目标，使卫生人力的知识、技能和态度不断接近工作岗位的要求。

（二）培训的原则

1. 全员培训与重点提高相结合　全员培训是对社区卫生服务机构内的所有员工进行有计划、有步骤的培训，使所有参加培训人员的知识、技能和素质得到不断的提高，从整体上适应社区卫生发展新形势的要求。但由于资源有限以及工种差异，并不是所有培训主题都需要做全员培训，在培训设计和计划时要抓住重点，利用有限的资源优先培养社区卫生发展急需的人才。

2. 按需施教与因材施教相结合　社区卫生人力培训的主要目的是要解决实际工作中所遇到的问题，提高社区卫生服务者的服务质量和效率。因此，应根据不同种类、不同层次人员的实际需要，选择合适的内容、运用适当的方式开展培训。对于基层卫生机构的培训来讲，因材施教很重要，"干什么、学什么""缺什么、补什么"，使受训者学习的知识与具体工作结合起来，学以致用。

3. 专业知识和技能培训相结合　社区卫生服务机构面向社区人群，"六位一体"的服务任务繁重，虽然社区卫生服务人员需要多方面的培训，但受限于时间，培训内容应以专业知识和技能为主。

4. 目前需要与长远需要相结合　社区卫生服务机构对人员的培训多数是为了解决目前的需要，但是在安排培训时还必须考虑到机构的长远发展和未来的需求。随着卫生事业的发展，需要卫生技术人员学习新的理论、方法和技能，这是一种智力投资，这种投资将在相当长的时期内产生效益。因此，社区卫生服务机构制定人才培养规划时必须将远期目标与近期安排有机结合，既要确保机构近期工作的有序进行，又要保证长远目标的实现。

（三）培训的内容

社区卫生人力培训的内容应充分考虑社区卫生实际工作需要，围绕社区卫生服务机构提供的"六位一体"服务展开。

1. 全科医学与社区卫生服务相关内容　全科医学概论、全科医疗的基本内容、社区卫生服务的功能及基本内容等。

2. 基本公共卫生服务相关内容　计划免疫，健康教育和健康促进方法，重点人群的健康管理方法，传染病及突发公共卫生事件报告和处理，环境与健康的基本内容，优生优育、避孕、节育措施和方法，常用卫生统计，流行病学个案调查方法等。

3. 中医药相关内容　中医基础，常见病症，常见中药、常用方剂，针灸、推拿及按摩的基本知识和基本操作等。

4. 临床医学相关内容　常见病和多发病的症状及体征，一般体格检查、常用体格检查的基本方法及标准操作，各系统常见病的预防、诊断和治疗，各种常用急救技术、急救原则以及转送上级医院注意事项等。

5. 医学基础相关内容　解剖学、生理学、药理学等基础知识。

6. 医学心理学相关内容　心理卫生、患者常见心理、医患关系等。

（四）培训的方法

1. 讲授法　讲授法是最常用的一种培训方法，以传授知识和理念为主，如专题学术讲座、专家学术报告等。它的优点是方便、直接、经济；缺点是以单向灌输为主，有一定的局限性。

2. 案例教学法　案例教学法是医学教育中经常使用的一种教学方法，如临床病例讨论、死亡病例讨论、疑难病例讨论等。它的优点是生动具体、直观易学、重视双向交流；缺点是案例的选择难度大、培训时间较长。

3. 研讨法　研讨法是在主持人的指导下，围绕中心问题，各抒己见，通过讨论或辩论活动，获得知识或巩固知识的一种培训方法，如专题研讨会、疑难病例会诊和小组讨论等。它的优点是受训者参与度高、灵活性大；缺点是对主持人的要求较高。

4. 角色扮演法　角色扮演法是受训者参与度很高的一种培训方法，在培训情景下给予受训者角色实践的机会，使受训者在真实的模拟情景中参与体验，帮助他们了解自己、改变态度或者改善人际关系。角色扮演法一般适用于领导行为培训、会议成效培训、沟通与合作培训等。它的优点是具有高度的灵活性、实用性强；缺点是对培训设计要求高、比较费时。

5. 实践操作训练法　实践操作训练法适用于社区卫生服务机构人员各种实践技能的培训，如护理技能训练、检验仪器使用方法培训、适宜技术培训等。它的优点是直接、实用；缺点是要求具备一定的培训条件。

6. 进修法　由社区卫生服务机构选派人员到上级医疗卫生机构进修，进行全面学习，根据进修时间的长短分为短期进修和长期进修。它的优点是培训面广、专业性强；缺点是费时费钱、难以大量普遍实施。

四、社区卫生人力资源绩效管理

（一）绩效管理相关概念

1. 绩效　绩效（performance）是指组织、团队或个人，在一定的资源、条件和环境下，完成既定任务的程度和效果，是对目标实现程度及达成效率的衡量与反馈。绩效反映出一个组织或个人在一定时期内的投入产出情况。

2. 绩效评价　绩效评价（performance evaluation）是按照预先制定的标准，采用科学方法检查和评定社区卫生工作人员履行岗位职责、执行岗位任务的程度和效果，以确定其工作成绩的一种管理方法。绩效评价是绩效管理的核心。

3. 绩效管理　绩效管理（performance management）是指各级管理者和员工为了达到组织目标，共同参与绩效计划制定、绩效辅导沟通、绩效考核评价、绩效结果应用和绩效目标提升的持续循环过程。绩效管理的目的是持续提升个人、部门和组织的绩效。

（二）绩效管理的资料来源

在社区卫生服务管理中，绩效管理的资料来源主要包括客观数据、人力资源管理资料和评判数据。

1. 客观数据

（1）社区卫生服务效益性指标数据：如期望寿命、发病率、伤残率、死亡率和安全用水普及率等。

（2）社区卫生服务结果性指标数据：如门诊量、病床使用率、治愈率、转诊率和事故发生数等。

（3）社区卫生服务产出性指标数据：如医师日均担负诊疗人次、管理病床数、转送患者次数、健康教育次数和带教学生数等。

2. 人力资源管理资料　包括缺勤率、承担重要工作、获得群众表扬、获得上级奖励的记录等。

3. 评判数据　评判数据多数来源于社区卫生服务机构管理人员和社区居民的评定，其他还包括同事、知情人、带教学生等人员的评定。评判数据带有较强的主观性，评判人员的经验、使用的评分量表及评价方法对评判数据的质量和评判结果影响较大，所以在使用时需要全面综合考虑。

（三）绩效管理的作用

1. 评价员工的工作状况　通过绩效评价，了解社区卫生服务人员在工作岗位上的工作行为表现和工作结果信息，发现工作中存在的问题，从而加以改进。让员工充分认识到自己的工作状况、成绩和不足，对于其职业发展有利。

2. 为决策提供依据　绩效评价可以系统、客观、量化地评定社区卫生服务机构及其工作人员的工作成绩与表现，绩效评价结果作为管理和决策的依据。社区卫生人力的甄别、选拔、培养、使用和奖惩等都需要通过绩效评价来实现。

3. 为制定培训计划提供信息　在绩效管理过程中能够比较全面地发现社区卫生服务人员的薄弱环节和质量缺陷，人力资源管理者应认真进行总结，为人员培训计划的制定提供可靠信息和依据。

（四）绩效管理的实施

要做好绩效管理，首先需要解决好以下问题：一是对于目标以及如何达到目标必须达成共识；二是绩效管理不同于简单的任务管理或考核，它特别强调沟通、辅导和员工能力的提高；三是绩效管理不仅强调结果导向，同样重视达成目标的过程。绩效管理分为绩效计划、绩效实施、绩效评价、绩效监督指导四个阶段，社区卫生服务机构在社区卫生人力绩效管理的过程中要起到宏观控制的作用。

1. 绩效计划　绩效计划的制定是绩效管理的第一个阶段，也是明确方向的重要阶段。在这个阶段中管理者和员工就机构目标、部门目标和个人目标达成一致，共同参与制定绩效计划，明确绩效评价的执行者和参与者、绩效评价指标体系以及评价时间等要素。社区卫生人力绩效评价的执行者一般为社区卫生服务机构人力资源部门，参与者包括全体员工、行业专家以及服务对象等。社区卫生人力绩效评价的时间一般为年度末，也可以是在一个工作周期末，具体时间根据机构有关规定和人事决策来确定。

绩效评价指标的确立应遵循SMART原则：

S：特定的（specific），绩效评价指标要切中特定的工作目标。

M：可测量的（measurable），绩效评价指标是可以测量、比较的。

A：可实现的（attainable），绩效评价指标是可以实现的。

R：相关的（relevant），绩效评价指标与组织目标一致，与工作相关。

T：有期限的（time-based），要设定完成绩效评价指标的时间要求。

2. 绩效实施　在绩效计划设定的期限内，社区卫生服务机构全体员工按照各自的工作职责、任务及绩效评价指标，有计划地完成绩效，社区卫生人力绩效管理者负责整个绩效实施过程的管理工作。绩效管理者需要具备良好的交流技能，如提问、倾听、反馈和激励等。

3. 绩效评价　建立与评价项目相适应的绩效评价指标体系和相应的权重体系以及科学有效的绩效评价方法，是保证绩效评价结果客观的关键环节。在绩效评价阶段，管理者要收集与绩效评价指标相关的所有数据资料，对比评价标准加以综合分析，得到绩效综合评价结果。收集的资料包括员工工作表现的记录（如工作数量、工作质量、工作效率、安全情况、出勤情况等）、他人的评价（如员工的主管上级、同事、患者、患者家属以及其他社会人群的评价等）、关键事件记录（如员工获奖、表现优秀或恶劣事件的记录等）。绩效评价是组织决策的依据、人力资源开发和控制的手段，具有很强的反馈、控制、激励和开发功能。

4. 绩效监督指导　绩效监督指导包括对绩效管理过程的监督、跟踪绩效差的员工并加以辅导、将绩效评价结果及时反馈给员工。绩效管理者向员工反馈绩效评价结果时，需征求被评价员工的意见和建议，使员工对自己的工作表现和结果有正确的认识，有助于其绩效的改善。绩效管理的目的是绩效改善，绩效管理者通过绩效评价发现员工的现状与要求之间存在的差距，与员工一同找出差距的原因，并提出解决问题的办法。

五、社区卫生人员职业发展

（一）社区卫生人员职业生涯

职业生涯（career）是指与工作相关的整个人生历程，包括职业能力的获得、职业兴趣的培养、选择职业、就业、职业发展直至退休的整个过程。它几乎贯穿于每个人的一生，并且处于不断发展变化的状态。

职业生涯可分为内职业生涯与外职业生涯。内职业生涯是指从事一种职业时的知识、观念、经验、能力、心理素质、内心感受等因素的组合及其变化过程；它是个人能力、社会地位及荣誉的综合体现，是别人无法替代和窃取的人生财富。外职业生涯是指从事一种职业时的工作时间、地点、单位、内容、职务、待遇等因素的组合及其变化过程；它是个人在职业生涯过程中所承担的职业角色（职位）。

（二）社区卫生人员职业生涯规划

职业生涯规划（career planning）是指将个人职业发展与组织发展相结合，在对影响个人职业生涯的各种主观因素和客观因素分析的基础上，制定终身发展的战略设想与计划安排。职业生涯规划首先要对个人特点进行分析，再对所在组织环境和社会环境进行分析，然后根据分析结果制定一个人的事业奋斗目标，选择实现这一事业目标的职业，制定相应的工作、教育和培训的行动计划，并对每一步骤的时间、顺序和方向作出合理的安排。职业生涯规划主要由个人完成，组织应对组织内个人职业生涯规划的制定和实施过程进行指导、帮助和管理。

卫生人员职业生涯规划（health worker career planning）是指将社区卫生人员职业发展与社区卫生服务机构发展相结合，在对影响个人职业生涯的各种主观因素和客观因素分析的基础上，制定终身发展的战略设想与计划安排，这一过程主要由个人完成。

（三）社区卫生人员职业生涯管理的概念

卫生人员职业生涯管理（health worker career management）是指由卫生组织和个人共同开展的、用于帮助和促进组织内从事卫生及卫生相关职业活动的员工，实现其职业发展目标的计划、组织、领导、协调和控制的过程。职业生涯管理的目的是通过卫生人员和组织的共同努力与合作，使每个员工的职业目标与组织发展目标相一致，使员工的发展与组织的发展相吻合，其内容包括职业生涯设计、规划、开发、评估、反馈和修正等一系列活动。

1. 自我职业生涯管理　社区卫生人员不仅要全面了解自己的性格、兴趣、能力、价值观、优缺点，还要了解所在组织的发展目标、经营理念、组织文化，以及组织能为其提供的发展、训练、晋升机会与渠道等，并据此制定和实施符合个人特点和组织发展方向的职业生涯规划。

2. 组织职业生涯管理　组织有义务协助员工规划其职业生涯发展，并为员工提供必要的教育、训练、轮岗等发展的机会，促进员工职业目标的实现。一方面，组织要了解自身，明确发展方向，预测外部环境可能发生的变化，并分析这些变化对组织发展可能产生的影响，为组织规划一个具有前瞻性的长远目标；另一方面，组织要深入了解员工的个性差异、职业发展目标、绩效表现等，积极主动地了解员工在组织中的职业发展期望，引导员工按照组织发展目标调整个人职业发展目标，以提高员工的工作积极性和凝聚力。

（四）社区卫生人员职业生涯管理的内容

社区卫生服务机构是卫生组织的表现形式之一，社区卫生服务机构主要通过一系列活动来体现自我的职业生涯管理。一般包括以下几方面内容：

1. 宣传社区卫生服务机构的发展目标　通过会议、培训、内刊、主管宣读等信息沟通渠道，让社区卫生人员了解社区卫生服务机构的发展目标，进而增进其对组织目标的认同度，建立使命感，促进社区卫生服务机构与社区卫生人员以及人员之间的了解、沟通，达成为实现组织目标而共同奋斗的共识。

2. 建立社区卫生服务机构职业信息系统　随着科学技术的不断发展，国内外人力资源管理信息技术也发展迅速，各种类型的人力资源管理信息系统不断出现。虽然不同的人力资源管理信息系统各有特点，但从功能上来分析，大致可分为如下五个模块。

（1）人力资源管理模块：人力资源管理模块从科学的人力资源管理角度出发，从社区卫生服务机构的人力资源规划开始，记录招聘、岗位描述、培训、技能、绩效评估、个人信息、薪资和福利、各种假期、离职等与员工个人相关的信息，并以易访问和可检索获取的方式储存到集中的数据库中，将社区卫生服务机构内员工的信息统一管理。完整地记载员工从面试到离职整个周期的薪资、福利、岗位变迁、绩效等历史信息。

该模块可以管理较多的人力资源和薪资数据，具有灵活的报表生成功能和分析功能，使得社区卫生服务机构人力资源管理人员从烦琐的日常工作中解脱出来。同时综合性的报表也可供社区卫生服务机构决策人员参考，如生成按岗位的平均历史薪资图表，员工配备情况的分析图表，个人绩效与学历、技能、工作经验、接受过的培训的关系分析等。

（2）薪资和福利模块：该模块通常用于社区卫生服务机构薪资管理和福利计算的全过程，其中包括设定社区卫生服务机构的薪资和福利政策、自动计算个人所得税、自动计算社会保险等代扣代缴项目。通常，这些程序还可以根据组织的政策设置，计算由于年假、事假、病假、婚假、丧假等带薪假期以及迟到、早退、旷工等形成的对薪资和福利的扣减，能够设定组织的成本中心并按成本中心将薪资和总账连接起来，直接生成总账凭证，还能存储完整的历史信息供查询和生成报表，这类系统也可以处理部分简单的人事信息。

（3）培训管理模块：培训管理模块一般通过培训需求调查、预算控制、结果评估和反馈以及培训结果记载等手段，实现培训管理的科学化，并且和人力资源信息有机地联系起来，为社区卫生服务机构人力资源的配备和员工的升迁提供科学的依据。

（4）考勤管理模块：为了进行有效的出勤管理，很多组织购置了打卡机、考勤机等设备。考勤管理程序一般都与这些设备相接，根据事先编排的班次信息过滤掉错误的数据，生成较为清晰的员工出勤报告，并可转入薪资和福利程序中，使考勤数据与薪资计算直接挂钩。其生成的文档还可作为历史信息保存，用于分析、统计和查询。

3. 设立员工职业生涯发展评估部门　在社区卫生服务机构内部应设立专门的部门与人员负责员工职业生涯发展评估。虽然人事部门可承担此项职责，但是对于规模较大的社区卫生服务机构，也可以单独设立职业生涯发展评估部门，负责对社区卫生人员职业生涯发展进行评估。

4. 建立奖赏升迁制度　奖赏与升迁既是满足员工物质和精神需求的重要手段，也是激励员工的主要方式，升迁至某一职位往往是员工职业生涯规划的重要标志。因此，社区卫生服务机构人力资源管理部门应该研究开放多种升迁渠道，使员工的职业生涯目标得到实现，以调动员工的积极性，提高组织的凝聚力。

5. 加强社区卫生人员的培训与教育 对社区卫生人员进行培训是为了提高他们的专业能力，以满足社区卫生服务机构现阶段对各类工作岗位的需要；对社区卫生人员教育则是为了提高他们的专业素养，以培养组织未来发展所需要的人才。对社区卫生人员而言，接受培训与教育是其职业生涯发展的重要内容之一。通过参加培训与教育，可以提高技能、丰富理论、转变观念、改进思维，促进其职业升级发展，为社区卫生服务机构作出更大的贡献。

6. 协调个人需要与组织需要 社区卫生服务机构的职业规划贯穿于职业生涯管理的全过程，它针对社区卫生人员职业工作生命周期的不同阶段，制定出不同任务和内容的职业计划。社区卫生人员的职业发展只有与之相配，才能不断进步，最终实现社区卫生服务机构与社区卫生人员的双赢。

7. 人力资源管理的其他活动内容 人力资源管理活动与职业生涯管理工作要密切配合，根据社区卫生人员的特点确定其生涯途径发展方向，制定具有较强针对性的培训计划，促进社区卫生人员不断学习新知识和新技能，适时地对社区卫生人员的工作进行轮岗调适，开展对各级领导候选人的培训等。

（五）社区卫生人员职业生涯管理的意义

开展社区卫生人员职业生涯规划与管理，无论对个人还是对社区卫生服务机构，都具有重要的意义。对个人而言，适合的职业生涯规划可以帮助个人明确职业发展目标以及实现目标的策略，增强对职业环境的把握能力和对职业困境的控制能力，协调好职业生活与家庭生活的关系。对社区卫生服务机构而言，职业生涯管理有利于社区卫生服务机构了解内部员工的需求、能力和职业发展目标，进而更加合理和有效地利用人力资源；职业生涯管理过程还有助于提高员工对组织的认同感，增强员工的主观能动性和工作积极性，吸引和留住优秀人才，促进组织发展目标的实现。总之，有效的职业生涯管理，能够协调社区卫生人员和社区卫生服务机构的发展目标，使两者相互促进、共同发展，最终实现双赢的目的。

第三节　财务管理

社区卫生服务财务管理是组织社区卫生服务财务活动，处理社区卫生服务财务关系的一项经济管理工作。通过合理安排资金来源与使用，控制成本与费用，实现社区卫生服务的正常运转和价值增值。财务管理的基本内容包括预算管理、决算管理、成本管理和财务分析等。

一、社区卫生服务预算和决算管理

(一)预算和决算的概念

1. 预算的概念 预算(budget)就是描述特定期间内对财务资源和经营资源运用的详细计划,核心是如何配置资源。换句话说,预算就是用货币的形式来反映组织机构未来某一特定期间的有关现金收支、资金需求、资金融通、营业收入、成本及财务状况和经营成果等方面的详细计划。预算不仅是组织机构控制支出的工具,还是使组织机构的资源获取最佳效率和效益的一种方法。

2. 社区卫生服务预算的概念 社区卫生服务预算是指社区卫生服务机构根据卫生事业发展计划和任务编制的年度财务收支计划,是对计划年度内社区卫生服务财务收支规模、结构和资金渠道所作的预计,是计划年度内社区卫生各项活动计划和工作任务在财务收支上的具体反映,是社区卫生服务财务活动的基本依据。

3. 决算的概念 决算(final account)是根据年度预算执行结果而编制的年度会计报告,是预算执行的总结。会计决算是全面、真实地反映企事业单位全年财务状况和财务成果的综合性的信息资料,是单位经营决策的重要依据。

(二)预算的作用

1. 明确目标 预算为社区卫生服务确立了清晰的目标,使各级管理和业务人员明确自己的任务、作用和地位,促使他们积极完成各自岗位的责任目标和社区卫生服务总目标。

2. 协调各部门的工作 社区卫生服务的各方面工作通过预算组织起来,把各项工作的经济活动都统一到社区卫生服务总体目标之下,协调各部门的工作,减少和消除可能出现的各种矛盾和冲突,使之成为一个围绕总体目标而顺利运转的有机整体。

3. 控制经济活动 预算是控制社区卫生服务日常业务、经济活动的依据和衡量其合理性的标准。在预算执行过程中,各级部门应定期将执行情况与预算进行对比,及时发现偏差、分析原因,采取必要措施,以保证总体目标的顺利完成。

4. 提高管理水平 通过预算编制将医院预算目标具体化和量化,全部分解落实到各部门、各科室和各个环节中,建立责任中心和责任追究机制,使各个岗位、各个职工的权、责、利得到有机结合,促使全体职工发挥主观能动性,调动全员参与管理的积极性,有利于提高工作效率和管理水平。

5. 评定业绩 将各部门预算的执行情况作为一个考核指标,考核结果可以用于部门的奖励和惩罚,以及制定下一期预算的依据。

(三)社区卫生服务财务管理的原则

1. 合法性原则 社区卫生服务进行财务管理时,遵守国家有关的法律法规和财务规章制度是最基本的原则。社区卫生服务的财务管理要树立法律意识,严格参照法律法规和财务制度,保证财务管理工作在法治轨道上运行。

2. 效率性原则 "厉行节约,勤俭办事"是社区卫生服务财务管理工作需长期坚持的基本方针。随着财政对社区卫生服务投入的增加,合理使用资金,最大限度地满足卫生事业发展的需要，就必须提高资金的使用效率，使有限的资金得到充分合理的利用。因此，社区卫生服务应积极采取措施，开展成本管理，提高资金的使用效率。

3. 公益性原则　社区卫生服务中心是公益性事业单位，不以营利为目的。因此，在社区卫生服务财务管理中应当兼顾国家、单位和个人之间的利益，一切活动都应当以有益于卫生服务需求者、有利于卫生事业发展为基本原则，保持公益性。

（四）预算编制的原则

社区卫生服务预算的编制应遵循以下原则：

1. 预算的编制要明确体现或反映出社区卫生服务的总体目标，预算项目要数量化、具体化。

2. 预算的编制过程中应综合考虑、全面分析，避免因预算不详尽而影响目标实现的情况发生。

3. 预算的编制在技术上要符合要求和逻辑，预算指标之间要相互衔接，保证整个预算的综合平衡和可靠完整。

4. 预算的编制要切合实际、科学合理、留有余地，过高或过低的预算指标都不利于预算管理。

（五）财务决算的原则

为保证决算信息的可靠性，财会工作必须做到五个"到位"：

1. 财务凭证资料要收集到位　按照《会计法》的规定，单位的财务收发、债权债务的发生、各种款项的收付等，都必须取得原始凭证，并及时由财务部门进行会计核算。社区卫生服务机构在年终会计决算之前，必须责令内部单位将所有财务凭证和资料收集齐全，及时送会计处理，以确保所有的财务收支活动能在年终的决算信息中得到全面的体现和反映。

2. 会计处理要及时到位　到了年终，有些单位为了掩盖其违规支出，将相应的费用挂入往来科目，或索性不作会计处理；有些单位为了控制其年度收入，就隐匿收入，或"压票"不入账。这些做法严重地歪曲了会计年度的收支情况，影响了决算信息的质量。对此，在年终决算前，应将会计手中的原始凭证全部纳入会计核算，否则就无法保证会计信息的真实与完整。

3. 财务制度要执行到位　社区卫生服务机构发生的一切财务收支活动都必须严格执行财务制度，会计人员不得核算非法业务事项，更不得以变通手段对虚假业务进行账务处理，以确保财务收支活动的真实和可靠。

4. 财务清查工作要落实到位　《会计法》和企事业财务制度都明确规定，在编制会计报表之前，对单位的财产、物资、往来等必须要严格实行清查盘点，以确保账账一致，账实相符。

5. 财务公开要推进到位　社区卫生服务机构的财务活动情况，包括全年各项收支、费用、成本、利润、税收、往来欠款等情况，都要向领导层和上级主管部门汇报，接受监督，防范和杜绝各种违法违纪行为蒙混过关。在年终决算前，对有关重大财务事项，要及早向上级主管单位汇报，研究解决存在的问题，保证决算信息的真实和符合财务制度要求。

（六）预算常见问题及解决措施

1. 预算管理意识淡薄 预算管理工作停留于表面，人员认知片面，认为预算编制只有财务部门负责，难以准确编制预算。预算编制与实际经营偏差较大，随意更改预算现象常有发生。社区卫生服务中心应强化工作人员全面预算管理意识，调动工作人员参与预算的编制、审核、具体执行、中期调整、决算、考核与分析等过程。提高管理人员对预算的重视程度，招聘具有相关专业知识的财务人员。

2. 编制方法单一 社区卫生服务中心一般采用零基预算法，该方法编制、操作简单，易于理解，但极易出现分配不均的情况，无法把各部门的真实需求反映出来。应完善编制方法，细化预算编制。预算编制根据年度预算编制原则，结合卫生行业定额标准、社区卫生服务中心相关经验与数据，合理编制业务预算。在业务预算的基础上编制人力成本预算和财务预算。

3. 预算监督管理缺位 预算监督管理缺位主要表现在对成本的监管上，社区卫生服务中心大多注重诊疗人次、收入等工作任务的完成情况，常出现不计成本或超支等现象。社区卫生服务中心应当加强预算的执行力和控制力，在完成工作任务的基础上加强对成本的监管力度，提高资金的使用效率。

二、社区卫生服务成本管理

成本管理对于有效利用社区卫生服务机构的人力、物力、财力等资源，提高资源使用效率，降低成本，发挥着重要作用。做好成本管理，可以使有限的社区卫生资源创造更多的社会效益和经济效益，维持社区卫生服务的良性运转和可持续发展。同时，科学的成本管理也为主管部门制定社区卫生服务价格和收费标准、完善补偿机制提供科学依据。

（一）社区卫生服务成本核算

社区卫生服务成本核算采用全成本核算方法，按三个层次逐步进行核算。

1. 总成本核算 社区卫生服务总成本核算是对社区卫生服务所有成本费用按费用要素进行归集、分配、计算总成本的过程，总成本核算是最基础的核算，其核算数据的正确与否对其他层次的核算起着决定性的作用。根据会计制度规定及成本管理要求，具体核算按照管理费用、卫生服务成本、药品经营成本分别进行归集与汇总。支出明细科目的设置以《医疗机构事业支出目级科目表》为基础，不同社区卫生服务机构具体核算时可按照实际情况及管理要求对支出明细科目进行适当的拆分和组合。

2. 科室成本核算 社区卫生服务科室成本核算是以社区卫生服务的组织结构为基础，本着高效、经济、权责分明的原则进行核算。通过科室成本核算，可以找出降低成本、提高经济效益的途径，可以用经济手段考核科室工作质量以实行奖惩和激励。科室成本核算是正确进行服务单元成本核算必不可少的前提和条件。

（1）明确划分直接和间接成本中心：社区卫生服务机构根据实际情况确立以科室为单位的成本中心，把所有科室划分为直接成本中心和间接成本中心。直接成本中心包括所有直接为社区居民使用服务的科室，如全科医学科室、公共卫生服务科室、预防保健科室等。间接成本中心是为直接成本中心服务的科室，包括辅助检查科室、药剂科室、行政科室、后勤科室。原则上，行政和后勤所有科室的费用支出总和等于管理费用，直接成本中心所有科室与辅助检查科室的费用支出总和等于卫生服务成本，药剂科室的费用支出总和等于药品经营成本。这种对应关系有利于科室成本的准确归集与分摊。

（2）归集各科室成本费用：分清各科室的成本费用直接计入各成本中心支出明细，属科室共同的成本费用则采用合适的分配方法分别进行归集，如根据人员数、房屋面积、设备价值、相应收入等，在分摊范围内按各指标所占比例分别进行分摊。通过科室直接成本归集及公共成本的分配，得出科室直接全成本，全部科室直接全成本之和等于社区卫生服务总成本。

（3）间接成本中心的成本费用分摊：间接成本分摊一般根据"谁受益、谁分摊"的原则，采用阶梯分摊方法，即为其他科室提供服务最多、接受其他科室服务最少的间接成本中心的成本首先分摊，不同的间接成本中心根据提供服务的特点按不同的标准进行分摊。间接成本中心的三次成本分摊如图4-3所示。

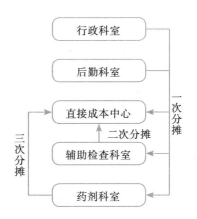

图4-3 间接成本中心的三次成本分摊

（4）计算各成本中心的全成本：对于不同科室，其全成本的计算方法不同。行政后勤各科室的全成本即为自身成本；辅助检查、药剂各科室的全成本为自身成本加上行政后勤一次分摊的成本；社区卫生服务各科室的全成本则为自身成本加上行政后勤、辅助检查、药剂等科室为其服务而三次分摊的成本。

3. 服务单元成本核算　服务单元成本核算是社区卫生服务管理的需要，有助于完善社区卫生服务补偿机制。它不仅反映某个或某组服务项目的经济效益和社会效益，也能反映出该项服务的工作质量、工作效率和管理水平。

（1）诊次、床日成本核算：诊次成本是指社区卫生服务为就诊者提供一次完整的门诊服务所耗费的平均成本。床日成本是指社区卫生服务为一个住院患者提供一天的诊疗服务所耗费的平均成本。核算诊次和床日成本，首先确定门诊科室和病房科室，在科室成本核算的基础上，将各门诊科室的成本除以科室门诊人次得到科室诊次成本，各临床病房科室的成本除以患者实际占用床日数得到科室床日成本。

（2）项目成本核算：项目成本核算是以某一服务项目为成本核算对象，对其所发生的一切成本费用进行记录、归集和分配，计算其实际成本。社区卫生服务提供集医疗、预防、保健、康复、健康教育和计划生育指导"六位一体"的综合性、全面性的卫生服务，服务项目种类非常多，在服务的提供过程中，同一个医务人员可能提供多种不同的服务项目，各种社区卫生服务项目交叉在一起，这给社区卫生服务项目成本测算带来一定的难度。项目成本的核算可采用作业成本法，通过分析每个项目实际消耗的作业和资源与整个科室消耗的作业和资源相对比，得出每个项目实际产生的成本。

（3）其他服务单元成本核算：在社区卫生服务总成本、科室成本及项目成本核算的基础上，可以进行服务包、每服务人口等服务单元的成本测算。如在项目成本核算的基础上，根据服务包所包含的服务项目以及预估提供的服务量可以计算服务包成本；通过社区卫生服务总成本、科室总成本或项目总成本除以相应服务范围人口数可以计算每服务人口成本。

（二）社区卫生服务成本控制

在社区卫生服务成本管理中，成本核算只是手段，成本控制才是其最终目的，所以说成本控制在社区卫生服务成本管理中占据非常重要的地位。

1. 成本控制的概念　成本控制是按照既定的成本目标，对成本形成过程的一切耗费进行严格的计算、调节和监督，及时发现偏差并采取有效措施予以纠正，使成本被限制在预定目标范围内的管理过程。

2. 成本控制的作用

（1）社区卫生服务成本控制可以减少工作中的物质消耗和劳动消耗，使有限的卫生资源取得更大的社会效益和经济效益。

（2）社区卫生服务成本控制有助于加强社区卫生服务经济管理，全面提高社区卫生服务机构自身素质，增强市场竞争力。

（3）社区卫生服务成本控制是全员、全过程、全方位的控制，有利于增强全体员工的成本管理意识，调动广大职工降低成本的积极性和自觉性。

（4）社区卫生服务成本控制可以降低成本扩大结余，一定程度上降低自身建设与发展对财政的依赖。

3. 成本控制的程序

（1）制定社区卫生服务成本控制标准以及相应的节约措施。成本控制标准规定了各项费用开支和资源消耗的数量界限，如目标成本、计划指标、消耗定额、费用预算等，是成本控制和考核的依据。

（2）对社区卫生服务成本的形成过程进行监督。管理者根据成本指标来审核各项费用开支和各种资源的消耗，以及增收节支措施的实施情况，保证成本控制计划的实现。

（3）认真分析成本控制计划的执行情况，确定差异。对成本控制的实际执行情况进行核算和分析，找出实际消耗高于成本指标的差异，分析差异的程度和性质，确定造成差异的原因与责任归属。

（4）集思广益研究新措施，消除差异。认真研究分析成本控制执行过程中的差异，组织全体员工集思广益，提出降低成本的新措施或修订成本控制标准的建议，以消除成本执行中的差异。

（5）依据成本控制标准进行考核。把成本控制指标纳入社区卫生服务考核中，组织有关人员对成本控制的执行结果进行考核，依据成本控制情况实行奖惩。

三、社区卫生服务财务分析

（一）财务分析的作用

社区卫生服务财务分析是以社区卫生服务财务报表、财务报告等会计资料为基础，采用一定的技术和方法，对社区卫生服务的财务状况和经营成果进行分析和评价的一项财务活动。财务分析的前提是分析者能够正确理解和运用财务报表。财务分析的质量则由财务报表及相关财务数据的质量决定。

1. 通过财务分析，管理者可以掌握各项财务计划指标的完成情况，评价财务状况，提高财务管理水平。

2. 财务分析结果可以用于评价社区卫生服务机构的偿债能力、运营能力和发展能力，找出经营过程中的问题，提高经营管理水平。

3. 财务分析帮助管理者了解并掌握社区卫生服务的财务状况及其发展趋势，将重要的财务信息应用到社区卫生服务财务管理工作和经济决策过程中，提高经济决策水平。

（二）财务分析的方法

通常使用的财务分析方法包括比较分析法、比率分析法和因素分析法等。

1. 比较分析法　比较分析法亦称对比分析法，是将两个或两个以上可以比较的相关指标进行对比，测算出相互间的差异，分析差异产生原因的一种分析方法。比较分析法在实际工作中最为常用，采用比较分析法时，应注意指标的统一性和可比性。

比较分析法的内容：

（1）计划完成程度分析：即以实际完成数与计划数相对比，检查计划完成程度，一般用百分率表示，计划完成程度=实际数/计划数×100%。

（2）动态对比分析：一般用于比较各指标的增长速度，如收入增速、成本增速等。

（3）结构对比分析：是以总体作为比较标准，是部分与整体的比较，分析部分占总体的比重，一般用于总体内部各部分之间的比重及其变化，如药占比、管理费用占比、资产负债率等。

2. 比率分析法　比率分析法是将同期财务报表中若干相互关联的数据进行互相比较，

将两个数据相除得到一个比率，据此分析和评价社区卫生服务中心运营效率，并与历史状况进行比较的方法。主要分析的比率包括盈利能力比率、偿债能力比率、经济增长比率和经营效率比率等。

比率分析法在财务分析中运用较广，但也有它的局限性：比率分析是一个静态分析方法，难以分析动态情况；比率分析使用的数据为历史数据，以此对未来进行预测并不完全合理可靠；比率分析并未考虑到物价的变动。因此，在使用此方法时，要将各比率有机地联系起来，对社区卫生服务中心的财务状况进行全面的分析。同时要结合其他两种财务分析方法，对社区卫生服务机构的过去、现在和将来作出较为全面的分析。

3. 因素分析法　因素分析法是依据分析指标和影响因素关系，从数量上确定各因素变动对指标影响程度的一种财务分析方法。社区卫生服务中心是一个有机的整体，其每一个会计指标都会受到若干因素的影响。从数量上测量各因素的影响程度，能够帮助管理人员抓住主要矛盾，更有说服力地评价社区卫生服务中心的经营状况。

因素分析法主要有连环替代法、差额计算法、因素直接对比法、投入产出法等。其中最常用的是连环替代法，采用这种方法的要点在于当有若干因素对分析对象发生影响作用时，假定其他各因素都无变化，顺序确定每一个因素单独变化所产生的影响，应用时需要注意因素分解的关联性、因素替代的顺序性、顺序替代的连环性及计算结果的假定性等问题。差额计算法是连环替代法在实际运用中的一个简便、快捷的简化方式。

（三）财务分析指标体系

社区卫生服务财务分析指标是财务状况的数值表现，即社区卫生服务财务活动的投入与产出在一定时间、地点或条件下的比较关系。社区卫生服务财务指标体系包括偿债能力分析、营运能力分析、收益能力分析和发展能力分析。

1. 偿债能力分析　偿债能力分析主要分析社区卫生服务的短期及长期偿还债务的能力。短期偿债能力分析资产的变现能力，主要指标包括流动比率、速动比率、现金比率等。长期偿债能力重点分析投资是否安全，长期债权是否到期偿还，主要指标包括资产负债率、基金比率、产权比率等。

2. 营运能力分析　营运能力分析重点分析社区卫生服务资产的管理水平及使用效率，旨在揭示资金周转情况、资源利用情况等。主要指标包括总资产周转率、固定资产周转率、流动资产周转率、存货周转率和应收账款周转率等。

3. 收益能力分析　收益能力分析主要分析社区卫生服务的收益能力和收益水平，可以将当期的收支结余与资产、净资产相对比，掌握社区卫生服务的收益情况。主要指标包括收入收益率、资产收益率、净资产收益率等。

4. 发展能力分析　发展能力分析重点分析社区卫生服务的成长性及其发展潜力。主要指标包括总资产增长率、固定资产增长率、资本积累率和收支结余增长率等。

第四节 物 资 管 理

社区卫生服务物资管理包括出入库管理、在库管理和账册账务管理，应根据财务管理的要求建立总账、分户账和台账，并能及时提供各种统计报表。为了便于社区卫生服务物资各种信息的综合利用与共享，应建立统一的分类代码及编号，建立物资管理数据库，实现信息化管理。社区卫生服务物资管理是对社区卫生服务机构物资运用整个过程的科学管理。社区卫生服务物资是社区卫生系统的必需物质支持，加强物资管理能够保证社区卫生服务机构的正常运作，并直接或间接地提高经济效益。

一、社区卫生服务物资

社区卫生服务使用的物资品种繁多，不同的物资在采购、保管、使用方面有着不同的特点和要求，因此需要对社区卫生服务物资进行科学合理地分类。常用的物资分类方式有三种。

（一）按物资的功用特性分类

医疗系统中有医疗器械、药品、卫生材料、各种橡胶制品、塑料制品、玻璃制品、金属制品和各种表册等；总务系统中有水、电、气、暖、交通工具、被服装具、基建材料和燃料等；生活系统中有生活用具和粮菜食品等。

（二）按物资的价值分类

可分为固定资产、低值易耗品、药品和卫生材料。固定资产一般包括房屋及构筑物；专用设备；通用设备；文物和陈列品；图书、档案；家具、用具、装具及动植物；低值易耗品的范围很广，包括医用物品、医用小型器械（如注射器、体温计、压舌板、医用剪刀、钳镊等），以及办公、生活用品（如病房热水瓶、脸盆、便盆等）；药品包括中药、中成药、西药等；卫生材料包括医用材料和其他材料，医用材料有各种试剂、敷料、手套、胶管以及放射、检验、口腔等使用的材料和各种医用记录纸等，其他材料有各种基建建筑、照明、车辆用材料、各种被服装具用材料、五金材料、消毒杀虫材料和各种杂物等。

（三）按物资的自然属性分类

可分为金属材料与非金属材料。金属材料包括医疗器械、交通运输工具、动力机械设备等；非金属材料包括木料及木制品、化工材料、塑料制品、玻璃制品等。

二、社区卫生服务物资管理

（一）社区卫生服务物资管理的特点

1. 质量第一 诊疗护理工作中所用的物资会直接影响诊疗护理服务质量，任何不合格的产品都会给服务对象的健康带来不良影响，甚至危及生命安全，同时也会给社区卫生服务机构造成不同程度的经济损失，引发医患矛盾。

2. "保险"存储 医疗工作的时间性决定了医疗机构必须建立某些物资的应急储备，以备不时之需。这种物资主要包括急救药品、材料和急救器材等。这种储备不能全部集中存放在库房里，而应在各相关科室都有一定数量的储备，确保存储安全。同时，还必须注意对这些应急储备进行常规检查和补充，保证其质量。

3. 占用资金量大 社区卫生服务机构资金的使用和流动中有很大一部分是物资资金的占用和流动，强调科学的物资管理可以加快资金流动速度，提高固定资产的利用率，减少社区卫生服务机构物资的损耗，提高物资资金占用的经济效益。

4. 分门别类、有针对性 社区卫生服务所涉及的物资种类非常多，不同种类的物资在保存条件、使用条件、储备定额、采购方式等方面都有不同的管理要求。这就要求物资管理人员必须首先对物资分类有科学认识，熟悉各种物资的特点，分门别类，提出有针对性的管理措施，既保证物资的安全、及时、有效供应，同时也能减少社区卫生服务资金的占用。

（二）社区卫生服务物资管理的任务

1. 建立健全社区卫生服务物资管理制度。

2. 根据各种物资的不同特点制定科学的管理方法，在保证各类物资及时供应的情况下，严格控制物资存货量，提高成本效益。

3. 重视物流费用管理，按照社区卫生服务的总体发展要求，制定各种物资预算。

4. 定期对物资消耗情况进行监督检查和统计分析，加强控制，减少不必要的物资损耗，提高物资利用效率。

（三）社区卫生服务物资管理的内容

1. 物资定额管理 社区卫生服务物资定额管理是物资管理的基础，包括物资消耗定额管理、物资储备定额管理和物资节约定额管理。

（1）物资消耗定额管理：社区卫生服务物资消耗定额管理是指社区卫生服务机构在一定的技术条件下完成某一项任务所合理消耗的物资数量标准。物资消耗定额管理是社区卫生服务机构管理科学化的一个重要组成部分，为制定物资供应计划提供了依据，是合理利用和节约物资的基本措施。

（2）物资储备定额管理：社区卫生服务物资储备定额管理是指社区卫生服务机构在一定的条件下，为了保障工作任务的完成而规定的物资储备标准。社区医疗服务工作的特殊性决定了社区卫生服务物资供给必须保证连续性和不间断性，而这种连续性往往和经济性相矛盾。物资储备定额管理是解决这种矛盾的一种管理方法，在现代医疗管理中具有重要作用。

（3）物资节约定额管理：社区卫生服务物资节约定额管理是指在保证社区卫生服务机构各项业务的前提下，为更有效利用物资而规定的物资节约指标。对于可以定额的物资和无法定额的物资，制定节约定额的方法不同。很明显，物资节约指标完成得越好，社区卫生服务成本消耗越少，社区卫生服务机构的经济效益越大。

2. 物资供应计划管理 社区卫生服务物资供应计划管理是指社区卫生服务机构为了

保证社区卫生服务工作的顺利进行而编制的，旨在保证所需各种物资及时供应的科学计划。社区卫生服务物资供应计划管理的工作包括制定物资供应目录、确定各种物资的需用量、确定储备量和采购日期、确定物资采购量等。

3. 物资采购管理　社区卫生服务物资采购管理是负责采办社区卫生服务机构所需物资材料的一种活动。社区卫生服务物资采购管理的工作包括物资市场调查、物资采购预算编制、物资采购计划编制、组织采购、签订和管理合同。

4. 物资仓库管理　社区卫生服务物资仓库管理的主要内容包括物资入库验收、物资保管和物资发货使用。

（1）物资入库验收：做好物资入库前的各种准备工作，包括根据物资特点指定存放地点、安排接收物资的人力等，然后从质量到数量进行物资验收，办理入库手续。

（2）物资保管：物资保管做到储存安全、数量准确、质量保证、使用方便、管理完善，合理利用有限的仓库空间。定期对库存的物资进行盘点，从物资的数量、质量、保存条件等各方面进行检查，保证保管安全。

（3）物资发货使用：做好物资出库前的准备工作，依据出库单出库验发，做好物资出库登记，办理出库手续。

（4）物资盘点与处置：社区卫生服务机构管理人员需要结合实际情况，制定详细的物资审核流程，对医疗设备、药品、卫生材料等资产进行定期盘点、记录，保证资产实有数与实物账相符、资产实物账与财务账相符。对盘盈、盘亏的固定资产，应当及时查明原因，并根据规定的管理权限，报经批准后及时进行处理。

三、医疗设备管理

（一）现代医疗设备的特点

随着新学科、新技术、新发明的不断涌现，医疗设备的研发和制造大量引进高新技术成果，快速推动了医学科学技术的发展。由高新技术研发的现代化医疗设备，多属于结构复杂、加工精细、技术精度高的仪器设备，大多具备以下特点：

1. 医疗设备技术的综合化程度提高　综合化程度提高是科学技术的高度专业化分工与不同学科间相互渗透和综合的结果，如CT、伽玛刀、PET/CT等集声、光、机、电、计算机、新材料等高新科技成果为一体的大型医疗设备。它们有精密的设计、复杂的结构、智能化的电脑控制、全自动的数据图像处理系统，具有技术精度高、运转速度快、操作程序化、数据处理自动化、稳定性和重复性好等特点。

2. 医疗设备技术更新速度加快　现代科学技术的发展日新月异，知识更新周期大大缩短，知识技术的更新应用到医疗设备研发，带来的是新技术、新型号、新品种的医疗设备，产品推陈出新的速度加快。

3. 医疗设备结构一体化和操作自动化　现代的医疗设备多采用集成电路进行医疗设备一体化的结构设计、制造，使设备性能更趋稳定和可靠，维修起来也简便易行。同时，医疗设备大量采用了计算机控制，使操作的自动化程度大大提高。

4. 医疗设备具有更好的性能价格比　随着科学技术的不断发展及大规模自动化生产水平的提高，医疗设备在性能和质量上都有了较大的提高。与此同时，为提高市场竞争力，生产厂家不断降低制造成本和使用维护费用，使医疗设备的总体性能价格比不断提高。

（二）医疗设备管理

1. 医疗设备管理的概念　医疗设备管理是依据管理学的基本理论和方法，围绕医疗设备从规划、计划、论证、选购、建档、安装、调试、验收、使用、维修直至报废的全过程而开展的一系列管理活动。

2. 医疗设备管理的意义和作用　医疗设备配置水平的高低，反映了医疗机构的竞争能力，医疗设备现代化是医疗机构现代化的一个重要标志。医疗机构的建设和发展既要有高水平的医学人才，也要有先进适宜的医疗仪器设备，只有这样，才能更好地满足人民群众日益增长的医疗需求，更好地提供医疗服务。

（1）医疗设备是开展医疗技术的重要支持条件。医疗机构的"硬件"建设和"软件"建设构成了医疗技术建设的两个主要方面。其中，医疗设备装备是医院"硬件"建设中的关键项目。

（2）医疗设备是医生开展医疗服务的工具和手段。医疗服务的最终目的是尽可能地为患者解决因伤病所造成的痛苦，先进适当的医疗设备可以帮助医生达到准确定位、定性、定量诊断患者的目的。

3. 医疗设备管理的特点　由于医疗设备是直接或间接地应用于人体，因此在医疗设备的研制生产及临床应用过程中，要密切关注设备对人体健康的各种影响，必须充分保证其安全性和有效性。

（1）安全性和有效性是对医疗设备的基本要求。生产厂家必须严格制定质量控制标准，医疗机构购入后规范技术使用的范围和对象，进行严格地试用以保证其安全和有效。

（2）医疗设备应能够带来一定的效益。在医疗设备安全有效的前提下，要重视发挥其效益，包括提高诊疗水平和满足诊疗工作的需要，给医疗机构带来一定的经济收益，提高市场竞争力。

（3）对医疗设备应进行准确的计量。要特别重视医疗设备的计量工作，经常进行准确校验。一旦仪器设备的计量不准，就会影响诊疗结果的正确性，造成假阳性或假阴性的结果增加，给患者精神和躯体带来损害。

（4）医疗设备的管理要有前瞻性。在进行医疗设备的购置、安装、使用前，管理者要对医疗设备预先做引进的可行性分析，包括仪器设备的性能和功能如何、诊治效果如何、效益如何、投资回报年限等，做到合理安排，确保最大限度地发挥效益。

4. 医疗设备管理的原则

（1）动态管理原则：制定相应的管理政策要因时、因地、因人而异，采取适合的管理方式。根据具体的实际情况，可以针对不同类型、不同科室和不同性能，采用灵活应变的医疗设备管理方式。

（2）系统管理原则：医疗设备管理是整个医疗机构管理系统中的一个子系统，且处于重要地位，要求设备管理应树立整体观念，克服部门的狭隘观念。要从最大限度地发挥设备整体功能和效益的角度来考核设备管理的成效，进行系统化管理，防止不必要的资源浪费。

（3）经济管理原则：在医疗设备管理过程中，必须遵守经济规律和价值规律，在仪器设备的购置、使用、保管、领取、维修、更新等一系列具体工作中，都应进行成本核算，讲究经济效益，发挥资源效果。

5. 医疗设备管理的主要内容　医疗设备管理的主要内容包括装备管理、技术管理、经济管理和政策法规管理。

（1）装备管理：装备管理是一种规划和计划的管理形式，是指在对整个医疗机构中长期发展进行充分论证的基础上，根据不同时期医疗机构业务的不同需要，适时引进或淘汰相应仪器设备的总体安排。分为中长期装备规划、年度购置计划、临时申购、常规设备材料的计划管理。

（2）技术管理：技术管理是保证仪器设备始终处于良好工作状态的一项管理工作，包括购置前对于装备仪器设备相应性能、先进程度、可靠性、临床使用效能的了解和技术评价，购置过程中对厂家、型号的选择，以及仪器设备到货后的安装、验收、分类、编号、建档入库保管、培训使用、维修、计量、调剂、统计、报废等各个环节的管理。

（3）经济管理：经济管理包括仪器设备的库存管理以及对仪器设备使用过程中的成本核算、效益分析、设备的折旧和报废等相关问题的管理。

（4）政策法规管理：依据相关政策法规进行管理。

6. 医疗设备管理事项

（1）医疗设备采购管理：确定社区卫生服务中心设备管理工作的职能部门，在采供科主任领导下，承担机构医疗设备的采购、供应管理工作。需求科室负责提出本科室医疗设备采购需求并填制医疗设备采购需求申请表。需求论证由采供科采购岗组织，设备委员会集体对设备需求参数进行论证。内审岗应全程参与监督采购需求参数论证的过程，研究结果应当以会议纪要的形式予以确认。同时采购应履行相关的审批程序。采购方式由采供科根据采购项目特点确定，做到应采尽采，不得将应当通过政府采购方式采购的货物、服务和修缮工程项目化整为零，或者以其他任何方式规避政府采购程序。采购项目完成后，采供科经办人持发票、采购合同、验收单据等材料到财务科，按照中心财务费用报销审批权限经领导审批通过后到财务科办理资金支付手续。

（2）医疗设备验收与入库：采供科负责全院医疗设备年度采购预算的编制及与临床科室的采购预算对接工作。按照机构合同管理制度的要求，与选定的供应商订立采购合同。医疗设备安装完毕后，由采供科采购人员组织使用科室负责人、固定资产管理员、财务处等人员根据采购合同约定，按照约定办理项目共同验收，必要时可请单位相关领导或外部专家参与验收，并于验收后在固定资产验收单上签字确认。办理入库手续，登记台账并录入系统，粘贴固定资产标签。之后通知使用科室领用，登记固定资产领用表，办理领用手续。

（3）医疗设备维修管理：医疗设备维修管理是医疗设备全生命周期管理中的关键内容，是保证设备正常运转的重要环节。采购人员在采购时要与供应商达成"共识"，确保机构设备维修人员获得针对医疗设备维修的技术与要点并定期获得相应的理论培训与技术培训，帮助机构维修人员更好地解决医疗设备故障问题，提高医疗设备的利用效率。

（4）医疗设备盘点与报废：医疗设备盘点作为医疗设备管理的重要内容，不仅有利于了解设备的使用情况，还有利于采购。每年应至少组织一次资产盘点，由资产办、财务科及使用科室共同进行盘点，查明医疗设备的实有数与账面结存数是否相符，医疗设备的保管、使用等情况是否正常，并做好盘点记录。盘点完成后，盘点参与人员对盘点结果签字确认，同时对清查盘点中发现的问题，应查明原因，说明情况，提出初步处理意见，形成书面清查报告，按审批权限履行相应程序。

业务科室经办人根据医疗设备情况提出报废申请，填写固定资产报废审批表，交科室负责人审核；资产办管理员根据国家和机构标准，审核设备是否符合报废条件，符合报废条件后编制资产报废申报表，资产办负责人、财务科科长及相关领导审核资产报废审批表，经相关领导人会议后按相关规定进行报废处理。

四、药品管理

药品是医疗服务的重要组成部分，是防治疾病的重要"武器"，药品的质量直接关系到人民群众的身体健康和生命安全，社区卫生服务机构必须严格执行《药品管理法》《药品管理法实施条例》《医疗机构药事管理规定》等法律法规，对药品进行科学管理。

（一）药品的定义与分类

我国《药品管理法》中关于药品的定义：药品是指用于预防、治疗、诊断人的疾病，有目的地调节人的生理功能并规定有适应证或者功能与主治、用法和用量的物质，包括中药材、中药饮片、中成药、化学原料及其制剂、抗生素、生化药品、放射性药品、血清、疫苗、血液制品和诊断药品等。

1. 处方药（prescription drug） 是指凭执业医师和执业助理医师的处方才可购买、调配和使用的药品。

2. 非处方药（nonprescription drug，over-the-counter drug，OTC） 是指不需要凭执业医师和执业助理医师的处方，消费者可以自行判断、购买和使用的药品。

（二）药品的特征

1. 药品的使用特征

（1）生命关联性：药品是用来维持人体生命和健康的物质，各种药品具有不同的适应证、剂型、用法、用量，使用不当会直接影响人体健康，甚至危及生命。

（2）公共福利性：药品对于防治疾病、维护人类健康发挥着重要作用，能否保证患者及时获得药品，是政府职能和绩效的体现，因此世界各国政府普遍对药品市场施加干预，控制药品价格，使得药品具有社会福利性质。

（3）高质量性：药品的质量关乎人的生命健康，国家对药品的监管很严格。药品只有合格和不合格之分，法定的国家药品标准是判断药品质量的唯一标准。

（4）高度专业性：虽然每种药品都有使用说明书，但大多数患者仍然难以准确、合理地对症用药，而需要通过医师和药师的指导，因此药品被称为指导性商品，体现出其专业性。特别是处方药，必须通过执业医师或执业助理医师开具处方才能购买和使用。

2. 药品的需求特征

（1）需求弹性低：药品是治疗疾病必不可少的物质，价格对实际需要的影响有限，药品的需求量受价格变化的影响不大。尤其是处方药，医生基于患者病情需要开出处方，不会因为药品价格变化要求患者购买多于或少于实际需要的药品，基本上属于无弹性需求。对于一些抢救药品或者特效药品，则属于需求完全无弹性。

（2）季节需求：许多疾病的发病率与季节变化有关，如春季是许多慢性病的多发季节，冬季呼吸道疾病高发，在这些季节里高发疾病相关药品的需求量也会相应增加。

（3）指导需求：由于药品的高度专业性，医师和药师的指导会对药品需求产生一定影响，包括药品的种类、剂型和数量等。

（4）选择需求：不同厂家生产的同一种类药品在疗效、价格、剂型等方面会有差异，消费者在购买时会根据自身的情况进行选择，品牌知名度对药品的选择需求影响较大。

3. 药品的质量特征

（1）有效性：药品的有效性是其固有要求，在规定的适应证、用法用量条件下，能预防、治疗、诊断和有目的地调节人的生理功能。

（2）安全性：大多数药品均有不同程度的副作用，因为是用于人体，药品在上市前需要做临床试验，副作用的程度在允许范围内视为安全。患者在选用副作用较大的药品时，需要衡量其有效性和安全性。

（3）稳定性：药品都有有效使用期限，药品的稳定性是指在有效期内，满足生产、储存、运输和使用要求的规定条件下，药品能保持其有效性和安全性。

（4）均一性：药品的均一性是在制药过程中形成的固有特性，要求每一单位产品都符合有效性和安全性的规定要求。人们的用药剂量与药品的生产单位密切相关，有些药品的有效成分在单位产品中含量并不高，如果不均一，则可能发生用药剂量过大或过小的问题。

（三）药事管理组织机构及职责

社区卫生服务中心应成立药事管理机构，其常设机构设在药剂科，由一名机构负责人直接领导。药事管理人员职责涵盖合理用药指导、药品质量管理、药品不良反应监测等范围。

1. 负责监督、指导药品管理和合理用药，审核各科室及所属社区卫生服务站欲购入新药的申请及用药计划。

2. 定期组织检查社区卫生服务机构药品，重点是麻醉药品、精神药品和贵重药品的管理。

3. 制定药品质量管理计划，做好入库验收、出库登记、有效期等各环节的管理，加强药品供应，监测药品疗效，并指导各社区卫生服务站的药品管理。

4. 实施药品质量管理和药品不良反应监测，制定处理药品不良反应事件流程，填写药品不良反应登记表，并报上级有关部门。

（四）药品采购和供应

发展社区卫生服务是深化医药卫生体制改革的重要环节，为完善社区卫生服务运行机制，规划设置内的社区卫生服务机构使用的药品和医用耗材均应实行政府集中采购、统一配送、零差率销售。

1. 社区卫生服务药品政府集中采购　各省（自治区、直辖市）政府多个职能部门组成医疗卫生服务药品和医用耗材集中采购工作小组，建立省级药品集中采购平台，依照有关法律法规规定，按照公开、公正、科学、客观的原则，采取直接面向生产企业询价、网上竞价和议价等方式，确定采购品种和价格（含配送费用）。

2. 社区卫生服务药品统一配送　在全省（自治区、直辖市）范围内公开招标遴选3～5家配送企业，对政府集中采购的社区卫生服务机构所用药品统一配送。各地市根据实际需要可以增选二级配送企业，但不能增加总配送费。

3. 社区卫生服务药品零差率销售　药品零差率销售是指医疗机构在销售药品时，按实际进价销售，不再加价。这是新型医药卫生体制改革的一项重要措施，社区卫生服务机构的常用药品按照政府集中采购确定的生产企业出厂价格销售，不得有任何中间环节的加成。药品零差率销售的目的在于转变医疗机构的补偿机制和运行机制，促进合理用药，降低药品价格，保证群众基本用药，减轻患者负担，吸引社区居民在基层医疗卫生机构就医。

（五）药品管理事项

1. 药品采购管理　社区卫生服务机构应按照集体决策、程序公开、阳光采购的原则，建立健全药品采购的组织机构、工作制度和内部监督机制，规范工作流程，做好药品采购和使用相关工作，实现药品购销全程监管。严格按新药入院采购、药品日常采购和药品临时采购方式进行采购。

2. 药品验收与入库　采供科采购员随同采供科库管员依据采购计划表、随货同行单与货物进行比对验收并签字留痕；采购药品必须执行质量验收制度，如发现采购药品存在质量问题，则必须拒绝入库。购入的药品应完整登记，登记项目包括药品名称、规格、剂量、有效期、生产批号、生产厂家、供货厂家、配送单位、购进数量、购货日期等，检验合格后方可入库。所有药品应保持清洁，分类存放，注意药品有效期，避免变质和浪费。需特殊条件储存的药品，根据药品保管要求（如光线、温度、湿度等）分别进行保管。

3. 药品出库与领用　社区卫生服务机构应设有专人管理药品，认真做好验收、核对、保管，社区卫生服务中心负责所属社区卫生服务站的药品供应。麻醉药品、精神药品需严格按照《麻醉药品和精神药品管理条例》执行。除抢救患者急需的药品外，未经院领导批准，药房和药库不得同意任何人借药，借药应出具机构主管领导批准的借条。任何人不得到采供科私自调换药品，机构调换药品应获得院领导批准。

4. 药品盘点与处置　药房库管员应做到日清月盘，动态掌握药品库存情况，保障供应到位。库存不足需要采购时，库管员报采供科主任审批，采供科主任根据采购情况履行相应审批程序。每月定时对中心药房、药库与社区卫生服务站内所有药品盘库一次，做到账物相符，将盘库登记与处方一起妥善保存。

定期抽查药品的外观、性状、质量，不符合药品质量要求的及时采取相应措施处理，保证用药质量和安全。药品的处置应严格履行审批手续，药品盘点结果存在差异的，由科室负责人查找产生差异的原因，报机构领导审批同意后方可执行处置程序，未经批准不得处置。

（六）处方管理

1. 处方的开具

（1）处方必须由取得处方权的医师开具，要求书写规范，开出的药品须与诊断相符。

（2）处方开具当日有效，特殊情况下需延长有效期的，由开具处方的医师注明有效期限，但有效期最长不得超过3日。

（3）处方一般不得超过7日用量，急诊处方一般不得超过3日用量，对于某些慢性病或特殊情况，医师注明理由后处方用量可适当延长。

2. 处方的调剂

（1）由取得药学专业技术职务任职资格的人员，凭医师处方调剂处方药品。

（2）处方调剂操作规程：认真审核处方，准确调配药品，正确书写药袋或粘贴标签，注明患者姓名和药品名称、用法、用量、包装；向患者交付药品时，按照药品说明书或者处方用法，进行用药交代与指导，包括每种药品的用法、用量、注意事项等。

（3）药剂人员不得擅自修改处方，如审核处方时发现有错误，应通知医师更改并在更改处签章后配发。

（4）凡处方不符合规定者，或不能判定其合法性的处方，药剂人员不得调剂，药房有权拒绝调配发药。

（5）药剂人员调配处方需两人共同完成，并要在处方上签章。

处方调剂工作流程见图4-4。

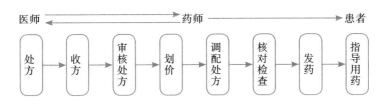

图4-4　处方调剂工作流程

3. 处方的保存　调配后的普通处方、急诊处方、儿科处方保存期限为1年，医疗用毒性药品、第二类精神药品处方保存期限为2年，麻醉药品、第一类精神药品处方保存期限为3年。处方保存期满后经主管领导批准、登记备案，方可销毁。

五、卫生材料管理

卫生材料是指临床科室、医技科室在为患者诊疗、检验检查、手术诊疗过程中使用而消失或改变实物形态的物品，如纱布、输液器、植入器材等，是社区卫生服务机构库存物品中的重要组成部分。社区卫生服务机构必须根据《医疗机构医用耗材管理办法（试行）》《事业单位财务规则》《行政事业单位内部控制规范（试行）》等法律法规和地区相关文件规定对卫生材料进行管理。

（一）卫生材料管理的定义与分类

卫生材料管理是指社区卫生服务机构对各类医用卫生材料的入库储存、出库领用、定期盘点、处置回收等过程的管理。

卫生材料的使用比药品要复杂，必须进行合理的分类，对医用卫生材料的分类是以应用角度、使用方式以及消毒方式区分的。按应用角度，分为普通医用卫生材料（如纱布、手套、常规注射器和常规器械等）和专科医用卫生材料（如骨科、导管、口腔科等所需的医用材料）；按使用方式，分为一次性使用卫生材料（如一次性注射器、胶布等）和可重复使用卫生材料（如各种器械）；按消毒方式，分为消毒卫生材料（一次性注射器、消毒手套等）和非消毒卫生材料（如不锈钢刀、镊、剪等）。

（二）卫生材料管理的意义和作用

1. 满足卫生服务机构的经济管理需求　随着医疗技术的不断发展，各种医疗卫生器材的使用也越来越多，为实现卫生服务机构的长久发展，加强卫生材料的全过程管理，并促进合理使用，对提升卫生服务机构的经济效益具有重要作用。

2. 满足卫生服务机构精细化管理要求　随着医疗市场的发展和医改政策的深入，精细化管理成为卫生服务机构可持续发展的必然选择。降低卫生材料消耗、杜绝浪费，有利于提高卫生服务机构效益，降低机构运行成本。

（三）卫生材料管理的主要内容

1. 卫生材料验收与入库　首次进入机构的卫生材料需填写相关的审批表单，并由相关负责人签字，经会议审议通过后，院领导审批，方可开始采购进入社区卫生服务机构使用。采购员、库房管理员应对购入的卫生材料依据有关质量标准，按采购计划清单认真核对入库，对产品规格型号、包装、合格证、生产日期、质保有效期、相关资质齐全有效，验收合格后在送货单上签字，并每月交财务处会计入账。卫生材料入库必须严格执行验收程序，坚决杜绝无证、伪劣产品进入机构。验收不合格的卫生材料，由采购员及时办理退货。

2. 卫生材料出库与领用　卫生材料领用应遵循按需供给、配给及时、勤俭节约、从严控制的原则。具体要求如下：库管员及时做好验收、入库手续；各科室领用卫生材料时须填写领用申请，按照规定履行审批程序后方可办理卫生材料领用出库手续；库管员应做到日清月盘，动态掌握卫生材料库存情况，保障供应到位；库存不足需要采购时，库管员报采供科的主任审批，采供科主任根据采购情况履行相应审批程序。

3. 卫生材料盘点与处置　各科室应遵守卫生材料使用要求，规范科室人员的卫生材料使用行为，保障卫生材料使用的安全有效。采供科应定期组织相关人员对卫生材料库进行盘点，财务科物资会计、内审岗人员应参与盘点过程，对盘点过程进行监督并签字确认。

卫生材料的处置应严格履行审批手续，盘点结果存在差异的，由采供科查找产生差异的原因，报院领导审批同意后方可执行处置程序，未经批准不得处置。

六、医疗废物管理

依照《医疗废物管理条例》规定，医疗废物（medical waste）是指医疗卫生机构在医疗、预防、保健以及其他相关活动中产生的具有直接或间接感染性、毒性以及其他危害性的废物。

（一）医疗废物分类

WHO在1988年将医疗废物分为一般废物、病理性废物、感染性废物、损伤性废物、化学性废物、药物性废物、放射性废物和爆炸性废物八大类。目前我国沿用的是卫生部和国家环境保护总局于2003年联合印发的《医疗废物分类目录》作出的分类。

1. 感染性废物　指携带病原微生物具有引发感染性疾病传播的医疗废物，包括沾染患者血液、体液和排泄物的物品，医疗机构收治的隔离传染病患者或疑似传染病患者的生活垃圾、病原体的培养基、标本和菌种，各种废弃的医学标本，废弃的血液、血清，使用后的一次性医疗用品及一次性医疗器械。

2. 病理性废物　指诊疗过程中产生的人体废弃物和医学实验动物尸体等，包括手术或其他诊疗过程中产生的人体组织、器官等，医学实验动物的组织、尸体，病理切片后废弃的人体组织、病理蜡块等。

3. 损伤性废物　指能够刺伤或者割伤人体的废弃的医用废物，包括医用针头、缝合针，各类医用锐器，玻璃制品等。

4. 药物性废物　指过期、淘汰、变质或被污染的废弃药品，包括废弃的一般药品（如抗生素、非处方类药品等），废弃的疫苗和血液制品等。

5. 化学性废物　指具有毒性、腐蚀性、易燃易爆性的废弃化学物品，包括医学影像室、实验室的化学试剂，废弃的过氧乙酸等化学消毒剂，废弃的水银血压计、水银温度计。

（二）医疗废物管理的职责与要求

1. 医疗废物管理的职责

（1）社区卫生服务中心应当建立、健全医疗废物管理责任制，社区卫生服务中心的法定代表人或主要负责人为第一负责人，设置医疗废物管理的专职人员，制定并落实医疗废物管理的规章制度、工作流程和要求，并建立医疗废物流失、泄漏、扩散和意外事故的应急方案。

（2）社区发生医疗废物流失、泄漏、扩散和意外事故时，应当按照规定采取相应的处理措施，并在48小时内向所在地区级卫生行政主管部门，环境保护行政主管部门报告。调查处理工作结束后，也应进行报告。

（3）社区卫生服务中心发生医疗废物管理不当导致传染病传播事故，或者有证据证明传染病传播的事故有可能发生时，应当按照《传染病防治法》及有关规定报告，并采取相应措施。

2. 医疗废物处理的基本要求

（1）分类收集医疗废物：根据医疗废物的类别，将医疗废物分别置于符合《医疗废物专用包装物、容器标准和警示标识规定》的包装物或容器内。感染性、病理性、损伤性、药物性及化学性废物不能混合收集。少量药物性废物可与感染性废物一起处理，但应在标签上注明；化学性废物中批量的废化学药剂、废消毒剂应交由专门机构处置；隔离的传染病患者或疑似患者产生的具有传染性的排泄物，应当按照国家规定严格消毒，达到国家规定的排放标准后方可排放。

（2）内部运送与暂存：社区卫生服务中心应当建立医疗废物暂存设施设备并达到相关要求，不得随意存放医疗废物；医疗废物暂存时间不得过长，一般不超过两天。医疗废物运送人员应当检查包装物或容器的标识、标签及封口是否符合要求，并使用防渗漏、易于装卸和清洁的专用运送工具。按照规定的时间和路线运送至指定暂存地点。运送工作结束后，应当对运送工具及时进行清洁与消毒。

（3）转运与登记：社区卫生服务中心应当将医疗废物交由取得相关许可的单位进行处置，依照危险废物转移联单制度填写和保存转移联单。对医疗废物进行登记，登记内容应包括医疗废物的来源、种类、重量或者数量、交接时间、最终去向等。医疗废物转交出去后，应当对贮存地点、设施及时进行清洁和消毒处理。禁止医院及其工作人员转让、买卖医疗废物。

3. 人员培训与职业安全防护

（1）社区卫生服务中心应当对本机构的工作人员进行相关培训，提高全体工作人员对医疗废物管理工作的认识。对从事医疗废物收集、运送、存储和处置的工作人员以及管理人员进行相关法律和专业技术、安全防护及紧急处理等知识的培训。

（2）社区卫生服务中心应当根据接触医疗废物的种类及风险大小的不同，采取适宜、有效的职业卫生防护措施，为机构内从事与医疗废物管理相关工作的人员配备必要的防护用品，定期进行健康检查，必要时对有关人员进行免疫接种，防止其健康受到损害。

第五章　社区卫生服务信息化应用与管理

社区卫生服务信息化应用与管理

本章要点 1. 掌握　社区卫生服务信息化的概念、特点、建设背景、需求、意义、探索、存在问题及展望。

2. 熟悉　社区卫生服务信息系统功能，卫生信息标准的相关概念，卫生信息标准体系及其构成，卫生信息系统的生命周期、建设原则、建设实施过程、信息安全等内容。

3. 了解　社区卫生服务信息化系统的维护，智慧卫生健康服务分级评价标准等内容。

第一节　概　　述

社区卫生服务信息化建设是实现居民、医疗卫生机构及政府三方获益的系统工程。社区卫生服务信息化建设有助于提升基层健康服务水平、为居民提供满意的社区卫生服务。社区卫生服务要实现管理现代化、科学化、规范化，在激烈的市场竞争中生存和发展，就必须建立健全社区卫生服务信息管理系统，充分发挥该系统收集信息、处理信息、利用信息、开发信息资源功能。在云计算、大数据、物联网、无线通信、网络技术的信息化技术发展大背景下，我国社区卫生服务信息化建设面临新的挑战。

一、社区卫生服务信息化概念

（一）信息的定义

信息是反映事物本质特征的一切表现形式（如形象、声音、数据等）的统称。它可以用各种符号来表示，如数码、字母或其他符号。简言之，信息是处理后的数据所形成的一种形式，它能用来辅助做决策或支持其他行动。社区卫生服务信息是能对社区卫生服务各项具体活动产生影响的数据的集合。

（二）社区卫生服务信息化

社区卫生服务信息化是指以健康信息为核心、管理信息为纽带、分析决策信息系统为主导的全面信息化过程。即在生命全周期内，单位是个人及家庭，主线是健康档案，对各种健康数据系统地、连续地采集和运用，从而使社区卫生服务工作的系统性和有效性得以实现。既包括社区卫生服务体系内部的管理信息、业务信息、医疗活动记录、医学科技信息、医学图像信息和医学标本信息等，也包括社区卫生服务体系外部的医学科技文献信息、卫生政策信息、国情和卫生状况，以及通过有组织、有目的调查获取的卫生信息等。

我国社区卫生服务信息化主要分为三个发展阶段：

第一阶段：计算机技术应用阶段（20世纪80年代初至2003年），以财务、挂号、收费等经济运行管理和基础统计工作为主，在传统业务管理模式的基础上实现医疗卫生系统中计算机技术的广泛应用。但这一阶段由于重视程度不够，使各个机构间信息系统相对独立，业务数据相对分散，联网互通程度低，此阶段为卫生信息化的起步阶段，其发展相对迟缓。

第二阶段：公共卫生信息系统高速发展阶段（2003年至2009年），此阶段我国加大了公共卫生信息系统的建设投入。主要包括以下五个方面：SARS疫情专报和分析预警系统；疫情和突发公共卫生事件监测系统；医疗救治信息系统；卫生监督执法信息系统；突发公共卫生事件应急指挥决策系统。实现了覆盖中央至县乡的网络系统和国家、省两级应急指挥决策系统，使传染病疫情、卫生监督执法、妇幼卫生保健等信息报告的及时性和准确性得到提升，使突发公共卫生事件的应急反应处置能力得到提高。同时，医院信息系统从管理信息系统建设阶段向临床信息系统和电子病历的应用阶段实现过渡。此阶段也是我国进行区域卫生信息化建设的启动阶段。

第三阶段：卫生信息互联互通阶段（2009年以后），我国医疗信息化开始从主要发展临床信息系统的阶段向更高级的区域卫生信息化进行转变，在国家相关政策的指引下不断进行对区域卫生信息系统及社区卫生服务信息系统平台建设的探索，并逐步实现区域协同医疗。随着对信息化认识的不断深入及对信息标准的不断研究，相继颁布了多项指导类行业标准，以规范卫生信息数据集在不同角度的描述。利用社区卫生服务信息化实现以人为中心，进行全生命周期的信息资料采集、共享，进行预防保健、健康评估，对各种健康数据系统地、连续地采集和运用，不断探索"互联网+"、健康医疗大数据、智慧医生的新模式，使社区卫生服务工作的系统性和有效性得以实现。

二、社区卫生服务信息化的特点

（一）以社区卫生服务内容为基础

社区卫生服务内容主要包括基本医疗卫生服务和公共卫生服务，搭建起了集预防、保健、医疗、康复、健康教育及计划生育技术指导"六位一体"的综合式医疗保健体系。在社区卫生服务信息化建设中，医疗卫生服务机构需为其所承担的功能任务和提供的服务内容提供信息化技术支持，以帮助机构提供更为优质的社区卫生服务。

（二）以社区居民健康档案为抓手

个人与家庭的健康档案是社区卫生服务工作的重要内容和管理抓手，健康档案是记录每个人从出生到死亡的与健康有关的档案信息，包括生活习惯、既往病史、妇幼保健管理、精神卫生管理、检验检查报告、诊疗记录等内容。因此，以居民个人为核心，对其健康档案进行电子化管理并贯穿至整个业务流，同样也是社区卫生服务信息化建设的重要任务和抓手，方便对居民进行连续性健康评估和健康管理。

（三）以信息联通共享和转化应用为结果

社区卫生服务机构需要以区域卫生信息化标准为指导，在特定范围内，与区域内不同级别、不同类型医疗机构的公共卫生服务系统、基本医疗服务系统、运营管理信息系统、监督评价信息系统等相连接，通过搭建信息交换和数据共享的软硬件环境，进行协同办公和应用转化，如对外进行信息直报、双向转诊、远程医疗、卫生监督协管等，对内进行基本医疗和公卫服务的开展、业务管理、绩效考核、流程优化、合理用药监测等。

三、社区卫生服务信息化的建设背景

社区卫生服务机构承载着为居民提供基本医疗和公共卫生服务的重任，是分级诊疗制度的网底，"强基层"一直以来是我国医改的重要任务之一，在互联网时代利用信息网络技术提升社区卫生服务的效率和水平，是为基层赋能的重要措施，有利于提升社区医生在百姓心中的信任度和社区居民健康管理的获得感。

在2009年新医改方案中，医疗卫生信息化被确定为医改的"四梁八柱"之一，"四梁八柱"即四大体系（公共卫生服务体系、医疗服务体系、医疗保障体系和药品供应保障体系）及八大体制机制（管理、运行、投入、价格、监管体制机制、科技与人才、信息、法治建设），被提升到了历史性的高度。近年来国务院发布了《关于积极推进"互联网+"行动的指导意见》及《关于促进和规范健康医疗大数据应用发展的指导意见》提出通过"互联网+健康医疗"探索服务新模式。

在国家"十三五"规划中着重提出"健康中国"的建设构想，确定了"共建共享、全民健康"的战略主题。其核心是"以全民健康为中心，坚持以基层为重点，以改革创新为动力，以预防为主、中西医并重、重点人群关注为基础，坚持人民共建共享"的卫生与健康工作方针。中国共产党十九大报告也明确提出，实施健康中国战略，要完善国民健康政策，为人民群众提供全方位全周期健康服务。2017年国家发布了《中国防治慢性病中长期规划（2017—2025年）》，也明确提出"促进互联网与健康产业融合，发展智慧健康产业，探索慢性病健康管理服务新模式。完善移动医疗、健康管理法规和标准规范，推进移动互联网、云计算、大数据、物联网与健康相关产业的深度融合。"2019年国家卫生健康委发布《全国基层医疗卫生机构信息化建设标准与规范（试行）》，针对目前基层医疗卫生机构信息化建设现状，提出未来5～10年全国基层医疗卫生机构信息化建设、应用和发展要求。

随着医药卫生体制改革进一步深化，以及云计算、大数据、物联网、无线通信、网络技术的应用推广，卫生信息平台建设已经从单纯的完成软硬件配置、建立信息中心、实现互联互通、就诊记录和健康档案共享等信息工程向云端高度集成、大数据应用、与医疗卫生管理实践日益紧密结合的方向发展。这些发展趋势为社区卫生服务信息化建设的发展提供了机遇，同时也提出了挑战。

四、社区卫生服务信息化的建设需求

由于我国社区卫生服务起步较晚、发展不均衡、人力资源不足等因素，工作中部分数据采集困难、手工填报、重复劳动等现象仍广泛存在，给社区卫生服务人员日常工作带来较大负担，相关服务开展存在一定的困难。同时，社区卫生服务机构作为居民健康守门人，承担着社区常见病和多发病的诊疗工作，涉及多个学科的知识，需针对不同人群进行个性化干预和管理。在信息技术高速发展的时代，互联网技术被应用到各领域和行业，"互联网+"与各领域公共服务的融合，已经成为公共服务发展创新中的重要手段。开展社区卫生服务信息化是开展基层医疗卫生机构业务管理和服务的迫切需求。

（一）社区卫生服务信息化是资源共享的需求

健康档案和电子病历是居民健康信息和疾病信息的载体，为居民建立电子健康档案，通过社区卫生服务信息化平台实现区域内健康档案信息共享，联动社区卫生服务机构与上级医疗机构间的双向转诊，使居民的健康管理与疾病诊疗信息可以进行传递、利用和处理，实现个人医疗卫生、保健服务的跟踪，在医疗资源得到有效利用的同时提高了社区卫生服务工作效率。

（二）社区卫生服务信息化是质量保障的需求

社区卫生服务机构承担着大量的基本医疗及公共卫生服务工作，但医疗设备和条件相对不足，需要依托上级医院先进的医疗仪器和专家资源共享，实现对医务人员的培训和业务指导，提高社区卫生服务机构医务人员的业务能力和服务质量。例如借助信息化平台实现远程会诊等服务，满足居民高质量的医疗服务需求；通过智能化的慢性病管理平台向慢性病患者提供精细化健康管理；通过临床决策支持系统为医务人员提供辅助决策。

（三）社区卫生服务信息化是经济管理和分析的需求

可通过信息化手段来实现对社区卫生服务机构经济运行状况的管理和分析。利用信息化建立严格的控制体系，合理用药、合理检查、控制医疗服务单元成本。

（四）社区卫生服务信息化是科学研究和制定政策的需求

通过社区卫生服务信息化平台提取的居民医疗保健数据，可为科学研究提供宝贵的原始资料，这些资料具有样本量大、持续时间长、准确性高的特点，为循证医学提供了可靠依据。通过对社区卫生服务数据的统计分析，可为政府及卫生行政部门制定相关卫生政策提供科学依据。

五、社区卫生服务信息化建设的意义

社区卫生服务信息化建设是实现居民、社区卫生服务机构及政府三方获益的系统工程，也是实现"保基本、强基层、建机制"的有效举措，对实施基层首诊、双向转诊、急慢分治、上下联动，对促进优质医疗资源下沉及健康医疗建设有重大现实和战略意义。在社区卫生服务中，社区卫生服务信息系统不仅为辖区居民提供各类卫生信息服务，还协助卫生监管部门对各医疗机构进行管理，大幅提高了政府机构的管理水平、工作效能和社会服务能力；同时，社区卫生服务机构能够利用信息化手段完善和规范社区卫生服务功能、提高工作效率、降低成本和改进服务质量。

（一）完善流程，优化服务体验

随着互联网等信息技术的广泛应用，预约诊疗、移动支付、检查检验结果查询和信息推送、远程健康教育等服务逐步在社区卫生服务机构推广使用，在居民、医务人员、社区卫生服务机构之间构建了新型的医疗生态服务链条，缓解传统就医的"三长一短"现象，大大优化居民的服务体验。

（二）资源共享，实现全生命周期健康管理

社区卫生服务的特点是为社区居民提供综合性、连续性、协调性、可及性医疗和健康管理服务。将区域公共卫生信息系统比作"信息大陆"，则社区卫生服务信息系统就是一个个的"信息岛"，将众多的社区"信息岛"通过开放的体系结构整合为完整的"信息大陆"，所以在区域公共服务信息系统中，社区卫生服务信息系统建设的地位至关重要。社区卫生服务信息化建设的不断完善，促进了医疗卫生信息资源互联互通及共享利用，保证各个系统相关数据的一致性；通过整合区域健康资源实现信息共享及服务协同，强化"基层首诊、双向转诊、急慢分治、上下联动"的分级诊疗模式，实现"院前－院中－院后"一站式医疗协同服务新模式，完成全生命周期的健康管理。

（三）联通院内院外，丰富服务手段

1. 通过智能可穿戴设备、健康医疗云平台的应用，实现了动态采集慢性病数据，规范了诊疗流程，提高了慢性病患者的依从性。

2. 大力发展健康大数据，对现有资源进行整合，进一步服务于临床决策、健康疾病预警、医疗管控等应用。

3. 线上线下服务、家庭医生签约服务模式，使居民随时随地选择满意的家庭医生，享受主动性、连续性及全程性的服务，有利于应对健康新挑战，转变医疗服务模式，落实分级诊疗制度，搭建社区卫生服务机构与居民之间的桥梁，实现实时沟通，构建和谐的医患关系。

（四）降低劳动强度，提高工作效率

1. 社区卫生服务信息化把医务人员从繁重的文字书写中解放出来，实现基本医疗、基本公共卫生服务和健康体检等记录信息共享利用、统一归档、动态更新，可随时查看患者就诊记录、检验检查报告等信息。

2. 减少录入，查询便捷，使医务人员更好地投入医疗卫生健康服务，促进社区卫生服务机构人力资源的优化配置及合理利用。

（五）数据转化，助力管理科学化

1. 通过广泛应用合理用药系统，对处方中药品剂量、药物间的相互作用等进行自动提醒和监测，从而规范社区卫生服务机构医务人员的合理用药，提高医疗服务质量。

2. 通过电子病历信息共享，可避免重复化验、检查及用药，规范诊疗过程，减少诊疗差错，减轻居民的医疗费用负担，提高居民满意度。

3. 信息化促进医疗服务行为的规范化，有利于各级决策部门实现信息数据的科学决策和监管。

六、社区卫生服务信息化的应用与探索

加强社区卫生服务信息化建设是深化医药卫生体制改革的重要任务，是落实"三个一"工程，实现"保基本、强基层、建机制"的重要技术支撑，是落实以基层为重点、推进分级诊疗制度建设、实现全民健康目标的重要保障。

随着社区卫生服务信息化的发展，目前我国社区卫生服务机构硬件设施已基本实现广覆盖；社区卫生服务信息化应用水平得到较大提升，依托于社区卫生的基本数据，通过服务信息采集、汇聚和互通共享，逐步建立起以居民健康档案为核心、整合不同机构健康数据的卫生信息平台，提高了社区卫生服务质量和管理水平；同时，基层卫生信息化标准规范开发应用工作也取得显著成效。

目前多数社区卫生服务机构已开始运用符合国内卫生医疗情况的社区卫生服务管理信息系统，同时各地对信息系统建设进行了大胆的尝试和探索，展示了多种模式并存、各具特色的发展现状。

（一）深化践行家庭医生签约服务

充分利用信息技术推进家庭医生签约服务工作，基于社区卫生服务信息系统，完善家庭医生智能服务平台，通过互联网网站、手机APP、有线电视等途径，加强家庭医生签约服务宣传，方便居民选择附近的社区卫生服务机构、家庭医生和个性化服务包，实现线上需求导入线下服务。通过智能化服务平台，支撑社区卫生服务机构为居民提供健康咨询、预约就诊、报告查询、复诊提醒、慢性病管理、健康监测、随访评估等家庭医生签约服务。随着家庭医生签约服务在全国的深入推进，家庭医生和居民之间建立了连续性的服务关系，提供精细化健康管理服务，显著改善了签约居民的健康状态，显著提升了社区居民的健康服务需求获得感。

（二）大力发展远程医疗服务

由政府主导、多方合作参与，各地大力推进和实践了远程会诊、远程影像、远程心电、远程检验等远程医疗服务体系的建设和应用，加强了社区卫生服务机构与二、三级医院、区域检验检查中心业务协作，促进了区域内检查检验结果互认，有效地整合大医院的优势医疗资源及社区卫生服务机构的现有资源，实现了卫生机构间信息共享。通过线上线下资源实现协同诊疗，为居民提供便捷的医疗服务。

（三）辅助诊断决策系统的推广使用

各地积极探索基于人工智能技术的临床决策辅助诊断、合理用药、随访提醒等功能模块在社区卫生服务信息系统中的应用，以信息化手段开展辅助诊断、智能处方点评、健康管理提醒等业务，以信息化手段支撑科学诊疗、安全用药，从多维度规范基层诊疗行为和提高科学决策水平。

（四）发挥居民电子健康档案核心作用

发挥居民电子健康档案在健康管理中的基础作用，为居民提供综合、连续、全生命

周期的健康服务，完善电子健康档案信息授权调阅，通过网络、手机APP、有线电视等多种渠道逐步规范有序向居民开放，推动居民参与自我健康管理。同时积极探索健康小屋、健康一体机、可穿戴设备等健康智能装备监测数据规范接入居民电子健康档案，为居民提供常见健康指标连续监测。

（五）加速实现社区卫生服务信息系统的集成

随着信息技术的飞速发展，信息的跨系统、跨平台交流，将形成全新的信息管理环境，在此网络环境中的社区卫生服务信息化管理将进入崭新的信息管理模式。目前各社区卫生服务机构的信息管理系统基本上是一个独立的实体，在医疗机构内部实现数据网络上的共享，全方位覆盖所有业务流程，使内部信息系统规模化和集成化，逐步加强与外界（如公共卫生信息、上级主管部门数据上报系统、医疗保险系统等）的沟通，将提高信息的价值利用率。

七、社区卫生服务信息化建设存在的问题

（一）社区卫生服务信息化建设应用发展不平衡

我国社区卫生服务业务尚未统一，因此各地社区卫生服务信息化建设在体系构架、应用开发及信息标准等方面仍存在地域性差异。部分地区由于资金、设备、人员等各方面因素，社区卫生服务信息化建设仍处于初级阶段，存在设备更新速度慢、业务功能模块设计和应用不完善、专业人员配备不足或能力偏弱、信息系统建设缺乏统一部署等问题，严重影响了全国基层健康信息网络的整体建成和协同作用的发挥。而沿海等地区由于各种信息化建设手段及方法相继涌现使社区卫生服务信息化建设较为完善，信息化项目建设已经完成并投入使用。因此，出现各地社区卫生服务信息化建设发展不平衡的事态，相较公共卫生和基本医疗信息系统建设水平，其他业务功能建设情况的均衡性更差。

（二）"信息孤岛"现象普遍存在

社区卫生服务信息化建设实现信息共享的前提是建立并制定社区卫生服务信息技术标准与规范，然而由于社区卫生服务信息化建设缺乏整体及长远规划，随着计算机和网络技术的不断更新，在信息化发展的各个阶段会因为不同建设标准而出现不同时期、不同阶段的信息标准不统一的现象。区域医疗信息化尚未形成完善的科学架构和模式，不同卫生机构间难以实现及时有效的信息交换，不利于充分发挥数字化医院信息系统与远程急救医疗的功能、提供系统的实时性和保证数据的可靠性、实现基层医院与整个区域医疗信息资源的互联互通，因此仍普遍存在"信息孤岛"现象，导致卫生管理部门难以及时、准确、高效、动态地指导、监管社区卫生服务业务。

在实际工作中，国内尚缺乏一系列可操作性的社区卫生服务信息化建设应用指导规范，同时也存在社区卫生服务信息化建设评价指标不完善现象，难以督促社区卫生服务信息技术标准落实执行。因此，须建立统一的卫生信息化标准体系。

（三）居民健康档案不能及时更新，成为"死库死档"

居民健康档案包括居民生命周期健康相关的全部信息，因此需要根据需求明确健康

档案内容，不可毫无目的地建立健康档案数据库。部分社区卫生服务机构为完成上级卫生行政部门部署的建档目标，未根据当地居民健康档案信息内容开展社区卫生服务信息化建设、建立基本健康档案、完善适宜的居民健康档案内容，不能确保居民健康档案内容及时更新，因此出现"死库死档"现象。

（四）社区卫生服务信息化运维保障能力欠缺

资金保障是完成项目建设的关键，社区卫生服务信息化建设中软件、硬件和人力资源以及后期系统的维护和升级均需要政府财政的持续投入，部分政府资金投入不足，或仅在初期建设中有资金投入，但后期的系统维护和升级出现资金中断，缺乏持续有效的保障机制，使社区卫生服务信息化建设举步维艰。同时，目前社区卫生服务机构专业技术人员匮乏、技术保障缺乏、技术不高、专业不精、综合素质水平不高，也制约了社区卫生服务信息化发展，使社区卫生服务信息化难以得到应用和推广，社区卫生系统技术保障问题凸显。另外，各地社区卫生服务信息化项目在安全设施建设方面技术薄弱、投入不足，通过信息安全等级保护备案的比例较低。信息安全问题涉及整个卫生计生信息网络的运行安全，亟须加以重视并解决。

（五）缺乏统一的社区卫生服务信息化的法规体系

我国目前尚未发布有关社区卫生服务信息化的法律文件，故需借鉴国外的成功经验，结合我国医院信息化建设、应用和管理的实际，制定相应的管理性的法律和法规。对涉及电子病历系统应用过程中和医疗护理执行过程中的法律和法规问题，必须加以法律的认可和规范，并形成医务人员必须遵守的法律条文。同时要加快研究社区卫生服务信息法，制定适合我国国情的社区卫生服务信息法律体系，以期与我国医院信息化工作的纵深发展相适应。

（六）信息安全体系尚待进一步完善

网络安全信息是关乎国家安全和发展、广大人民群众工作生活的重大战略问题，当前医疗卫生领域网络信息安全的受重视程度逐年提高。因此需要进一步加强社区卫生网络和信息安全体系建设，这也是开展信息化建设的重要前提和基础。目前，我国社区卫生服务机构已经逐步建立网络信息安全管理制度，但信息系统通过二、三级等级保护的机构比例偏低，可见社区信息安全体系建设仍相对薄弱，需要从制度、管理、资金投入、人才队伍等方面进一步加强。

八、社区卫生服务信息化建设的建议与展望

（一）加强社区医疗卫生信息的整合与互联共享

加强社区卫生服务信息的整合，首先需要健全统一、规范的社区卫生服务信息交换标准，并在此基础上不断完善信息整合和共享机制。依托国家级卫生综合管理平台和省级全民健康信息平台，将社区信息管理模式由业务条线的纵向管理向区域卫生信息的横向管理转变，将分散在不同业务系统的数据信息整合至统一的卫生信息平台；在保障数据安全的前提下，对数据进行调取和共享，减轻社区人员工作负担，降低信息化建设成本。

（二）加强社区卫生服务信息化建设与服务业务的深度融合

社区卫生服务信息化的主要服务对象是社区卫生工作人员和卫生健康管理部门，因此，信息化建设应紧密围绕社区卫生服务工作的特点，依据基本医疗和公共卫生服务流程设计并改造业务系统信息流程，并通过系统的信息流优化业务的服务流，促进信息化建设与业务服务的深度融合，不断解决条线分割造成的数据重复统计、口径不一致等问题，真正促进诊疗服务和管理工作的提质增效。

（三）促进电子健康档案的结构优化和向居民开放

居民健康档案是基层医疗卫生机构提供连续性卫生服务和便民服务的重要抓手，因此有必要对居民健康档案进行结构优化和规范化建设，并结合社区卫生服务信息化建设，实现档案电子化和数据共享，相同数据尽量只录一次，一数一源，一源多用。以居民身份证号或电子健康码为唯一识别码，对患者进行建档、家庭医生签约、双向转诊以及诊疗信息浏览，有助于分级诊疗和整合型医疗服务体系的构建，以及健康档案数据的深入挖掘。同时，将电子健康档案向居民开放，有助于居民随时自查和跟踪自身健康状况。

（四）充分利用"互联网＋"新技术赋能社区卫生服务信息建设与应用

随着信息化的进一步发展，云计算、大数据、物联网、人工智能、移动互联网等新一代信息技术的快速发展以及技术与医疗产业的深度融合，有助于社区卫生服务信息化在新场景中的可持续、多元化发展。以云计算和云存储为基础，能够使医疗信息建设基础设施更加完善，资源分配更加合理；以大数据技术为驱动，能够带来更多的个性化、创新化的医疗服务；以物联网和移动互联网技术为支撑，能够使医疗服务更加便捷。同时，随着政策的完善与技术的发展，个人将拥有更多属于自己的健康医疗数据，健康医疗数据在隐私性和安全性得到保障的前提下将更加开放共享。当所有这些变为现实的时候，社区卫生服务将以一种全新的面貌迎接和拥抱所有人。

第二节　信息系统开发与应用

信息广泛存在于社区卫生服务活动中，如社区居民、家庭、社区的医疗、预防、保健、康复、健康教育等，随着医药卫生体制改革的深入以及医疗服务市场竞争的加剧，信息对于医疗卫生服务机构经营决策的重要性越来越突出，有效地利用信息可以帮助社区卫生服务管理者作出正确的决策，提高社区卫生服务机构的市场竞争力。

一、社区卫生服务信息

未经开发的信息是零散的、无序的，使用价值有限，只有将其形成符合社区卫生服务需要的信息产品，其价值才会得到充分的体现。社区卫生服务信息系统是以健康信息为核心，以管理信息为纽带，以分析决策系统信息为主导的全面信息化系统，它的网络触及可以延伸到城市社区和农村卫生室，能够完善和规范公共卫生事件的应急指挥能力。

（一）社区卫生服务信息的特点

1. 信息的复杂性　社区卫生服务信息类型多样、复杂、信息量大，既有社区居民的个人和家庭信息，也有患者的生理、心理信息，还有诊疗、随访、管理等信息。

2. 信息的主观差异性　社区卫生服务信息的获取过程中具有较强的主观性，社区卫生人员自身的技术、能力和经验会影响到对信息的判断，不同的医生对同一个患者所获取的诊疗信息可能是有差异的。人们认识事物的过程实际上也是信息处理与分析的过程，不同的人认识和分析事物的角度和方法不相同，所以服务对象在客观信息的输出表达也呈现出主观差异。

3. 信息的时效性　客观事物本身在不断运动，信息的内容和效用也会随之变化，及时收集有效的信息并及时利用才能充分发挥信息的价值。社区卫生服务管理者必须了解信息具有时效性的特点，在获取和利用信息时注意时间对信息寿命的影响。

4. 信息的共享性　信息共享即信息交换和转让利用，是指在信息标准化和规范化的基础上，按照相关法律法规，依据信息系统和传输等技术，信息在不同层次、不同部门信息系统之间实现交流与共享的活动。在互联网时代，信息是重要的资源，通过信息共享与挖掘，有利于提高资源利用率，加速生产力转化，节省信息采集、存储和管理等社会成本，推动技术发展和社会进步。因此，社区卫生服务机构必须在信息安全和保密的条件下实现信息共享，以便更加合理地进行资源配置和数据挖掘。

（二）社区卫生服务信息管理

1. 社区卫生服务信息管理的含义　社区卫生服务信息管理是指对社区卫生服务活动的相关信息进行科学地收集、存储、利用、评价与传递，以协助实现社区卫生服务组织目标的过程。社区卫生服务机构基于其功能定位与任务，需要向辖区居民提供主动、连续的个性化服务，收集完整的社区居民健康信息和疾病信息，是提供良好服务的基础。由于社区卫生服务机构提供的服务项目多、服务量大，服务过程中收集和产生的信息量大，需要通过现代化的信息技术和信息管理手段来保障社区卫生服务信息管理工作的开展。

2. 社区卫生服务信息管理的特点

（1）社区卫生服务信息管理对象种类繁多，管理的信息数量呈快速增长趋势，信息管理工作量越来越大。

（2）信息时代对于社区卫生服务信息处理和传播速度的要求越来越高，给社区卫生服务信息管理者带来新的压力和挑战。

（3）社区卫生服务信息管理是一项涉及多学科、多领域的工作，不仅要求信息管理人员掌握信息技术、网络通信技术、多媒体处理技术等，还要求他们熟悉这些技术与社区卫生服务的衔接与融合点。

二、社区卫生服务信息系统的建设目标

1. 社区卫生服务信息系统的建设首先要保障数据的互联互通，避免"信息孤岛"。根据国家标准建设电子健康档案系统，消除数据壁垒，畅通部门、局域之间的数据共享通道，实现社区卫生服务机构与卫生健康委、妇幼保健中心、疾病预防控制中心的数据规范化管理和实时共享；为政府部门提供社区卫生服务机构发展现状和居民健康状况的第一手资料，为决策支持提供依据，实现医疗资源的优化配置。

2. 社区卫生服务信息系统协助全科医生进行"精、准、快"地进行疾病的诊断和处理，同时加强临床与科研数据的整合共享，提升科研能力。管理者要及时进行整个机构或者区域的数据统计和分析，健全医院评价和监测体系，进行科学决策、控制医疗费用与成本、提高医疗服务质量，从而助力分级诊疗的顺利实施。

3. 社区卫生服务信息系统不仅要实现服务机构管理、健康档案管理、全科诊疗管理、慢性病管理、预防免疫管理、妇女儿童管理、残疾人管理、精神病管理等功能，而且需要扩展统计报表和决策辅助分析功能；还要为居民提供方便快捷的健康资料查询通道，通过建设和完善以居民电子健康档案和病历为核心的基础数据库，优化升级工作模式，发挥人机结合作用，真正实现社区卫生服务数据的互联互通、资源整合和信息共享。

三、社区卫生服务信息系统功能

（一）社区卫生服务信息系统的总体功能

社区卫生服务信息系统的总体功能主要分为以下六项基本内容：

1. 健康档案管理　为居民个人健康档案管理、居民健康卡管理、家庭健康档案管理提供建立、管理与使用功能。

2. 基本公共卫生服务　按照《国家基本公共卫生服务规范（第三版）》要求，通过社区卫生服务系统，为重点人群提供相应的公共卫生服务。

3. 基本医疗服务　为社区卫生服务机构提供门诊诊疗、住院管理、家庭病床与护理、健康体检、检验检查、双向转诊等临床应用与管理功能。

4. 健康信息服务　为居民、社区卫生服务机构及卫生管理部门提供健康档案查询、健康信息发布管理、网上预约提醒、健康教育信息服务等健康相关信息服务。

5. 机构运营管理　为社区卫生服务机构的运营提供药品、物资、设备、财务以及个人绩效相关的管理功能。

6. 服务接口　提供基本公共卫生服务接口、基本医疗服务接口、基本药物监管接口、医疗保险服务接口、其他第三方服务接口等。

（二）社区卫生服务信息系统的通用功能

社区卫生服务信息系统的通用功能普遍适用于基本公共卫生服务、基本医疗服务各项业务，主要包括：

1. 数据采集功能　提供个案数据便捷、完整地输入，导入或接收标准信息或共享文档信息。

2. 数据管理功能　对未存档可修改的数据提供修改功能；对已存档的数据，一般不提供直接的修改与删除，而是通过注销与新增的方式进行存档数据的保护，并记录修改日志，以保证数据的可追溯性。

3. 质量控制功能　通过数据自动校验、数据的逻辑审核或共享文档的规范校验，实现数据采集、输出、交换过程中的质量控制。

4. 个案查询功能　提供对个案数据的单项和多项组合查询功能。

5. 评价与提示功能　能预设社区卫生服务常用检测指标的标准参考值，并依据参考值进行评价与提示。

6. 报表生成与打印　能自动生成多种格式的统计报表、图形，并能查询、打印和导出报表数据，支持报表格式自定义。

7. 数据共享及交换功能　社区卫生服务信息系统与基于健康档案的区域卫生信息平台之间、社区卫生服务信息系统各功能单元与其对应的上下级业务信息系统之间能按照规范的数据标准进行数据传输与交换，在共享权限范围内可查询、导出、打印相关数据信息。

8. 查询与统计输出方式　查询与统计的结果信息可通过浏览器页面、计算机窗体、打印机、Excel报表、图形表现、仪表盘或标准化的XML/JSON格式输出。

9. 接口数据处理与信息提供功能　社区卫生服务信息系统应提供标准化接口服务，系统各个服务模块相应的结果信息应规范和易用，以确保社区卫生服务数据信息的可共享、可关联、可追溯。

（三）社区卫生服务信息系统的管理功能

社区卫生服务信息系统的管理功能主要包括：

1. 用户权限管理　可设定操作者以及接入系统的角色、对每个角色进行功能及数据访问权限的授权。

2. 机构及科室管理　对系统相关的机构、科室（部门）进行设定。

3. 数据字典管理　对各个功能单元所需的参数，依据不同的适用范围进行设定。

4. 运行监管与日志管理　提供运行状态的监视，记录重要的运行事件。如运行错误日志、重要数据访问日志、数据修改与删除日志等。

四、社区卫生服务信息系统建设

社区卫生服务信息系统建设是一个涉及多个方面的系统工程，需要组织、技术、管理、运作等人员的密切配合，否则难以达到预期效果。

（一）制定信息系统建设实施计划

信息系统的建设实施需要一个有条不紊、详细周密的实施计划来指导，其规模越大，实施阶段的任务就越复杂。通过制定实施计划，明确系统实施的方法、步骤、所需的时间和费用等。详细的实施计划不仅可以作为成员工作安排、绩效考核的依据，而且可以指导实施，作为控制实施进度和实施质量的依据。

（二）信息系统的建设实施过程

信息系统的建设是指整个系统的定义、设计、开发、实施、维护以及最终更新换旧的过程。

1. 初步调查　信息系统的建设首先需要调查用户的业务需求，根据调查结果分析和确定信息系统需要解决的问题和实现的目标，明确所需要的系统，进行成本与收益的预算，确定费用和最终的收益情况，进一步提出设计项目建议或者提出可供参考的业务案例。作为信息系统开发的管理者需要确定系统解决的问题或实现目标，开展成本效果分析，明确是否投入问题，组建项目小组，进一步分析与论证系统。

2. 系统分析　在系统分析阶段，需要分析系统的实现目标和用户对系统的要求，制定系统相关的提案报告以及要求文本，确定管理所要求的信息系统功能，确保系统功能的实用性及覆盖性，提出信息系统开发与实施的建议，提供经费的预算，监测系统分析的进展过程。

3. 系统设计和说明　此阶段需要设计和开发详细的系统说明，确定系统的功能要求，以及详细的数据和功能定义，制定系统说明书和设计标准。作为管理者需要制定明确的职责分工，积极参与研发过程，以及实施计划中必要的组织协调工作。

4. 系统开发　卫生信息系统的开发是医疗和计算机技术的融合，必须遵循一定的方法和规律，解决好开发过程中出现的各种各样的问题。目前应用的最主要的方法是生命周期法，该方法是信息系统开发中应用最普遍、最成熟的方法。

此阶段需要编写相关程序或购买系统，主要需要进行投标、评价并选择系统，协商并签订合同，软件的开发及测试，然后形成程序清单和说明书或招标说明书，进行软件测试，建立数据库等。作为管理者，主要负责招标、评价、系统的选择，合理分配资源和技术力量，对软件开发、文本记录和测试过程的监督等。

5. 系统实施　系统实施阶段是具体实践与操作的阶段，其主要包括新系统的安装、人员的培训和系统的转化。系统安装需要准备好计算机服务器、工作站、终端、输入输出设备、存储设备、辅助设备、通信设备等硬件和系统软件、数据库管理系统及各种应用程序等软件。人员培训主要是使相关人员掌握和适应新的操作方法。系统转化是指从旧系统到新系统的过渡过程，确保系统实现说明书中的全部功能和性能的要求。

6. 系统验收　为了保障信息系统的实施质量，需经历信息系统的验收环节。主要包括以下几个方面：确认系统安装调试完成；确认系统功能达到设计要求；确认系统文档资料齐全；确认处理遗留问题，形成验收报告。

7. 系统上线与试运行　经过验收合格与人员培训，系统安装上线并开始进入试运行阶段，在试运行期间，要注意系统运行的稳定性和适应性问题，及时加以解决。

8. 系统评价　信息系统评价是对系统的功能进行全面估计、检查、测试、分析和评审，多指后期评价，包括系统目标的实现程度的评价及系统建成后产生的经济社会效益的全面评价。评价结果可作为系统维护、更新以及进一步开发的依据。

第三节　信息安全保护体系构建

　　随着云计算、大数据、物联网、移动互联网等新兴技术的迅速发展和我国医疗卫生改革的深入，信息技术已经成为医疗卫生机构提高卫生管理水平和卫生服务质量的有力手段。而新技术的应用也给信息安全带来了新的风险和挑战。一方面，任何系统都可能因为设备故障、系统缺陷、病毒破坏、人为错误等原因导致速度下降甚至系统崩溃，严重影响医疗卫生业务的正常开展；另一方面，卫生数据的敏感性也对容灾备份、隐私保护等安全问题提出了更高要求。因此，尽快建立完整的信息系统安全体系具有十分重要的意义。

　　2003年《国家信息化领导小组关于加强信息安全保障工作的意见》明确要求我国信息安全保障工作实行等级保护制度，提出"抓紧信息安全等级保护制度，制定信息安全等级保护的管理办法和技术指南"。2011年卫生部发布的《卫生行业信息安全等级保护工作的指导意见》对卫生行业信息安全工作的目标、原则、机制、内容、任务等方面均作出了明确的要求。信息安全是隐私保护的前提，是医院信息化建设的永恒主题，切实开展好信息安全等级保护工作对居民健康信息安全、保障医疗卫生服务秩序和社会稳定具有重要意义。

一、信息安全

（一）信息安全的定义

　　信息安全是指信息网络的硬件、软件及其系统中的数据受到保护，不受偶然的或者恶意的原因而遭到破坏、更改、泄露，系统连续可靠正常地运行，信息服务不中断。网络环境下的信息安全体系是保证信息安全的关键，计算机安全操作系统、各种安全协议、安全机制，直至安全系统，其中任何一个安全漏洞便可威胁全局安全。信息安全服务至少应包括支持信息网络安全服务的基本理论，以及基于新一代信息网络体系结构的网络安全服务体系结构。

（二）信息安全等级保护的定义

　　信息安全等级保护是指对国家安全、法人和其他组织及公民的专有信息以及公开信息和存储、运输、处理这些信息的信息系统分级实行安全保护，对信息系统中使用的信息安全产品实行按等级管理，对信息系统中发生的信息安全时间分等级响应、处置。

（三）信息系统的安全保护等级

　　根据《信息安全等级保护定级指南》，信息系统安全保护等级分为以下五级：

　　第一级：信息系统受到破坏后，会对公民、法人和其他组织的合法权益造成损害，但不损害国家安全、社会秩序和公共利益。

　　第二级：信息系统受到破坏后，会对公民、法人和其他组织的合法权益产生严重损害，或者对社会秩序和公共利益造成损害，但不损害国家安全。

第三级：信息系统受到破坏后，会对社会秩序和公共利益造成严重损害，或者对国家安全造成损害。

第四级：信息系统受到破坏后，会对社会秩序和公共利益造成特别严重损害，或者对国家安全造成严重损害。

第五级：信息系统受到破坏后，会对国家安全造成特别严重损害。

信息系统的安全保护等级由两个定级要素决定，等级保护对象受到破坏时所侵害的客体和对客体造成侵害的程度。

1. 等级保护对象受到破坏时所侵害的客体　包括以下三个方面：①公民、法人和其他组织的合法权益；②社会秩序、公共利益；③国家安全。

2. 等级保护对象受到破坏后对客体造成侵害的程度　归结为以下三种：①造成一般损害；②造成严重损害；③造成特别严重损害。

（四）定级的流程

一般流程如下：①确定作为定级对象的信息系统；②确定业务信息安全受到破坏时所侵害的客体；③根据不同的受侵害客体，从多个方面综合评定业务信息安全被破坏对客体的侵害程度；④得到业务信息安全保护等级；⑤确定系统服务安全受到破坏时所侵害的客体；⑥根据不同的受侵害客体，从多个方面综合评定系统服务安全被破坏对客体的侵害程度；⑦得到系统服务安全保护等级；⑧将业务信息安全保护等级和系统服务安全保护等级的较高者确定为定级对象的安全保护等级。

（五）医疗卫生行业信息系统定级依据

根据《卫生行业信息安全等级保护工作的指导意见》，以下重要卫生信息系统安全保护等级原则上不低于第三级：①卫生统计网络直报系统、传染病报告系统、卫生监督信息报告系统、突发公共卫生事件应急指挥信息系统等跨省全国联网运行的信息系统；②国家、省、地市三级卫生信息平台，新农合、卫生监督、妇幼保健等国家级数据中心；③三级甲等医院的核心业务信息系统；④卫生部网站系统；⑤其他经过信息安全技术专家委员会评定为第三级以上（含第三级）的信息系统。

拟定为第三级以上（含第三级）的医疗卫生信息系统，应当经信息安全监管部门对该信息系统的信息安全等级定级进行评审测评。

（六）信息安全等级保护测评

依据《信息安全等级保护管理办法》，信息系统运营、使用单位在进行信息系统备案后，都应当选择测评机构进行等级测评。等级测评是测评机构依据《信息系统安全等级保护测评要求》等管理规范和技术标准，检测评估信息系统安全等级保护状况是否达到相应等级基本要求的过程，是落实信息安全等级保护制度的重要环节。

二、隐私保护

信息化医疗的兴起在方便患者就诊、节省医疗成本、优化医疗模式、保证医疗安全、方便医学研究等方面发挥了重要作用。然而随着互联网医疗的推广，云技术、大数据分析的应用，患者医疗信息变得更集中、更易获得。如果这些信息在处置过程中被不合理使用或不慎泄露，其后果将是严重甚至不可逆的。患者的隐私信息归根到底属于公民个人基本隐私的一部分，如何合理利用这些医疗数据的同时也最大限度地保护患者的隐私，防止患者隐私被侵犯，是医院信息安全保障的重要内容。

为使信息化医疗更好地服务大众，加强对我国的患者隐私权的保护力度，可从法律、管理和信息技术三个层面来解决，使之能够健康发展。

（一）法律层面

我国需要加强对患者隐私权的宪法保护，这不仅具有现实环境的必要性，还具备切实的可实施性。我国目前运行的宪法条例中并没有明确规定公民具有隐私权，这在一定程度上减弱了对隐私权的保护，但是可以通过宪法解释将患者隐私权纳入宪法的保护范围之中，从而加强对患者隐私权的保护力度。

建议制定个人信息或医疗健康信息方面的专门法律，在规范远程医疗、可穿戴设备健康信息收集与利用、云存储等方面适应互联网医疗发展的需求。同时，通过立法设立专门的部门对互联网医疗机构进行统筹管理，主要职能包括日常信息安全与隐私保护的监督、侵权事件的咨询和诉讼等，建立、健全层级管理机制，提高行政干预效率。

（二）管理层面

管理层面属于承上启下的重要中间层，在落实各项法律法规、指导具体技术应用的过程中起着重要而积极的作用，有效的管理是医疗信息安全的重要屏障。各级医疗机构应以法律、法规和行业标准为最低要求，制定适合自身发展的管理规范及操作规章，并认真落实。具体来说，有如下三点需强调：

1. 制定合理管理制度，规范医疗从业人员行为　社区卫生服务机构可以根据国家关于隐私保护的相关法律法规以及各级政府出台的相关政策性文件，同时结合本机构的实际情况，制定细致规范、有效可行的关于患者隐私保护的管理制度。通过管理制度对各个部门科室以及所属人员进行约束教育，需以明文细项的形式详细明确地制定出患者隐私保护的内容以及范围，确保患者隐私保护能够有效执行。

2. 提高从业人员的隐私保护意识和自律意识　医疗工作人员能接触到大量健康信息，涉及用户的个人隐私，若他们信息安全意识缺乏，对信息安全威胁认识不足，就很可能导致医疗信息泄露或丢失。因此，要加强隐私保护，必须提高各类从业人员的隐私保护意识，强化自我约束能力，这样才能从根本上保证隐私信息能够得到妥善使用和保护。

3. 加强宣教管理力度，增强患者自我保护意识　要实现对患者隐私权的有效保护，必须加大宣传、加强教育，通过制定宣教管理制度，采用多种宣教措施途径让患者将隐私保护根植于心。

（三）技术层面

患者的隐私保护一方面需要依靠国家的法律法规与政策制度，另一方面也需要依靠各类信息化技术的落实与实现。建议建立信息化医疗服务的相关技术应用审查机制，并构建分级、分类审查制度，对信息技术的使用进行监管。医疗卫生信息化建设过程中，所涉及的居民健康信息面临的安全威胁大多可以通过信息技术手段来解决，如访问控制技术、匿名技术、加密技术、防火墙技术、安全审计技术。

三、信息安全技术体系建设

按照国家信息安全等级保护建设标准的要求，社区卫生服务机构的核心业务信息系统（如电子病历系统等），基于网络的信息安全风险可划分为五个安全层级，即网络安全、系统安全、应用安全、数据安全和物理安全。

（一）网络安全

网络是整个体系中的传输神经系统，主机系统与前台应用之间依靠网络进行连接和通信，所以网络安全是安全技术保障群中的纽带。

（二）系统安全

主机是安全技术保障群甚至是整个安全体系的大脑，整个系统都在主机的指挥下有条不紊地运转。主机安全包括服务器、终端/工作站等在内的计算机设备在操作系统及数据库系统层面的安全。终端/工作站是带外设的台式机或笔记本计算机，服务器则包括应用程序、网络、文件与通信等服务器。主机系统是构成信息系统的主要部分，其上承载着各种应用。主机安全主要涉及身份鉴别、访问控制、安全审计、剩余信息保护、入侵防范、恶意代码防范、资源控制等。

（三）应用安全

应用安全是安全基础保障群。通过网络、主机系统的安全防护，最终应用安全成为信息系统整体防御的最后一道防线。在应用层面运行着医院信息系统的基于网络的应用以及特定业务应用。应用系统的安全保护主要指如何保证系统中的各种业务应用程序始终都能正常运行。信息平台应用级安全包括统一身份认证、统一权限管理等。

（四）数据安全

在数据安全层面，主要需要考虑数据丢失和数据泄露两个方面的威胁，数据丢失防范主要依靠数据备份等机制完成，采用硬盘、光盘双重集成存储体系，同一数据异地保存。数据泄露防范包括防信息泄露、设备控制、磁盘和数据加密三个方面。

（五）物理安全

物理安全指资产所处的物理环境的安全。物理安全是计算机与网络的设备硬件自身的安全和信息系统硬件的稳定性运行状态。物理安全防护主要包含物理位置的选择、物理访问控制、防盗窃和防破坏、防雷击、防火、防水和防潮、防静电、温湿度控制、电力供应、电磁防护等方面。

四、信息安全管理体系建设

安全管理是以实现信息系统安全为目标而进行的有关决策、计划、组织和控制等方面的活动，主要运用现代安全管理原理、方法和手段，从技术上、组织上和管理上采取有力的措施，解决和消除各种不安全因素，防止事故的发生。

（一）安全管理制度

信息安全政策与标准是信息安全管理、运营、技术体系标准化、制度化后形成的一整套对信息安全的管理规定，是组织管理控制和审计的依据，是技术方案必须遵循的基本要求。依据2008年《信息系统安全等级保护基本要求》中的管理要求制定各类管理规定、管理办法和暂行规定。

（二）安全管理机构

根据基本要求设置安全管理机构的组织形式和运作方式，明确岗位职责；设置安全管理岗位，设立系统管理员、网络管理员、安全管理员等岗位，根据要求进行人员配备，配备专职安全员；建立授权与审批制度；建立内外部沟通合作渠道；定期进行全面安全检查，特别是系统日常运行、系统漏洞和数据备份等，减少信息安全末端失控行为的发生。

五、信息安全服务体系建设

信息安全服务是指适应整个安全管理的需要，为企业、政府提供全面或部分信息安全解决方案的服务。信息安全服务提供包含从高端全面安全体系到细节的技术解决措施。随着信息化建设的不断发展，业务通过网络提供服务的依赖程度不断提升，网络体系和规模也日渐复杂，同时由于社区卫生服务机构基于网络信息系统办公模式依赖程度的不断提高，加之信息安全本身的复杂性、全面性、动态性、主动性，采用专业化的第三方的安全服务已成为大部分医院日常安全运行管理维护保障工作的重要内容。安全运维体系建设的内容主要有以下几个方面：

1. 风险评估　组织开展风险评估工作，满足信息系统等级测评的要求，发现系统自身的安全风险，及时修正。

2. 等级保护咨询　请外部咨询专家、安全负责人等，对最新的等级保护规范要求、国家法律法规、安全管理文档等进行咨询交流和学习。

3. 渗透测试　为规避风险评估对于应用程序本身代码级的设计缺陷或系统深层次的安全漏洞难以发现的问题，通过模拟黑客攻击的方式对应用系统进行渗透测试，找出业务系统被远程攻击的切入点，为安全加固提供帮助。

4. 脆弱性检查　定期对医院业务系统的服务器使用扫描工具进行系统漏洞扫描，对重要服务器进行手工检查，全面了解和掌握该系统的脆弱性。

5. 安全加固　定期在脆弱性扫描的基础上进行安全加固，完成对业务策略、安全策略、安全基础设施等服务器系统与网络设备等安全加固工作，本质上规避或降低安全风险，使得系统自身的抗攻击性有极大的增强。

6. 安全巡检　由专业安全工程师以"专业工具+手工检测"，对需要被检测的信息资产进行全面的安全检测。

7. 安全培训　通过安全培训，提升医务人员安全意识和安全防护知识，加深理解等级保护要求及策略、熟悉安全产品的使用和管理、熟练掌握系统的加固实施等。

8. 应急响应　依据安全事件分类与应急响应目标，对社区卫生服务机构的突发故障和恶意攻击等带来的破坏和影响进行及时响应，并到达现场提供有效应急处理，最大程度上减少损失和事件造成的负面影响，整体提升应急响应能力。

总之，社区卫生服务机构信息安全体系的架构是全方位、多层次的，在信息系统的建设、运行、维护中自始至终都伴随着安全体系的建设。通过建立起完善的信息安全保障体系，社区卫生服务机构信息系统在物理环境、网络结构、主机安全、应用和数据安全、安全管理以及安全运维等方面得到全面优化，才能构建成完整、纵深、严密、高强度的铜墙铁壁，从而提升医院整体的信息安全服务保障能力，保障各关键业务的顺利开展。

六、信息系统安全功能要求

为了保证数据与系统安全，社区卫生服务信息系统应符合以下与安全相关的功能要求：

1. 系统安全访问功能要求　系统应具有严格的权限管理、身份认证和访问控制功能。

2. 重要数据保密性功能要求　重要数据资料应遵守国家有关保密制度的规定。系统应保证个人的隐私在非授权条件下不受侵犯。

3. 重要数据可追溯性功能要求　系统应对重要数据提供痕迹保留、数据追踪和防范非法扩散的功能。

4. 数据备份功能要求　系统应实现数据备份功能，所有静态数据表和录入的资料在运行机器外应有一个数据库的备份和一个通用格式文件的备份；每日发生数据变更应在运行机器外至少保存有数据库的增量备份和对应的通用格式文件的备份。

第四节　信息的收集和处理

信息化建设可有效解决社区纸质健康档案工作量过大、质量不高、数据孤岛、医务人员工作任务繁重等诸多问题；可实现临床科室、辅助科室与公共卫生服务一体化的信息管理，活化健康档案，共享居民基本健康信息，分析各类统计数据，进行电子化质控，形成社区卫生服务机构科学化管理运行。而标准化是信息化建设的基础，是实现信息资源交换和共享的有效途径，故在信息的收集与处理方面要形成标准化的录入模式。

一、建立慢性病管理临床指标识别系统

按照社区慢性病管理指南标准，系统自动对录入数据进行自动识别，例如：对高血压患者进行数据采集时，若超过正常范围标准，电脑自动识别，要求修改；在明确诊断后，医务人员填写用药时，若存在用药禁忌，电脑也可自动识别并提示修正。大量临床标准与程序融合后，极大地降低了健康档案中临床类基础性错误的发生。

二、信息标准统一化，收集信息自动化

（一）统一信息标准

在社区日常管理及数据采集工作中，医务人员记录在纸质表格上的数据以简要名称、别名、标记等不同形式记录，表现出大批信息缺乏统一标准；目前使用的软件也是以人工手动录入为主，极其容易造成差错。

1. 基础信息标准化　挂号时，针对以往查找健康档案困难，就诊信息无法与健康档案中资料同步整合等问题，首先对辖区内的地理位置建立规范化5级地址库。系统自动将就诊患者分为辖区内和非辖区内居民，对于辖区内居民根据5级地址库，选择规范化地址，同时充分利用医保全民化的趋势；对于刷卡的患者，系统自动留存其医保卡号，将医保卡号作为临床与公共卫生服务之间有效的链接点，配合规范化地址与医保卡号，将本次诊疗活动与已建立的健康档案链接；对于未建立健康档案的居民建立临时档案，为今后由于年龄自然递增导致的新建档案和全民建档做好铺垫。

2. 查询检索标准化　医保卡是每位居民接受健康服务与医疗机构链接的有效渠道，将医保卡号作为查询检索的主要标志。例如：在中心内任何诊室就诊，通过医保卡号将查询到已有健康档案的患者，就诊医师都可以直观地看到其健康档案内容，包括既往史、过敏史、长期用药等有价值的参考信息，对于医师本次诊疗用药、健康指导都有益处。同时系统自动将本次就诊服务内容转录入患者健康档案的"诊疗记录"，保证健康档案数据真实、完整。对于未建立健康档案的患者，系统自动建立健康档案基本信息包括姓名、性别、年龄、电话及本次诊疗记录等信息。

（二）工作流程标准化

以往社区卫生服务机构不注重工作流程，工作量的计划性不够精确，统一工作流程、工作计划，可以更好地提高服务效率。如在老年人管理项目中，年度健康体检工作涉及人群大，数据采集集中，精确度要求较高。社区医务人员首先对辖区应体检人群作出体检计划，体检开始后，依据整体体检计划安排每个社区体检工作。具体流程：每日安排一个社区进行查体，依据体检时间安排，每个社区责任医生前一天进行体检电话预约并做体检计划，预约不多于40人，并开具电子和纸质两种形式的体检单。预约老年人来院后，根据姓名、地址查找其个人档案；从体检计划中查找姓名核对后选中，并通过网络发送检验。将体检单和化验单交予体检者进行身高、体重、抽血、验尿、心电图、眼底、视力、听力、内科、外科检查，并在体检表中做相应的电子记录。查体全部完成后由发单登记处收回。一般性体检单填写项目同步录入电脑。心电图检查后由心电图室出具诊断报告后发送电子报告。检验室各项化验完毕后进行数据传送。血流变学检查结果以纸质报告单反馈给预防科。体检当天下午本社区责任医生对当天体检人员接收化验和心电图结果，以及完善体检表的其他项目填写。社区居民的体检结果在一周内由社区责任医生通知本人或家属，有复查需求的居民在3日内通知并预约复查时间。社区责任医生入机完成后由质控人对体检单及结果进行质控，如有问题当日反馈给责任医生。

（三）自动化收集信息

设计研发公共卫生服务输入设备，主要用于社区卫生服务数据采集，包括入户提供社区卫生服务时，录入数据的电子表格和电子签名。在研发过程中，充分考虑广大社区医务人员日常习惯，借鉴笔记本电脑书写功能及用于病区管理的平板电脑类似功能，自主研发社区卫生服务专用板式电脑，安装新版社区卫生服务软件后，该电脑兼具全屏手写功能。不需键盘录入，便携，电池可连续使用2小时以上，并有备用电池，留有读卡器可方便医保卡刷卡，备有数据接口，可随时插接各类医用外接设备。当进行慢性病随访时，慢性病管理人员可随身携带完成入户随访，若在数据采集过程中发生因手误等原因导致数据采集错误，随时可在电脑上更改，保证了健康档案规范、准确。

在推行病历电子化工作中，将各类签名电子化，电子签名图像化存储，如健康档案中需要医师的签字或是居民需要认可的签名。

（四）辅助科室电子化

随着社区居民需求的不断提高，社区卫生服务机构服务项目不断拓展，公共卫生服务中越来越多服务项目涉及临床资料。例如：慢性病管理，从申请单到报告单不能实现全程电子化，导致辅助科室与社区卫生服务机构整体信息不能一体化，影响了临床医疗服务，也严重地影响了公共卫生服务的有效开展。

完成辅助科室电子化后，一是完善社区管理系统的医院信息系统（HIS）功能，使得HIS全程电子化；二是提高了公共卫生服务项目管理水平；三是在完成实验室信息系统（LIS）与HIS及社区公共卫生服务管理系统的有机融合后，使得辅助科室与诊室之间形成网络数据自动循环。

如当患者需要进行心电图、生化等检查时，医师开具电子申请单，在患者缴费同时，电子申请单通过网络自动传入辅助科室，患者无须等待，可直接到诊室继续诊疗活动，医师可在电脑中直接接收到检查结果。此功能的开发也有利于慢性病筛查及慢性病管理中年检工作的开展，以往大批居民到中心进行体检，化验室、心电图室工作量集中，报告单中有些项目还要手工书写后，转给慢性病管理人员，双方工作量都相对集中，也容易出现纰漏。辅助科室电子化后，由慢性病管理人员对前来体检的居民进行一次类似诊疗活动，开具免费申请单，辅助科室在接收电子申请单的同时，导入居民健康档案号，各类检查报告通过LIS与社区管理系统自动转录健康档案，节省了大量人力。社区居民每年的体检情况和临床就诊、用药情况、健康变化情况，连续性记入个人健康档案，为有效指导社区居民药物与非药物健康指导，提供有价值信息。

三、信息的处理

社区卫生服务电子信息化管理后，为保证电子信息的真实性和可靠性，对电子信息采取电子自动质控手段是最大限度提高社区卫生服务管理质量的必要手段。电子自动质控主要包括对各类慢性病管理质控电子化、对公共卫生服务项目质控电子化、对公共卫生服务项目中临床信息逻辑电子判断（即临床信息识别自动化）。

（一）建立健康档案管理自动提醒系统

根据各类人群需要管理次数、管理种类，自动推算管理时间，对近期需要随访的档案以黄色提示，对已经过期而未管理的档案以红色提示，保证了应管理人群接受管理率的最大化。

（二）质控数据自动循环

在做好公共卫生服务工作全员培训的基础上，确定有临床经验的医生负责公共卫生服务质控工作。主要对健康档案慢性病管理部分进行审核，审核发现有错误信息的档案经网络重新返回随访人员手中进行修正，修正后临床医生继续审核，直至无误。凡发现有错误档案，系统自动提示，修改不正确的档案也明显标注，同时软件自动统计各承担质控工作的医生完成的工作量。通过引进这种新型管理方式与管理手段，全面提升社区卫生服务水平。

（三）消除信息孤岛，实现一体化

社区卫生服务信息系统（CHSIS）与HIS进行有机融合，达到信息共通、共享数据、消除信息孤岛为目的。在传统信息管理工作中，建设社区卫生服务中心信息室是信息管理的主要工作之一，各中心将各类纸质资料数据，存入信息室，具有弊端。第一，从空间上占用空间过大；第二，不便于更新、查找、统计分析；第三，无法有效整合各类数据；第四，各类数据之间无法沟通，相对信息孤立，难以为领导决策提供可靠依据。

社区卫生服务中心内各个科室，日常工作记录自动存入服务器，随着时间推移，服务器逐渐形成了信息资料最全面的信息室。同时各类信息通过电子通信与控制技术（ICPQ）系统互相沟通，达到了数据无缝式链接，每个程序模块提供一类功能，达到了各类数据管理有序。例如：以电子版个人健康档案为平台，整合个人的全部健康信息，便于社区医务人员的社区规范化管理和临床诊疗；以电子版家庭健康档案为平台，整合每个家庭成员包括老人、妇女、儿童等重点管理群体的健康信息，便于社区医务人员做好家庭健康指导；以个人健康档案和家庭健康档案信息为数据源，为组成社区健康档案提供有效信息，对各社区的慢性病发病率、防疫、疾病管理情况等各类有价值的卫生外部信息进行整合，为辖区唯一的公办社区卫生服务机构掌握本辖区全方位的信息数据提供了便利。

在社区卫生服务中心解决机构内部信息运转方面，通过了解各个科室日常工作留存在电脑中的数据以及后勤物资供给自动增减数据，中心主任能对本中心各工作环节状况了如指掌，信息数据为调整管理方式、进行决策提供了很有价值的数据信息。

（四）设计夜间备份功能，确保数据安全

随着社区卫生服务中心内电子信息化应用范围不断扩展，大批数据留存在电脑中，为防止数据破损或丢失，应配备两套服务器，其中一套作为备份机，每日下班后，机器自动进行夜间备份功能，保证了各类数据的安全。

第五节　信息化系统的维护

社区卫生服务信息系统在社区卫生服务机构的日常运营管理中起到了举足轻重的作用。信息系统在24小时不间断运行的过程中，不可避免会出现各种故障，对正常业务运转造成严重的影响，甚至给社区卫生服务机构自身和就医患者带来不必要的损失。因此，做好信息系统的日常维护工作尤为重要。应从以下三方面进行日常运行维护。

一、网络平台的维护

网络平台的维护主要从网络的连通性、网络的性能、网络的监控管理三个方面来实现，保障网络运行的可靠性及稳定性，满足面向社区卫生服务机构业务的"运营安全、管理便捷"的信息维护需求。

网络设备是整个信息系统的根基所在，网络的稳定与否直接关系着信息系统的可用性，核心网络设备直接关系到整个信息化运行。所以，维护好系统中的网络设备至关重要。网络中的核心（如核心路由器、核心交换机等）设备需要做到定期巡检维护，特别注意机房动力系统的故障导致其设备损坏，以及机房环境对设备的影响。

日常网络维护的具体工作包括：①制定整体网络规划方案；②做好网络设备使用台账登记表；③维护设备配置登记表；④维护系统运行状态及软件版本控制；⑤网络设备维护故障知识库管理；⑥加强对用户进行培训，加强对网络密钥的管理，严禁共用、共知密码；⑦对计算机网络建立防火墙体系，安装杀毒软件，定期进行软件的更新及维护，防止病毒入侵；⑧在交换机的关键部位，加强备用供电设备补充，防止突发断电造成的网络数据参数数据丢失与损坏。

二、硬件及系统平台服务器的维护

1. 硬件维护　即整个计算机网络硬件的维护，包括主机、外接设备、电源等的定期检修和保养。计算机操作员要严格遵守规章制度和操作守则，避免操作不当；服务器要定期检查、运行日志、运行情况查看等，以期及时发现并处理故障问题，保证其正常运转；网络线路及网络设备（包括交换机、集线器、转换器、网卡等设备）是否通畅以及正常运转。

2. 平台维护　目的是创建一个可知可控的环境，保证各业务信息系统可靠、高效、持续、安全运行，协助规范运维管理，降低维护成本。平台维护内容如下：①负责操作系统安装规范的规划工作；②负责日常系统平台维护；③负责硬件设备的监控工作；④参与新设备的性能考察、优缺点比较及设备选型；⑤负责设备的资料整理收集；⑥负责信息系统的安全维护；⑦负责杀毒软件的病毒库升级；⑧负责信息系统的系统安全测评；⑨负责信息系统的数据安全。

三、业务应用以及数据库系统维护

硬件平台为社区卫生服务业务系统提供基础，硬件最终是为业务系统服务的，业务系统最终为社区卫生服务的业务提供支持，因此维护好业务应用，构建数据库系统维护尤为关键。

首先，系统运行过程中可能会发现隐藏的错误问题，这种问题通常在系统运行一段时间后才出现，需对其进行改正性维护，修正遗留的错误；其次，系统运行的外部环境时刻在发生变化，硬件的更新速度越来越快，新系统、新版本不断更新，需要对信息系统的结构、管理、数据等内容进行不断更新改进，使其能够适应新环境，更好地满足需求；最后，信息系统的设计多以当前用户需求为依托，在用户需求不断提升过程中，需要增加一些新的处理能力，进行完善性维护，给用户带来更便捷的服务。因此，为应对不断变化的外界环境，需要进行一些主动预防措施，对其进行预防性维护，以增加系统的使用寿命及性能。

具体措施：①负责应用规划及数据库规划工作，为系统稳定高效运行提供必要保障；②负责小型机服务器，核心存储设备的日常运行维护工作；③负责系统软件的版本管理及参数管理，制定严格执行参数设置和调整的审批手续制度；④负责数据库的审计运行维护工作，并做好导出、导入数据的审核和相应记录工作，制定严格执行参数设置和调整的审批手续制度；⑤负责系统安全，对设备的超级口令进行管控，保证系统无弱口令，所有设备口令必须按照密钥管理规范使用；⑥负责数据的备份工作，定期备份检查，定期备份演练；⑦负责服务器配置数据及维护报表的登记，要及时、真实、完整地反映系统的运行状况、配置变更和资产变更情况。

四、网络安全维护

1. 提高工作人员对用户登录密码重要性的认识，做好密码管理工作，严禁共用、共知用户密码，并要求各部门用户要定期更改密码。

2. 严格用户权限管理，做到用户级别与权限协调统一。

3. 建立防护墙体系，安装网络杀毒软件并及时升级。组织与外界互联的通信站接入局域网，防止病毒入侵。

4. 随机在后台服务器进程管理器中进行各工作站当前进程的抽查，了解各工作站的使用情况及是否有非法程序在运行。

5. 路由器设置控制列表，防火墙进行地址过滤和转换，接入设备启用安全认证。

6. 采用合理化的布线方式，加入交换机来避免数据库服务中断，并对关键部位交换机追加UPS供电设备，防止突发断电事件对硬件和网络数据的损害。

五、网络维护工作的重要性

作为计算机网络维护部门，它所创造的效益是间接的，并不直观，致使很多医疗卫生机构不重视该岗位。从事维护的工作人员感到缺乏成就感，尤其是医院网络的软件维护。要维护某一软件，首先要理解它，而理解别人的程序通常非常困难。这就需要维护人员熟悉医院信息系统流程并不断学习医院应用软件相关知识，与软件开发人员配合，不断提高自己的软件维护能力。硬件维护工作则很琐碎和杂乱，需要高度认真和很强的责任心，定期的维护和保养工作必须做细、做好，防患于未然。计算机技术发展日新月异，作为计算机维护人员需要不断学习各方面的知识，才能不断提高自己的业务水平。

总之，信息化系统维护是一项重要而又细致的工作，要正视此岗位，不断提高维护水平及维护质量，从而推动卫生信息网络化的进一步发展。

第六节 基层智慧卫生健康服务分级评价标准

近年来，随着基层卫生健康服务相关扶持政策和保障措施的落地，作为扩大基层卫生健康服务供给，满足人民群众个性化健康服务需求的重要组成部分，我国基层卫生健康服务取得了迅猛发展。随着智能硬件、云计算、物联网、人工智能等技术的不断发展及其与基层卫生健康服务相融合，基层智慧卫生健康服务建设进入新的发展阶段。尽管当前基层智慧卫生健康服务行业已经初具规模，获得了一定程度的发展，但目前相关分级评价指标处于缺失状态。通过构建基层智慧卫生健康服务分级评价指标体系，可促进和规范基层智慧卫生健康服务建设，为智慧卫生健康服务的探索提供借鉴和参考，从真正意义上实现信息互联、互通、共享，提高基层卫生健康服务的诊疗服务能力。

该评价指标体系由3项一级指标、21项二级指标以及288项三级指标构成（表5-1）。

表5-1 基层智慧卫生健康服务分级评价指标体系

一级指标	二级指标	三级指标
智慧医疗与预防（183）	门急诊电子病历	17项
	门急诊电子处方和处置	14项
	门急诊辅助检查	13项
	门急诊远程医疗	13项
	门急诊协同服务	16项
	住院电子病历	20项
	住院医嘱管理	10项
	护理管理	16项
	家庭病床管理	14项
	家庭医生签约	10项

一级指标	二级指标		三级指标
智慧医疗与预防（183）	互联网诊疗	13项	
	预防接种管理	17项	
	基础与安全	10项	
智慧服务（51）	诊疗预约	23项	
	信息提醒	17项	
	智慧结算	11项	
智慧绩效（54）	门诊业务	13项	
	住院业务	8项	
	药事管理	9项	
	公共卫生服务	16项	
	签约服务	8项	

一、评价对象

城市社区卫生服务中心、乡镇卫生院等应用信息系统提供智慧医疗与预防服务的基层医疗卫生机构。

二、评价目的

1. 建立完善基层医疗卫生机构智慧卫生健康服务现状评估和持续改进标准体系，明确基层医疗卫生机构各级别智慧卫生健康服务应当实现的功能。

2. 构建科学实用的基层医疗卫生机构智慧医疗与预防、智慧服务及智慧绩效分级标准，为开展基层医疗卫生机构开展智慧医疗与预防的能力评估和分级提供工具。

3. 为基层医疗卫生机构建设智慧信息系统提供指南，指导基层医疗卫生机构科学、合理、有序地开发、应用智慧卫生健康服务信息系统。

4. 探索公共卫生与医疗服务数据的融合应用，推进基层医疗卫生机构内部信息系统集成整合，推动基本医疗和基本公共卫生数据共享，完善居民电子健康档案信息，依托电子健康档案，开展全生命周期健康管理与服务。

三、评价内容及指标设计

该指标评价体系围绕"智慧医疗与预防评价""智慧服务评价"以及"智慧绩效评价"三个方面进行设计。

（一）智慧医疗与预防评价

智慧医疗与预防评价是贯彻落实《国家卫生健康委办公厅关于进一步完善预约诊疗制度加强智慧医院建设的通知》精神，以"电子病历"为核心，进一步夯实智慧医疗与预防信息化基础，探索公共卫生与医疗服务的数据融合应用。推动医院电子病历系统和居民电子健康档案系统数据共享，提升基层医疗卫生服务规范化水平，发挥智能临床诊疗决策支持功能，确保居民健康相关数据安全和有效应用，构建诊前、诊中、诊后全流程；线下线上一体化；基本医疗和公共卫生融合的基层医疗卫生服务信息系统建设标准。为此，构建智慧医疗与预防评价相关二级指标13项、三级指标183项。

（二）智慧服务评价

智慧服务是基层智慧卫生健康服务的重要内容，主要包括现在用的预约诊疗、信息提醒、智慧结算等服务，通过信息技术改善患者就医体验，加强患者信息互联共享，不断提高基层医疗卫生机构治理现代化水平，形成线上线下一体化的现代管理服务模式，为患者提供更高质量、更高效率、更加体贴的医疗服务。为此，构建智慧服务评价相关二级指标3项、三级指标51项。

（三）智慧绩效评价

以智慧绩效为核心的医院信息化建设是医改重要内容之一，为保证我国以智慧绩效为核心的医院信息化建设工作顺利开展，逐步建立适合我国国情的智慧绩效应用水平评估和持续改进体系。为此，构建智慧绩效评价相关二级指标5项、三级指标54项。

四、评价方法

采用定量评分、整体分级的方法，综合评估基层智慧卫生健康服务信息系统具备的功能、有效应用范围、基础环境与信息安全状况等。

（一）局部应用情况评估

是对基层医疗卫生机构中各个环节的医疗业务信息系统进行评估。围绕指标体系各项目分别对基层医疗卫生机构智慧卫生健康服务信息系统的功能、有效应用范围进行评分。功能评估按照实现的功能等级获得等级评分，有效应用范围评估按照实际应用情况获得相应的比例系数评分。将两个得分相乘，得到此评估项目的综合评分，即单个项目综合评分=功能评分×有效应用范围评分。各项目实际评分相加即为该基层医疗卫生机构智慧服务信息系统局部应用情况的总评分。

1. 功能评估 评估是根据各基层医疗卫生机构智慧卫生健康服务信息系统达到相应评估项目的功能状态（评为某一级别必须达到前几级别相应的要求），确定该评估项目的得分。

2. 有效应用范围评估 按照每个评估项目要求的应用范围，分别计算该项目在基层医疗卫生机构中的实际应用比例。其中，要求实际应用的项目，实际服务中实现应用则视为100%，无实际应用则视为0；要求比例的项目，实际应用比例基本项不低于80%，选择项不低于50%，计算该项目在基层医疗卫生机构内的实际应用比例，所得比值即为得分，精确到小数点后两位。

（二）整体应用水平评估

是对基层医疗卫生机构智慧卫生健康服务信息系统智慧医疗与预防、智慧服务及智慧绩效三方面整体应用情况的评估。具体方法是按照总分、基本项目完成情况、选择项目完成情况得到评估结果，分为0～5级共六个等级。

1. 基层医疗卫生机构智慧卫生健康服务信息系统评估总分　是反映基层医疗卫生机构智慧卫生健康服务信息系统整体应用情况的量化指标，即局部应用情况评估各项目评分的总和，且该得分不低于相应级别最低总分标准。例如：基层医疗卫生机构智慧医疗与预防信息系统达到第3级水平时，则其评估总分应大于等于38分。

2. 基本项目完成情况　基本项目是基层医疗卫生机构智慧卫生健康服务信息系统中的基础、关键项目。基层医疗卫生机构智慧服务信息系统达到某一等级时，其相应等级基本项目应当全部达标。部分项目应用范围必须达到80%以上。

3. 选择项目完成情况　选择项目是基层医疗卫生机构结合实际选择实现的项目。基层医疗卫生机构智慧卫生健康服务信息系统达到某一等级时，其相应等级选择项目至少50%应当达标。部分项目应用范围必须达到50%以上。

五、评价分级

（一）智慧医疗与预防评价分级

对基层医疗卫生机构应用信息技术为居民提供智慧医疗与预防服务功能及基本医疗和公共卫生信息共享两个维度进行评估，分为0～5级。

0级：基层医疗卫生机构未建立以电子病历为基础门急诊、住院或者家庭病床等信息系统。不能为门急诊、家庭病床、住院患者提供基于信息技术的智慧医疗与预防服务。

1级：基层医疗卫生机构建有医疗服务信息系统。为门急诊、住院患者提供基于卫生信息技术的管理与服务。医疗服务信息系统具备门诊电子病历、电子申请、住院病史、住院医嘱、护理记录、输液管理、病历模板等功能；具备检验信息、电生理信息等辅助检查管理等。

2级：基层医疗卫生机构医疗服务系统建设进一步深入。协同满足家庭病床患者的管理需求；门急诊、住院医疗满足家庭医生签约服务；系统具备合理用药提醒功能，护理记录、输液管理能力进一步提升；具备医学影像管理功能，实现处方信息、检查检验信息引用。

3级：基层医疗卫生机构智慧医疗与预防系统初步建立。医疗机构内部实现异构系统间的信息共享。系统具有患者管理功能，按照重点人群分类、慢性病病种类别进行标注；诊断知识库、合理用药知识库、医学术语库、质控规则库、药物字典、检验检查字典等功能，基于知识库和数据字典，对传染病、意外伤害、药品不良反应、医疗质量的智能提醒和辅助诊断。

4级：基层医疗卫生机构智慧医疗与预防系统基本建立。核心系统网络安全测评达到第二级安全等级保护要求。系统满足移动终端实现家庭医生签约；跨机构和跨域（行政域）医疗信息共享、基本医疗和公共卫生信息共享，并基于信息共享实现协同服务、检查检验互认。

5级：符合基层医疗卫生机构功能定位的智慧医院建成。核心系统网络安全测评达到第三级安全等级保护要求。基于信息共享实现远程会诊、委托诊断、专家预约，系统具备人工智能功能。医疗机构加入互联网医院，依托完善的智慧医疗与预防系统和互联网医院，为患者提供线上线下一体化、精准化、个性化的全生命周期智慧医疗与预防服务。

（二）智慧服务评价分级

对基层医疗卫生机构应用信息化为患者提供智慧服务的功能和患者感受到的效果两个方面进行评估，分为0～5级。

0级：基层医疗卫生机构没有或极少应用信息化手段为患者提供服务。基层医疗卫生机构未建立患者服务信息系统；或者在挂号、收费、检查、检验、治疗、患者健康教育等环节中，面向患者提供信息化服务少于3项。患者能够通过信息化手段获取的医疗服务信息较少。

1级：基层医疗卫生机构应用信息化手段为门急诊或住院患者提供部分服务。基层医疗卫生机构建立服务患者的信息系统，应用信息化手段对医疗服务流程进行部分优化，在挂号、收费、检查、检验、治疗、患者健康教育等环节中，至少有3个以上的环节能够面向患者提供信息化服务，患者就医体验有所提升。

2级：基层医疗卫生机构内部的智慧服务初步建立。基层医疗卫生机构应用信息系统进一步优化医疗服务流程，能够为患者提供智慧导医分诊、分时段预约、检查检验集中预约和结果推送、在线支付、诊间结算、健康教育等智慧服务，患者能够便捷地获取基层医疗卫生机构服务相关信息。

3级：联通基层医疗卫生机构内外的智慧服务初步建立。电子病历的部分信息通过互联网在基层医疗卫生机构内外进行实时共享，部分诊疗信息可以在医疗机构外进行处理，并与医疗机构内部电子病历信息系统实时交互。初步建立院内院外、线上线下一体化的医疗服务流程。

4级：基层医疗卫生机构智慧服务基本建立。患者医疗信息在医联体内实现互联互通，基层医疗卫生机构能够为患者提供全流程的个性化、智能化服务，患者就诊更加便利。

5级：基于基层医疗卫生机构的智慧医疗与预防健康服务基本建立。患者在医联体、基层医疗卫生机构以及居家产生的医疗健康信息能够互联互通，基层医疗卫生机构能够联合其他医疗机构，为患者提供全生命周期、精准化的智慧医疗与预防健康服务。

（三）智慧绩效评价分级

对医疗机构整体绩效统计和各个局部系统的绩效统计进行评价，分为0～5级。

0级：未形成电子化绩效统计。医疗过程由手工记录统计，无计算机电子化继续统计。

1级：形成电子数据表格，在计算机系统中处理相关数据，能提供电子数据。使用计算机处理医疗业务数据，形成电子数据表格，使用的软件系统主要是电子表格，并能够通过移动存储设备、复制文件等方式将数据导出供后续应用处理。

2级：有信息系统统计分析功能。医院建立独立的信息系统，在信息系统中有单独的模块具有统计分析功能，对相关数据能够复制或导出。

3级：统计分析功能是数据通过信息化系统或互联互通数据共享采集方式生成的。通过数据接口方式实现所有系统（如HIS、LIS等）的数据交换。实现医疗业务数据的互联互通。数据通过信息系统（HIS等）采集生成，各系统间的数据能实现交互共享采集。

4级：有独立的绩效考核分析系统。建立独立的绩效考核分析系统，数据通过接口方式采集生成，对数据采集和归集有合理的校验矫正机制。

5级：互联网的应用（大数据分析、人工智能）。具有独立的绩效考核分析系统，并能进行大数据分析及人工智能应用。

第六章 基本医疗服务管理

本章要点 1. 掌握 社区门诊管理，住院诊疗管理，中医诊疗管理，社区卫生服务双向转诊的基本概念、特点及其诊疗程序。

2. 熟悉 中医诊疗管理的业务管理内容，社区卫生服务双向转诊的重大疾病单病种转诊流程及社区医养结合内容。

3. 了解 当前社区卫生服务双向转诊实践中的问题与阻力，国内外社区转诊模式。

第一节 社区门诊管理

社区门诊是居民常见病、慢性病、多发病预防及治疗的首要战场，社区门诊工作应该保持高效，门诊的管理工作要细致、精确。社区门诊管理工作的持续稳定发展对于提高医护救治效率及患者就诊满意度都具有重要意义。社区基本医疗服务要寻求高效诊疗活动、提升患者满意度，就必须加强社区门诊管理。

一、社区门诊类型

（一）临床科室

临床科室是社区卫生服务中心诊疗业务和医疗服务主体，它直接担负着对患者的接收、诊断、治疗等任务，其科学合理设置，能够使社区居民就近享有安全、有效、方便、经济的基本医疗服务。

主要临床科室包含全科医学科、内科、外科、妇科、精神（心理）科和中医药综合服务区。门诊科室的类型可根据当地医疗卫生资源布局和居民服务的需求而定。另外设置预防接种室、预防接种留观室、儿童保健室、妇女保健（计划生育指导）室、健康教育室，其中预防接种门诊应达到数字化标准。社区卫生服务中心可在康复科、口腔科、老年医学科、疼痛科、皮肤科、眼科、耳鼻喉科、血液透析室、骨科等特色科室中，至少选择一个设置为特色科室，也应鼓励有条件的机构为居民提供居家安养、安宁疗护等服务。

1. 全科门诊 负责常见病、多发病的基本诊疗、双向转诊及慢性病管理，服务内容广泛，不仅涉及内、外、妇、儿等医学专科，还涉及心理学、行为医学、预防医学、医学哲学等学科。与其他专科的知识及技能相比，其覆盖面广，主要根据社区服务对象的需求将各专业相关知识和技能有机整合为一体，为患者提供全方位服务。

2. 中医康复门诊　负责应用中药、针灸、推拿、理疗、康复等方式改善患者症状，给予慢性病患者康复治疗，降低伤残率或减轻伤残后患者功能障碍的程度。

3. 妇科门诊　负责常见女性生殖系统疾病的诊治，如阴道炎、宫颈炎、盆腔炎、月经不调等，提供妇科肿瘤筛查、孕产妇建档随访、计划生育、优生优育咨询等。

4. 口腔门诊　负责为社区居民进行常见口腔疾病的诊断，如龋齿、牙髓炎、牙周炎、口腔溃疡等，提供拔牙、牙齿美容、牙齿种植、牙齿矫正等基本治疗。

5. 预防接种门诊　负责为本辖区6岁以下儿童（包括流动人口儿童和计划生育外儿童）建立预防接种证（卡），掌握辖区内幼托机构及小学学生预防接种情况，按照预防接种工作规范要求，组织开展预防接种工作，及时上报预防接种异常反应，开展预防接种健康教育等。

6. 儿童保健门诊　负责辖区内的儿童保健工作，包括为6岁以下儿童建档并定期健康检查及保健咨询，开展母乳喂养、儿童营养、科学育儿等知识宣教，入园儿童的各项健康检查，常见病、多发病的筛查及上报等。

7. 发热门诊　为防控急性传染病而设立，是专门用于排查疑似传染病患者、治疗发热患者的诊室。2020年6月11日，国家卫生健康委发布了《关于发挥医疗机构哨点作用做好常态化疫情防控工作的通知》，其中明确要求充分发挥发热门诊、基层医疗卫生机构和急救中心的"哨点"作用，各"哨点"落实检测、登记、报告、引导等措施不力，导致"应检未检"的，开展责任倒查，依法依规对相关机构和责任人追究责任。发热门诊是传染病防治的第一道防线，发热门诊的良好运行机制可以有效阻断病原体在医疗机构的传播，降低感染发生风险，保障人民群众及医务人员的身体健康和生命安全。

（二）医技及其他科室

医技及其他科室包括药房、检验科、放射科、超声室、心电图室、健康信息管理室、消毒供应室等，是社区卫生服务机构的重要组成部分，主要为临床科室和公共卫生服务的业务开展提供技术支持。

二、社区门诊工作特点

（一）以基层卫生保健为主要内容

社区卫生服务应该以基层卫生保健为主要内容，在充分了解社区居民的主要健康问题基础上，提供基本医疗、预防、保健、健康促进等服务。将促进以人为本的优质初级卫生保健和基本公共卫生职能的保健模式作为基层卫生保健服务的核心。保健模式随着人口的卫生目标和卫生重点的不断变化而变化，并用以提高卫生系统的绩效。

在个人卫生保健服务层面，卫生系统需要重新定位，以便人们在其居住地就近获得服务（如基于家庭和社区的保健、长期医疗设施中的初级保健、地方医院中的康复观察病房、综合保健中心和一级医院中的急诊科室），同时考虑到具体情况（例如生活条件、公共交通、急救交通和院前护理）、人们的偏向和成本效益。还需要确保基层卫生保健是卫生系统核心部分的第一和经常接触点，通过有效的转诊和反向转诊系统与所有其他机构建立联系。

社区医务工作者在提供初级卫生保健的过程中主要遵循三级预防的原则。第一级预防（primary prevention）又称病因预防，即在发病前期，针对致病因素（生物因素、心理因素、社会因素等）所采取的根本性预防措施，也称根本性预防，如婚前检查、预防接种和健康教育等。第一级预防是投入少、效率高的社会预防措施。第二级预防（secondary prevention）又称临床前期预防或"三早预防"，即在疾病的临床前期做好早发现、早诊断和早治疗的"三早"预防措施。对传染病的第二级预防还应有早隔离、早报告措施。第三级预防（tertiary prevention）又称临床预防，是针对已明确诊断的患者，采取合理有效的处理，防止病情恶化、促使功能恢复、预防并发症和伤残。

（二）综合性

社区卫生服务主要为辖区居民提供公共卫生和基本医疗服务，是公益性的，不以营利为目的。社区卫生服务的主要目标是提高人群的健康水平而非单纯的治疗疾病，因此社区门诊工作涉及多个方面。就其服务对象而言，既包括患者也包括非患者；就其服务内容而言，包括健康促进、疾病预防、治疗和康复，并涉及心理、生理和社会文化各个方面，是面向大众进行基础医疗服务及健康教育宣讲的医疗场所；就其服务范围而言，包括个人、家庭和社区，是一种综合性服务。

保健模式面向初级卫生保健一个重要策略是建立综合性多学科团队。综合性多学科团队的理想组成应当是能够提供持续、全面、协调和以人为本的保健。这些团队没有固定的模式，通常结合了一系列技能和专业人员，如社区卫生工作者、护士、家庭医生、药剂师、营养师、社会工作者、传统医学从业者和行政管理人员等，以便能够满足所服务个体的全部需要。

（三）连续性

社区卫生服务人员对所辖社区居民的健康负有长期的、相对固定的责任。因此，他们应该主动关心社区内所有成员的健康问题，从健康危险因素的监测，到机体最初出现功能失调、疾病发生、发展、演变、康复的各个阶段，包括患者住院、出院或邀请专科医师会诊等不同时期，也包括辖区内居民从出生到死亡的全生命周期，为社区居民提供连续性的服务。

社区医养结合发展正在成为一种为社区内所有成员提供健康保障的新兴模式。2019年《关于深入推进医养结合发展的若干意见》指出：制定医养签约服务规范，进一步规范医疗卫生机构和养老机构合作。按照方便就近、互惠互利的原则，鼓励养老机构与周边的医疗卫生机构开展多种形式的签约合作，双方签订合作协议，明确合作内容、方式、费用及双方责任，签约医疗卫生机构要在服务资源、合作机制等方面积极予以支持。深化医养合作，鼓励养老机构与周边的医疗机构紧密对接，建立协作机制。养老机构中具备条件的医疗机构可与签约医疗卫生机构建立双向转诊机制，严格按照医疗卫生机构出入院标准和双向转诊指征，为老年人提供连续、全流程的医疗卫生服务。

（四）协调性

社区医生的职责是为患者提供综合性的基层卫生保健服务，但有些服务内容仅靠社区医生无法完成，需要其他医疗或非医疗部门的配合。因此，协调性服务是社区医生应该掌握的基本技能之一。社区医生应当掌握各级各类医疗机构、专家和社区内外各种资源的情况，并与之建立相对固定的联系，以便协调各种资源为居民提供医疗服务。社区医生不仅需要协调医疗资源，还需要协调社区的健康教育资源，提高社区居民的健康意识。

（五）可及性

社区卫生服务机构的可及性对于各种常见急重症的早期处理起到至关重要的作用。这种可及性既包括时间上的方便性、经济上的可接受性及地理位置上的接近性，也包括心理上的亲密程度。社区全科医生既是社区卫生服务的最佳提供者，同时也是其服务对象的朋友和咨询者。社区居民在任何时间都能够在自己的社区内得到及时而周到的医疗保健服务。

社区卫生服务机构的有形基础设施在增进群众、社区和卫生系统之间的信任方面发挥重要作用。卫生设施对其服务对象的医疗和非医疗需要（包括身体、文化和宗教）作出相应调整。如需要创造舒适的候诊空间，建立确保就诊隐私性的物理结构（特别是对于敏感或私密的事项），采取措施营造关爱儿童的环境（如在盥洗室为幼儿放置台阶以便洗手），为男性和女性划定分隔开的区域；还应注意确保供不同能力人群使用的各种卫生设施，具体包括电梯、自动扶梯、坡道、宽门道和通道、带栏杆的安全楼梯、带舒适座位的休息区、适当的标志和无障碍公共厕所等。

（六）责任制

社区卫生服务机构为居民建立健康档案，签订服务合同，建立固定的医患关系，以便提供及时性、持续性的健康服务。居民选择医生签订社区卫生服务合同书，医生根据合同内容为其提供定期与不定期医疗卫生服务；一名医生负责3～4个居民区的公共卫生、预防保健、健康教育和医疗等全面服务。

三、社区门诊工作程序

（一）预约诊疗服务

1. 实施多种形式的预约诊疗与分时段服务，对门诊和复诊患者实行中长期预约。根据预约诊疗工作制度和规范，按照操作流程，逐步提高患者预约就诊比例。改善门诊服务，支持医务人员从事晚间门诊和节假日门诊。建立与上级对口支援医院以及合作医疗机构的预约转诊服务。

2. 公开出诊信息，保障医务人员按时出诊，遇有医务人员出诊时间变更应当提前告知患者。提供咨询服务，帮助患者有效就诊，做好门诊和辅助科室之间的协调配合，根据门诊就诊流量配套医疗资源。

（二）规范接诊

1. 参加门诊工作的医务人员，应为有经验的医生和护士；要求门诊医生相对稳定，护士一般较长期固定。对患者要进行认真检查，按照规定格式记录门诊病历，门诊部定期检查，每月评分一次。

2. 改善候诊环境，加强候诊教育，宣传卫生防病、计划生育和优生优育知识。门诊工作人员要关心体贴患者，态度和蔼，有礼貌，耐心地解答问题，尽量简化手续，有计划地安排患者就诊；在保证质量的前提下合理检查、合理用药，尽可能减轻患者的负担。

3. 门诊根据本专业特点，建立必要的规章制度、治疗常规、操作规程以及岗位责任制，并认真做好登记、统计报表等工作，对辖区内所有居民进行家庭医生签约，提供长期可持续服务。

4. 门诊检查科室所做各种检查结果，必须准确、及时；严格执行消毒隔离制度，防止交叉感染，做好疫情报告。

5. 优先处置急危重症患者，有门诊突发事件预警机制和处理预案，提高快速反应能力；建立"绿色通道"，建立创伤、农药中毒、急性心肌梗死、卒中、高危孕产妇等重点病种的急诊服务流程与规范；需紧急抢救的危重患者可先抢救后付费，保障患者获得连贯医疗服务。

6. 对疑难病症两次复诊仍不能确诊者，应及时请上级医师诊视。主任医师应定期出门诊解决疑难病例，每人每周一般不少于两个半天。

（三）双向转诊

社区卫生服务中心（站）与大型综合医院、专科医院建立双向转诊服务机制，保证患者得到连续医疗服务、双向转诊和会诊。

（四）加强随访

对已签约的慢性病居民，加强随访，每年4次以上面对面随访，每年进行1次较全面的健康体检，体检可与随访相结合。根据不同的慢性病特点，参照《国家基本公共卫生服务规范（第三版)》《居民健康档案管理服务规范》健康体检表进行随访。随访方式包括预约患者到门诊就诊、电话追踪和家庭访视等。

四、社区门诊业务管理

（一）管理对象

社区卫生服务管理对象主要包括社区卫生服务的人力、财力、物力、时间、信息等卫生资源。

1. 人力 社区卫生服务的人力是指从事社区卫生服务活动的劳动者，包括卫生管理人员和医、护、技、药等卫生技术人员。社区卫生服务主要包括人力的开发、配置、使用、培养、考核与评价等。

人力开发是人才管理的重点，即培养教育和积极引进卫生技术人才，要加速在职医生、护士的岗位转型培训和建立医学终身教育制度，使合格的全科医生和社区护士能承担起发展社区卫生服务的重任。同时积极引进优秀的卫生技术人才到社区工作。

人力合理配置、使用可以使全科医护人员发挥所长，提高工作效率，保证基层医疗卫生机构的高效运转。通过更加全面综合的绩效考核和奖惩制度提高社区卫生服务医务人员的工作积极性，提升单位业绩。通过人力资源的开发利用和全面管理，形成选人、育人、用人一体化的机制造就高素质的社区卫生服务队伍。

2. 财力　财力指社区卫生服务组织在一定时期内实际掌握和支配的物质资料的价值体现。社区卫生服务机构虽然不以营利为目的，但也参与社会经济活动，也有固定资金和流动资金的运转，因此也要对财力进行管理。一方面，丰富的资金可为高学历的高层次人才提供较为满意的薪资，为基层的医疗建设发展提供更有力的知识储备；另一方面，丰厚的资金可用来购买先进的检查和治疗设备，有效提高社区卫生服务机构诊疗水平。

3. 物力　物力指医疗卫生设施、设备、材料、仪器、药品、能源和自然资料等，是社区卫生服务发展的物质基础。物资管理就是对社区卫生服务过程中所需各种物资材料进行计划采购、保管、供应、分配和使用全过程的科学管理。丰富的物力是开展社区卫生服务工作的重要物资保证和环境条件。

4. 时间　时间是人类用以描述物质运动过程或事件发生过程的一个参数，能反映出速度和效率，具有不可逆性、时效性、动态性和连续性。有效的时间管理是比财力、人力、物力更为稀有的资源。①可采用预约就诊方案，预约就诊时间精准到半小时甚至十分钟以内，使患者的门诊和等待检查时间明显缩短。②在社区，高血压、糖尿病等慢性病患者可获得常用药品，减少患者往返大型医疗机构的次数，可节约患者时间。③建立有门诊突发事件预警机制和处理预案，提高快速反应能力，建立创伤、农药中毒、急性心肌梗死、卒中、高危妊娠孕产妇等重点病种的急诊服务流程与规范，保证急危重症患者的及时治疗。

5. 信息　信息是一种重要资源，它是指数据、消息、情报、指令、代码以及含有一定内容的信号等。信息贯穿于整个社区卫生服务的管理过程，是社区卫生服务现代化管理的基础。①在信息平台的支持下，双向转诊制度可以得到更加有效的应用。②在社区卫生服务机构中，采用电子信息平台管理患者的基本信息、既往病史、诊疗经历等，形成患者的电子健康档案并进行存储，方便对患者进行下一次的诊疗及随访。③通过建立医疗机构之间共同的信息管理中心，患者健康信息及各种医疗资源可进行数据交换共享。④社区卫生服务机构资源较有限时可向上级医院寻求帮助，从而对患者进行更加有效的治疗，减少急重症患者的死亡率，提高治愈率。

（二）管理方法

1. 行政方法　利用一套严格的组织机构，通过行政命令直接对管理对象发生影响，这种行政命令对执行者具有强制力。有效的行政管理工作可提高下级医师的工作效率，对于社区卫生服务机构的运行起到重要作用。社区卫生服务机构行政效率的高低，会直接影响其行政管理的水平，影响到医院全局的发展。

智慧化的行政管理系统是现代行政管理的方向。行政管理部门的工作人员将分板块工作，不仅包括上级对下级的管理，还可以对医院的设备运行、物资购入和使用、医疗废物管理等信息进行智能化的记录和监控，将医院的各类信息进行分类、处理、存储。

2. 法律方法　法律是由国家制定或认可并以国家强制力保证实施的，反映由特定物质生活条件所决定的统治阶级意志的规范体系。它是相对稳定的行为规范，人人必须遵守。法律是医务人员和患者最强大的保护武器，使诊疗更为规范，也对患者的权利和义务有了更加具体的规定。

3. 经济方法　医院经济管理是指按照客观经济规律的要求，运用经济手段，对医院的经济活动进行计划、组织、实施、指导与监督的管理活动。它的实质就是把经济利益转化为对管理单位、个人的激励。充分发挥物质利益的激励作用，可用于鼓励医务人员，激发工作积极性，为医院创造更大利益。

4. 宣传教育方法　宣传教育是指通过语言、文学、形象等启发被管理者的觉悟，使其自觉地根据总的管理目标来调节自己的行为。这种方法的效率直接取决于宣传教育内容的真理性、领导者的权威和艺术、被管理者的思想状况。它的目的在于提高医务人员的政治思想觉悟，即确立科学的世界观和正确的人生观，树立高尚的职业道德品质，调动人们工作的积极性。

5. 咨询顾问方法　既包括管理者根据工作的需要向咨询顾问机构提出问题，请求解答，也包括社区卫生服务机构的医务人员为居民提供咨询服务。

在管理实践中，上述五种基本管理方法需要相互补充、有机配合、综合运用，才能取得满意的效果。

（三）诊疗管理

1. 医疗质量管理　医疗质量是医院的一项至关重要的管理工作，而门诊医疗质量是医院医疗质量的综合体现，是医院医疗技术水平的集中反映，是衡量医院行政管理情况的重要标志之一。医院可结合本单位的实际情况制定相应的医疗质量管理规章制度。具体内容包括：

（1）门诊医务人员管理。对卫生技术人员有明确的岗位职责与技能要求。医务人员要掌握并遵循与其岗位相关的医疗质量管理制度。普通门诊由住院医师及以上职称人员承担，专家门诊由副主任医师及以上职称人员承担。

（2）门诊规章、制度、职责的健全和落实。落实门诊首诊负责制、门诊疑难患者会诊制，提高门诊确诊率。对于未能明确诊断的门诊患者须及时组织会诊、留观或收入院，不得以任何理由推诿患者。医院设立质量监督管理组织并配备专职人员，定期对医疗文书、门诊处方、门诊患者满意度、门诊投诉等情况进行处理，确保医疗质量持续改进。

2. 患者安全管理　为保证医疗安全，来院就诊的每位患者须如实填写门诊病历上的身份信息。就诊及进行辅助检查或操作前，医师须核对患者姓名、年龄、性别、病历号等基本信息，确认患者身份。患者诊疗后，为其进行健康教育宣讲和随访，确保患者得到及时的后续治疗。

3. 预约诊疗管理　为进一步方便群众就医，引导患者错峰就诊，减少就医等候时间，方便患者就诊，目前大多数医疗机构已开始免费推行门诊预约就诊服务。①预约形式：目前常见的预约方式有现场预约、电话预约、自助机终端预约、网上预约等。②实名制预约：同一时段预约患者就诊先于现场挂号。根据患者就诊时间不同，多数分4～15分钟不同时间段预约。③预约制度：为保证预约的顺利进行，门诊部须及时排班，固定专家定期出诊；如专家出诊时间变动，须提前通知现场及提前预约的患者；对已预约患者，医院可提供提醒服务，避免错过就诊时间。

4. 就诊环境管理　门诊是医院的窗口，门诊大厅是患者对医院了解的第一步，就诊环境的优劣代表着医院的管理水平，营造一个宽敞、明亮、整洁、舒适的就诊环境十分重要。具体管理措施：①提高导医及分诊护士服务质量，随时解决患者就诊过程中出现的问题。②增加直饮机、自动售货机、手机充电站等便民设施；设置自助取号、自助预约检查、自助缴费、自助打印检验报告等相关硬件设施，优化就诊流程。③诊区外设置健康教育知识宣传栏、健康教育处方、专家出诊时间介绍等，增进患者对就诊疾病及医师的了解。④就诊时保证一人一诊室，最大程度地保护患者隐私。⑤充分考虑到残障人士等特殊困难人群的需求，提供专门的卫生设施，优先提供医疗服务。⑥创建"无烟医院"，设置禁止吸烟的标志。

5. 门诊投诉管理　可采取的管理方法如下：①设立投诉办公室统一承担门诊投诉管理工作，各科室应当指定至少1名负责人配合投诉管理部门做好投诉管理工作。②建立多种投诉渠道，如意见箱、电话、邮箱、现场接待等，保证患者投诉的私密性。③定期对投诉资料进行归类整理、分析，提出改进建议并进行反馈。

第二节　社区住院诊疗管理

一、社区住院诊疗特点

国家设立社区卫生服务中心作为服务社区居民的基层医疗卫生机构，目的是方便民众就医，缓解大医院的就医压力，主要任务是针对社区居民常见病、多发病、慢性病给予及时正确的治疗。社区卫生服务中心住院的患者以高血压、糖尿病、慢性阻塞性肺疾病等慢性病为主，还包括各种疾病的终末期特别是肿瘤患者的临终关怀患者，以及颈椎病、腰椎病、脑血管疾病恢复期进行中医、中药及康复治疗的患者。具体诊疗特点如下：

1. 服务对象主要为老年患者

（1）随着我国老龄化加剧，期望寿命延长，中老年人群的医疗需求骤增，全科医生作为居民健康的"守门人"，日常诊疗工作中面对的主要人群以中老年患者为主。社区卫生服务中心应根据老年人的生理及疾病特点对病房进行管理，全科医生需要全面掌握各种疾病的诊疗规范。另外，全科医生同样需要提高沟通能力，增强对患者的了解，丰富既往史内容，使病历更加完整，治疗更加合理安全。

（2）老年人患病易有合并症：老年人由于免疫功能降低，抵抗力差，对外界微生物及其他刺激的抗御能力弱，患病时更容易发生合并症。社区卫生服务中心最常见的疾病是感冒，老年人抵抗力较差，故患呼吸道感染的概率更大，有些老年人最初的症状是咳嗽、咳痰等症状，然后发展到咳黄脓痰，继发细菌性肺炎，医护人员需要全方位考虑。

（3）老年人发病时易发生水和电解质紊乱：正常人体需要一定量的水分和必要的电解质，如钾、钠和氯化物等，以满足机体代谢的需要和平衡。老年人身体细胞内液较少，细胞功能退化，器官萎缩，一旦发热或者呕吐、腹泻时，很容易出现水和电解质紊乱，而电解质的紊乱又会进一步加重基础疾病，使治疗更加困难。所以，临床医生一定要合理用药，尤其是老年患者，一定要注意电解质的补充。

（4）老年人患病时症状不典型：由于老年人机体反应功能减弱，对于疼痛及疾病的反应不像儿童与青年人敏感。老年患者不仅症状不典型，部分患者可能同时患有多种疾病，一种疾病的症状可能被另一种疾病症状所掩盖，也同样增加了治疗难度。

（5）老年人发病快，病程较短：老年人脏器储备功能低下，一旦处于应激状态，病情迅速恶化，容易在发病后迅速发生全身功能衰竭。

（6）老年人患病易发生意识障碍及全身衰竭：意识障碍常见于老年患者。老年患者常见的基础病，如冠状动脉粥样硬化、感染、电解质紊乱等都是导致意识障碍的重要因素。另外，老年人常有睡眠障碍，可能会服用地西泮等镇静药，在分析老年人意识障碍的病因时，应该排除药源性因素。老年人因活动减少，食欲减退，机体各器官储备功能下降，自身免疫系统功能不强，抵抗力低下，一旦受到外界应急因素侵袭，可继发多器官功能下降甚至衰竭，治疗困难而且预后差。社区医生在接诊老年患者时要注意其是否有意识障碍或者就医之前是否出现过意识障碍，还要预防患者出现多脏器的衰竭。

2. 住院患者常合并心理社会问题　慢性疾病病程长，症状顽固，病情反复，患者长期经受疾病的折磨，往往产生各种不良的心理反应，而不良情绪和心理往往又会诱发病病的发展，导致恶性循环。很多独居老年患者，经济困难，无人照顾，很容易产生悲观情绪。查房时，医生不仅要帮助患者诊疗疾病，还要根据具体情况，对其进行心理疏导、健康教育。

（1）焦虑、恐惧心理：从温暖的家庭到陌生的医院，对周围环境不适应，再加上疾病的折磨和对疾病的认识不足，患者可能产生焦虑、恐惧情绪。医护人员在与患者交谈中，要讲究方式方法，注意患者对疾病的认识水平和心理承受能力，掌握语言、形体和情感沟通的技巧，尽量让他们心情放松，以最佳的心理状态接受治疗和护理；要尊重、理解关心患者，态度和蔼可亲，耐心听取患者的主诉，与患者之间建立相互信任的医患关系。

（2）孤独情绪：由于老年人依赖性强，特别是丧偶独居老人，易产生孤独情绪。医护人员应鼓励老年患者与周围病友多聊天，舒缓情绪。也可鼓励患者培养多种兴趣，如看书、写字、画画等，增强战胜疾病、恢复健康的信心。

（3）经济问题：随着国家的医保政策的全面普及，大多数人看病难的问题已经被解决，但是仍有一部分患者存在经济困难，在为患者治疗时要考虑其经济情况，为其制定适宜的诊疗方案。

3. 中医药及中医适宜技术具有优势　传统的中医药及中医适宜技术不仅具有简便、经济、安全有效的特点，而且在社区卫生服务慢性病的防治中有较好疗效。常用的中医适宜技术包括针灸类、灸法类、中医外治疗法、中药内服法等，中西医有效结合可提高患者治愈率，全方位地为患者诊治。

二、社区住院诊疗程序

制定社区住院诊疗程序是维持医院正常运转的必备条件。

（一）入院

严格区分开急性、慢性、老年、康复及临终关怀患者，把有限的床位安排给最需要者。无论何种形式入院均应由经治医师开住院通知单，办理手续。入院前尽可能地明确诊断，做好相关检查。在住院期间，患者需24小时在院。收治入院患者，管床医生要对其基本信息进行核对。

（二）首诊负责制

首诊负责制是医院的核心制度之一。首诊负责制包括医院、科室、医师三级：患者初诊的医院为首诊医院；初诊的科室为首诊科室；首先接诊的医师为首诊医师。医师首诊负责制是指第一位接诊医师（首诊医师）对其所接诊患者，特别是对危、急、重患者的检查、诊断、治疗、会诊、转诊、转科、转院、病情告知等医疗工作负责到底的制度。

1. 首诊医师须按照要求进行病史采集、体格检查、进行必要的辅助检查及病历记录等，对诊断已明确的患者应及时治疗。若病情需要，应收住观察室或收住入院进一步治疗，特别是危、急、重患者，必须收住入院治疗。

2. 对已接诊的非本科疾病患者，首诊医师应详细询问病史，进行必要的体格检查，认真书写门诊病历后，耐心向患者介绍其病种及应去的就诊科室。

3. 对已接诊的诊断尚未明确的患者，首诊医师应在写好病历、做好检查后，请上级医师会诊或邀请有关科室医师会诊。诊断明确后及时转有关科室治疗。诊断仍不明确者，收住主要临床表现相关科室。若因本院条件所限确需转院者，按转院制度执行。

4. 如遇危重患者需抢救时，首诊医师必须先抢救患者，并及时报告相关诊疗组、上级医师或科主任，参与抢救工作。首诊医师下班前应与接班医师做好床旁交接班，并认真写好交接班记录。对已接诊的非本科室范畴的危重患者，首诊医师首先对患者进行一般抢救，并马上通知有关科室值班医师，在接诊医师到来后，向其介绍病情及抢救措施后方可离开。如提前离开，在此期间发生问题，由首诊医师负责。被邀请的医师，应立即赶到现场，明确为本科疾病后应按首诊医师的责任进行抢救，不得推诿，不得擅自离去。

5. 对复合伤或涉及多学科的危、急、重患者，首诊医师应积极抢救患者，同时报告上级医师或科主任，并及时邀请有关科室医师会诊、协同抢救。必要时通知医务科或总值班人员，以便立即调集各有关科室值班医师、护士等有关人员参与抢救。诊断明确后及时转主要疾病相关科室继续治疗。在未明确收治科室之前，首诊医师应负责到底，不得以任何理由推诿和拖延抢救。

6. 对群发病例或者成批伤员，首诊医师首先进行必要的抢救，及时通知医务科或总值班分流患者、组织各相关科室医师、护士等共同参与抢救。

7. 对危重、体弱、残疾的患者，若需要进一步检查或转科或入院治疗，首诊医生应与有关科室联系并亲自或安排其他医务人员做好患者的护送及交接手续。各科首诊医师均应将患者的生命安全放在第一位，严禁在患者及家属面前争执、推诿。因不执行首诊负责制而造成医疗差错、医疗争议、医疗事故，按医院有关规定追究当事人责任。

（三）出院

由经治医师对符合出院条件患者做住院诊疗总结，并完成病历，下达医嘱，准予出院。出院后要对患者进行慢性病管理，包括监测血压、血糖，饮食及运动管理，用药指导，电话回访，为行动不方便的老人提供上门服务等。

（四）双向转诊程序

双向转诊程序是指对于只需要进行后续治疗、疾病监测、康复指导、护理等服务的患者，医院应该结合患者意愿，宣传、鼓励、动员患者转入社区卫生服务中心，由社区卫生服务中心完成后续的治疗；对于社区卫生服务中心不能治疗的患者转到上级医院治疗。简而言之就是"小病进社区，大病进医院"。

1. 对于诊断不明确的患者、治疗效果不佳的患者、疑难重症患者、缺乏基本诊断和治疗设备的患者，主管医生向科主任汇报，由科主任请示分管院长同意转院后，可转到上级医院。

2. 社区卫生服务中心应积极主动与所在区域的上级医院建立安全、畅通的双向转诊渠道和机制，以使有需要的患者及时得到应用的专科医疗服务，避免延误病情。

3. 上级医院经治疗好转的患者能够顺利转回社区卫生服务中心，减轻综合医院的压力和患者的就医负担。

（五）死亡病例处理

1. 病情危重的抢救病例、肿瘤患者及高龄住院有生命危险者，应向家属交代预后以便临终前做各项准备。

2. 当班医护人员做各项抢救记录、死亡记录，完成病案并做好死亡病例讨论准备工作。死亡记录是指经治医师对死亡患者住院期间诊疗和抢救经过的记录，应当在患者死亡后24小时内完成；内容包括入院日期、死亡时间、入院情况、入院诊断、诊疗经过、死亡原因、死亡诊断等；记录死亡时间应当具体到分钟。

3. 建立死亡病例讨论制度

（1）死亡病例，一般情况下应在1周内组织讨论；特殊病例（存在医疗纠纷的病例），应在24小时内进行讨论；尸检病例，待病理报告发出后1周内进行讨论。

（2）死亡病例讨论由科主任主持，本科医护人员和相关人员参加，必要时请医务科派人参加。

（3）死亡病例讨论由主管医师汇报病情、诊治及抢救经过、死亡原因初步分析及死亡初步诊断等。死亡讨论内容包括诊断、治疗经过、死亡原因、死亡诊断以及经验教训。

（4）讨论记录应详细记录在死亡病例讨论专用记录本中，包括讨论日期、主持人及参加人员姓名、专业技术职务、讨论意见等，并将形成一致的结论性意见摘要记入病历中。

（六）会诊制度

按会诊涉及学科范围，会诊分为科内会诊、科间会诊、多学科会诊。按病情缓急程度、会诊时间要求，会诊分为急危重病例的急会诊、慢性病例/疑难病症择期会诊、为教学需要或临床经验交流的需要定期会诊。科内会诊由中级职称者参加，科间会诊一般由中级以上职称者担任，疑难病例会诊由高级职称者担当。会诊医师应做好以下工作：

1. 详细询问病史，认真查体，开具必要的检查，综合分析，明确诊断，予以治疗。

2. 接诊医师为经治医师，患者病情较复杂，应请本专科出诊的中级职称以上医师会诊。

3. 接到他科前往会诊请求时，会诊医师应为中级以上职称者，应先向本科其他出诊医师交代工作，然后前往。

4. 到他科诊室会诊，患者病情均较复杂，以本科疾病为主的，应收入院治疗，若病情危重，则先实施救治，等待转运。

（七）临终关怀病房程序

临终关怀的目标是提高患者的生命质量，通过消除或减轻病痛与其他生理症状，排除心理问题和精神恐慌，令患者内心宁静地面对死亡。同时临终关怀还能够帮助患者家属分担一些劳累与压力。临终关怀体现了医护人员崇高的职业道德，用科学的心理关怀方法、高超精湛的临床护理手段以及姑息支持疗法最大限度地帮助患者减轻躯体和精神上的痛苦，提高生命质量。临终关怀内容包括：

1. 身体关怀　通过医护人员及家属的照顾，减轻病痛，配合合理健康的饮食补充身体能量。

2. 心理关怀　通过心理关怀减轻患者恐惧、不安、焦虑、埋怨、牵挂等不良情绪，令其平静地度过人生的最后阶段。

（八）出院患者随访程序

积极推行院前、院中、院后的一体化医疗服务模式，将医疗服务延伸至院后和家庭，使住院患者的院外康复和继续治疗得到科学、专业、便捷的技术服务和指导。

1. 科室建立出院患者住院信息登记档案，内容包括姓名、年龄、单位、住址、联系电话、门诊诊断、住院治疗结果、出院诊断和随访情况等，由患者住院期间的主管医师负责填写。所有出院后需院外继续治疗、康复和定期复诊的患者均在随诊范围。

2. 随访方式包括电话随访、接受咨询、上门随诊、书信联系等。随访的内容包括：了解患者出院后的治疗效果、病情变化和恢复情况；指导患者如何用药、如何康复、何时回院复诊、病情变化后的处置方法。

3. 随诊时间应根据患者病情和治疗需要而定。治疗用药副作用较大、病情复杂和危重的患者出院后应随时随访；需长期治疗的慢性病患者或疾病恢复慢的患者出院2～4周内应随访一次，此后至少3个月随访一次。

4. 负责随访的医务人员包括相关科室的科主任、护士长和患者住院期间的主管医师。第一负责人为主管医师，主管医师按要求将随访情况填写在住院患者信息档案随访记录中，并根据随访情况决定是否与上级医师、科主任一起随访。

5. 科主任每月至少检查一次住院医师分管患者的随访情况，对未按要求进行者应进行督促。

6. 医务科、护理部应定期检查指导各临床科室的出院患者信息登记和随访情况，并将检查情况向业务院长汇报及全院通报。

三、社区住院质量管理

（一）医疗质量管理

1. 医疗质量管理　①建立病历书写质量的评估机制，定期提供质量评估报告。②建立病历质量控制与评价组织，社区卫生服务中心有专职的质控医师，科室有兼职的质控医师。③有病历书写质控管理持续改进措施。④建立与完善医疗质量管理制度、操作规范与临床诊疗指南。⑤设立专门的医疗质量管理部门，负责对全院医疗、护理、医技质量实行监管，并建立多部门医疗质量管理协调机制，建立健全本机构医疗质量安全与风险管理体系。⑥按照《医疗质量管理办法》等相关要求，细化并严格遵守18项医疗质量与医疗安全核心制度，严格贯彻首诊负责、危重症患者抢救制度等，有医疗质量管理与持续改进方案。⑦医疗、护理等职能部门负责实施全面医疗质量、安全管理和持续改进方案，承担指导、检查、考核和评价医疗质量管理工作。

2. 医技科室质量管理　①临床检验项目要满足临床需要，对本院临床诊疗临时需要而不能提供的特殊检验项目，可委托其他三级甲等医院或具备资质的独立的检验机构提供服务或多院联合开展服务，但应签署医院之间的委托服务协议，有质量保证条款。②能提供24小时急诊检验服务。检验报告及时、准确、规范，严格审核制度；进行医学影像质量管理，建立规章制度，落实岗位职责，执行技术操作规范，提供规范服务，保护患者隐私；实行质量控制，定期进行图像质量评价。③医学影像（放射、超声、CT等）部门设置、布局、设备设施符合《放射诊疗管理规定》，服务项目满足临床诊疗需要，提供24小时急诊影像服务。④检验报告及时、准确、规范，严格审核制度，提供规范的医学影像诊断报告，有疑难病例分析与读片制度、重点病例随访与反馈制度。⑤制定医学影像设备定期检测、环境保护、受检者防护、工作人员职业健康防护等相关制度。

（二）护理质量管理

1. 加强护理质量管理，制定护理制度、常规和操作规程。

2. 护理人力资源配备与医院的功能和任务一致；根据《护理分级》的原则和要求实施护理措施；实行责任制整体护理，为患者提供全面、全程、专业、人性化的护理服务，优质护理服务落实到位。

3. 按照特殊护理单元的相关管理规范进行质量管理与监测。

4. 社区护理是以健康为中心，从照顾临床患者扩展到照顾社区人群，社区护士要深入家庭、社区实施访问护理。

5. 社区护士到社区工作时应统一着装，衣着整洁，举止端庄大方；问候居民时应面带微笑，语言亲切温和，让居民从心理上接纳护士的上门服务，取得居民的信任，提升居民满意度。

6. 按照标准实施质量控制，将护理质量控制结果与绩效考核相结合，充分调动护士的积极性；创造尊重个人、充满活力的工作环境，有利于提高科室整体素质。

7. 社区护士及社区护理管理者通过培训和学习，专业能力及质量控制意识不断提升，社区居民对社区卫生服务中心的信任度及满意度也会不断提高。

（三）医院感染管理

1. 开展社区卫生服务中心感染防控知识的培训与教育，监测重点部门、重点环节、重点人群与高危险因素，采用监控指标管理，控制并降低医院感染风险。

2. 执行《医务人员手卫生规范》，实施依从性监管与改进活动。

3. 有多重耐药菌医院感染控制管理的规范与程序，有多部门共同参与的多重耐药菌管理合作机制，对多重耐药菌医院感染实施监管与改进。

4. 应用感染管理信息与指标，指导临床合理使用抗菌药物。

5. 感染管理组织监测感染危险因素、感染率及其变化趋势，并根据监测结果改进诊疗流程；定期通报感染监测结果。

6. 规范组织管理。针对感染控制管理组织体系不健全、组织构架人员组成不规范等现象，社区卫生服务中心应加强管理，规范岗位职责，完善医院感染控制管理体系建设。

7. 加强基层医护人员培训，帮助其厘清思路、明确目标、找准方向，提高医院感染管理的执行力。

（四）药事管理

1. 加强药剂管理，有效控制药品质量，保证用药安全。

2. 严格按照医院规定的药品标识和存储制度保存药品。

3. 强化用药安全、药物不良事件、药物不良反应监测。

4. 严格落实医院处方管理制度、处方审核制度、合理用药制度，加强抗菌药物使用和联合用药审核。

5. 按照《处方管理办法》，开展处方点评，促进合理用药。

6. 按照《抗菌药物临床应用指导原则》等要求，合理使用药品，并有监督机制。

7. 医院制定抗菌药物临床应用和管理实施细则、抗菌药物分级管理制度，并落实到位。门诊患者抗菌药物使用率≤20%，住院患者抗菌药物使用率≤60%，有药物安全性监测管理制度，按照规定报告药物不良反应。

（五）患者安全管理

1. 确立查对制度，识别患者身份，确立特殊情况下医务人员之间有效沟通的程序、步骤。

2. 建立安全核查管理制度，防止手术患者、手术部位及术式发生错误。

3. 有临床"危急值"管理制度，妥善处理医疗安全（不良）事件。

4. 建立主动报告医疗安全（不良）事件的制度和工作流程，防范与减少患者跌倒、坠床等意外事件和压疮发生。有医院感染风险防范机制，保障患者安全。

（六）输血管理

1. 加强临床用血过程管理，严格掌握输血适应证，促进临床安全、有效、科学用血。

2. 开展血液质量管理监控，制定并实施控制输血严重危害（输血传染疾病、输血不良反应、血液制品误输等）的方案，严格执行输血技术操作规范。

3. 开展血液全程管理，落实临床用血申请、审核制度，履行用血报批手续，执行输血前核对制度，做好血液入库、贮存和发放管理。

4. 落实输血相容性检测的管理制度，做好相容性检测试验质量管理，确保输血安全。

（七）公共卫生管理

1. 传染病上报　①执行《传染病防治法》及相关法律、法规、规章和规范，健全传染病防治与医院感染管理组织架构，完善管理制度并组织实施。开展对传染病的监测和报告管理工作。②有专门部门或人员负责传染病疫情报告工作，并按照规定进行网络直报。③定期对工作人员进行传染病防治知识和技能培训，向公众开展传染病预防知识的教育、咨询。

2. 慢性病管理　①根据《国家基本公共卫生服务规范》收集慢性病信息，对高血压、糖尿病、慢性病高危人群建立档案，对慢性病分类监测、登记。②对不同人群开展健康咨询，举办慢性病防治讲座，发放宣传材料。③建立医患的稳定关系，保证连续服务。④根据慢性病的发病情况及死因谱，开展监测及预防，建立慢性病随访制度。

（八）应急管理

根据《传染病防治法》等相关法律法规，承担传染病的发现、救治、报告、预防等任务。①主管部门对传染病管理定期监督检查、总结分析，持续改进传染病管理，确保无传染病漏报，无管理原因导致传染病播散。②根据《突发公共卫生事件应急条例》等相关法律法规，严格执行各级政府制定的应急预案，承担突发公共事件的医疗救援和突发公共卫生事件防控工作。③明确医院需要应对的主要突发事件策略，建立医院的应急指挥系统，制定和完善各类应急预案，提高快速反应能力。④开展应急培训和演练，提高各级各类人员的应急素质和医院的整体应急能力。

四、社区医养结合

随着我国经济与医疗技术的飞速提升，老龄化的进程不断加深，失能老人比例与慢性病患病率也逐年攀升，普通家庭成员往往无法满足慢性病的长期照护与康复锻炼需求，老年人"医""养"需求的叠加趋势越来越越明显。

（一）医养结合的基本概念

医养结合（combination of medical and health care）是医疗与养老资源的整合，是为老年人提供集医疗、照护、生活等一体化服务的新型养老模式。社区医养结合更多表现为一种居家养老模式，就是将社区医疗服务的必要检查和技术与康复、养护、养老等专业相融合。"医养一体化"的发展模式，就是把医疗、生活、康复、养护、养老等融合为一体，是生物-心理-社会医学模式的充分体现，用整合医学的理念促进社区患者的康复。社区医养结合是医疗改革的创新，是一种切实可行的医疗改革新模式。

医养结合将会是中国养老产业和社区医疗未来的发展重点。2013年国务院印发《关于加快发展养老服务业的若干意见》中正式提出医养结合的新型养老模式；2017年党的十九大报告"健康中国战略"重点提到要"积极应对人口老龄化，构建养老、孝老、敬老政策体系和社会环境，推进医养结合，加快老龄事业和产业发展"，政府部门颁布了一系列政策支持医养结合的推进。但由于多重因素影响，目前我国医养结合的进展仍相对缓慢。

（二）医养结合服务模式

医养结合相关主体包括医疗机构、养老机构、社区服务中心、家庭和政府。目前，我国有关医养结合主体的认识尚不一致。有学者认为，医养结合型长期照护机构是由老年公寓、护理院、临终关怀院、各级医院、社区卫生服务中心和社区居家养老服务中心等构成；有学者认为是由护理院、护理型医院、大型综合医院的照护单元、具有双向转诊功能的医疗机构等构成。由医疗机构主体构成的医养机构是急性医疗与慢性医疗服务的结合，不属于现有医养结合政策含义的范畴（图6-1）。

养老服务不仅只是"养"，还包括"医"，涵盖保健诊疗、护理康复、安宁疗护、心理精神支持等各方面。着力解决影响医养结合机构医疗卫生服务质量的突出问题，有助于为老年人提供安全、规范、优质的医疗卫生服务。

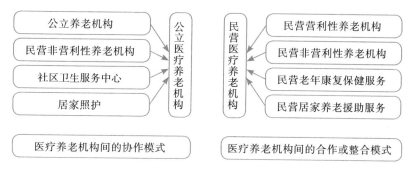

图6-1 医养结合的模式图

1. 养老机构服务存在问题 ①很多养老机构虽然有养老护理员，但受过专业培训者不多，养老护理工作的社会认同度不高，收入待遇也不高。在养老机构工作的医护人员，在职称评定、科研教育等方面不能与公立医疗机构的医护人员享有同等待遇。②养老机构与社区卫生服务机构的合作，由于缺少对医疗机构的激励机制而难以有效开展。虽然养老机构内设医疗机构，但由于对养老机构内医疗服务的内容与范畴以及质量缺少相应的管理制度，导致无法使用医疗保险购买；由于缺少照护保险补偿，养老机构缺少提供医疗服务管理的动力。③缺少老年人长期照护服务需求评估体系，需求与提供无法做到有效对接。在市场主体监管方面，我国养老服务补偿政策为按床位补贴，养老机构为减轻经营压力，大量收住健康老人，而真正有照护需求的痴呆老人却被拒绝；在服务内容方面，养老机构内既缺少基本的医疗护理处置，也缺乏对老人的身体康复训练，以及对痴呆老人的专业康复，照护服务内容单一，无法满足老人照护服务需求。

2. 解决措施

（1）拓展资金筹集渠道，促使收支平衡：资金的引入不能单凭政府出资，应该从社会方面引入，如与企业合作等。但是，引入社会资金的前提是促进消费，满足消费者需求。另外，还可以与养老基金会、银行合作，资金注入形式多管齐下。

（2）加强人才体制改革：以加强服务主体的人才建设和提高参与的积极性为方向，进行人才体制改革。人才对于医养结合模式养老机构的建设尤为重要，对医养结合模式的发展有着关键性作用。应强化医务人员保障社会化管理，提高薪酬待遇，吸引优秀的人才；该结构需要培养具有医养综合能力的人才，通过定期培训、评选优秀来提高人才的资源素养。目前，全国很多地方都在开展长期护理保险试点，这不仅可以纾解老龄人口中失能人员长期护理保障不足的问题，也有利于医养结合机构工作人员获得稳定的收入，推动医养结合往更加职业化的方向发展。

（3）完善配套政策：①政府应当将医养结合纳入国家健康服务业政策，将医养结合养老模式纳入社会经济建设发展总体规划、城市建设总体规划和医疗资源分布规划中。②鼓励和引入长期护理险。③引入老年人长期照护服务需求评估体系，使需求与提供做到有效对接。④政府提供资金支持，为养老服务模式发展提供前期的筹资渠道，使其在发展过程中可以完善基础设施，满足老人最基本的需求。⑤不断完善相关法律法规制度，为该模式的应用提供良好的环境。

（4）明确及完善管理体系：明确医养结合具体负责部门，以及协管部门，明确划分和分配落实医养结合具体工作任务和职责。

（三）社区老年综合照护

世界卫生组织（WHO）在全球人口老龄化的背景下形成了一种将健康与社会照护加以整合，并由一个长期照护体系提供支持，以更好满足老年人需求的指导方针，即老年人综合照护（integrated care for older people，ICOPE）。ICOPE主要针对内在能力下降或能力严重丧失而依赖护照的老年人。以社区为基础，ICOPE为指导方案，帮助调整卫生服务方向和建立长期照护体系，并使其朝着更加以人为本、更加协调的照护模式发展，可使老年人的功能水平得到最大限度发挥。

促使与提升居民和社区参与能力的方法如下：

1. 鼓励个人、家庭和民间社团参与提供健康和互相照护服务　社区成员和机构参与提供服务有助于为老年人提供更加健康和便利的环境，有助于促进老年人的健康，创造对老年人友好的环境，减轻照护者的负担。

2. 为照护者提供支持和培训　为照护者的身心健康及照护技能的提供学习与培训，往往对老年人的照护至关重要。培训内容包括身体健康、心理健康、以技能为基础的照护能力。

3. 积极寻找并确定社区中需要照护的老年人　服务机构可采用病例查询系统确定社区中需要照护的老年人。如病历系统不完备，也可采取家访的方法。

4. 对进入照护机构的老年人进行以人为本的评估　应该考虑以下因素：①老年人内在能力和功能水平；②可能影响内在能力和功能水平的特定健康，以及社会状况、行为和风险；③环境要求；④社会照护要求。

5. 健康评估后制定个性化照护方案　个性化照护方案的首要关注点应是通过直接满足老年人的健康和社会照护要求，改善其内在能力和功能水平。

6. 建立健康和社会照护提供者网络，以便及时转诊和提供服务　该网络的建立应包含以下途径：需要时可快速得到紧急护理和专业服务；康复；姑息治疗和临终关怀。

7. 社区服务机构支持的社区工作队伍提供照护　提供照护的工作人员可能会根据环境和可用资源的不同而有所不同。

8. 提供必须基础设施以便更有效地支持社区内的照护服务　基础设施建设应该考虑老年人及特殊人群需要，如无障碍厕所，为听力障碍或视力障碍患者提供无障碍信息沟通。

第三节 社区中医诊疗管理

随着现代疾病谱的变化、老龄化社会的到来和健康观念的转变，社区卫生服务以老年人、慢性病患者等为重点。合理使用社区资源和适宜技术，将中医药理论与预防、医疗、保健、康复、健康教育和计划生育融为一体，会使社区卫生服务发挥出更大的作用。

一、概述

（一）社区中医诊疗特点

1. 中医便于在社区推广　中医在社区有广泛的人群需求，它具有投入少、副作用少、简便易行等特点，便于社区推广。中医在社区的推广有利于推行"低水平、广覆盖、双方负担、统账结合"的城市医疗保险制度改革的全面进行，也有助于满足我国广大农村地区实现社区卫生服务的需求，利于实现"人人享有卫生保健"的战略目标。

2. 中西医结合治疗的优势　中西医结合治疗对一些迁延不愈的慢性病往往有显著的临床效果，且用药相对安全、治疗方式灵活、在医保报销范围内、费用比较低廉。在社区医疗工作中将中医的辨证与西医有机结合起来，不但可以开阔临床诊疗思路，更有助于取得更理想的治疗效果，尤其对社区居民常见病、慢性病、老年病、妇科病等更具优势。

3. 中医传统理论与全科理念互补　充分发挥中医在预防、养生、保健、饮食调适、运动疗法、精神疗法、慢性病康复等方面的优势与作用，例如处理亚健康问题，患者往往只是自觉不适，却又达不到疾病的诊断标准和程度，但其工作、生活确实受到一定的影响。面对亚健康状态，中医可通过"辨证论治"寻找到解决问题的方法，把疾病遏制在萌芽状态。

4. 中医诊疗的便利性　中医诊疗中的一些治疗方法不需要昂贵的设备、精密的仪器或其他严格的诊疗条件，器具可随身携带，操作简单，投入人员少，临床疗效明显。

5. 中医诊疗多样化的防治手段　多样化的防治手段可以为社区常见病预防、治疗、康复工作开展提供更多的选择。

（二）社区中医诊疗模式

1. 中医诊疗与社区卫生服务结合模式

（1）中医综合治疗模式：门诊设立综合治疗区，病房建立中医综合治疗室。做好"西学中"工作，让临床医生掌握多种中医技术和方法，将针灸、刮痧等非药物疗法用于住院和门诊患者，提高临床疗效。

（2）养生、预防保健、医疗、康复于一体，全链条的医院服务模式：将健康人群、亚健康人群、康复人群纳入服务范围，将养生、医疗、康复深度融合，建立医养结合临床模式。

（3）涵盖医院、社区、家庭的服务模式：充分发挥中医药慢性病控制方面的作用，在医院、社区、家庭范畴，全方位地为居民提供集中医健康监测、咨询评估、养生调理及跟踪管理于一体的、高水平、个性化、便捷化的中医药健康服务。

2. 中医诊疗与社区卫生服务结合的优势

（1）预防保健方面的优势：机体状态的转变是一个因果相循的渐变过程，中医认为所有的重大疾病都是由前期微小的机体平衡改变积累而来。中医对很多重大疾病都有非常准确的预见性和针对性的干预办法，即中医治未病的思想。中医学强调疾病预防与养生保健思想。未病学思想强调疾病的产生有先兆，有易感人群或易感体质，对于疾病应早期发现、早期调治，并重视预先阻止疾病的传变。治未病是指调养正常机体以避免或延迟某些疾病的发生，对患病的机体在尚未出现明显症状的阶段予以调治，或在疾病发生后尚未加重的时刻予以治疗，阻止病情进一步恶化。

社区的预防与保健按照我国传统医学的"未病先防，既病防变，病后防复"的预防思想，针对健康与疾病的全过程，提出三级预防的策略。为防止疾病的发生，全科医生在社区必须反复宣传和强调"治未病"的重要性，鼓励社区居民行动起来，平时加强锻炼、调摄精神、生活起居有规律、避免过度劳逸、饮食有节制及适当的药物预防。

（2）康复方面的优势：中医康复的对象主要是残疾者，以及慢性病、老年病等有各种功能障碍者。社区卫生服务中心可通过针灸、艾灸等方法，帮助患者进行康复训练，功能恢复。

（3）治疗方面的优势：中医学提倡机体的整体功能，以维持机体整体平衡、纠正机体状态使其恢复平衡为目标。在治疗功能性疾病方面，中医学有优势。中医学认为治疗时重在辨证，依靠患者的主观感觉，对有些疑难杂症，即使未明确诊断，也可先辨证论治，缓解病情；且多采用天然的中草药，可以扶正祛邪，调整人体阴阳气血，疗效好，副作用小，费用低廉，在社区很受居民欢迎。

二、社区中医诊疗程序

1. 由符合法定资质的医务人员按照制度、质量管理要求、诊疗指南与规范，对患者提供同质化医疗服务。医院制定具有中医特色的患者评估管理制度、操作规范与程序。包括：患者病情评估的重点范围；评估人的法定资质、评估标准与内容、时限要求、记录文件格式；对医务人员进行患者评估相关培训，以评估结果作为诊疗方案的依据；持续改进评估质量，为患者提供同质化的服务；主管部门履行对上述工作的监管职责。

2. 有合理的医疗小组，组长由主治医师以上任职资格人员担任，各级医师职责明确；加强入科检诊，首次拟定的诊疗方案内容具体、可操作性强；临床诊疗思路明确；落实知情同意制度。

3. 积极采用中医药方法，提高常见病、多发病、慢性病诊疗能力和急危重症的抢救能力，建立双向转诊机制；加强中医康复能力建设，提供有中医特色的康复服务合理配置，应用中医诊疗设备。

4. 发扬中医护理优势，开展中医特色护理操作。科室制定辨证施护病种，制定标准护理计划，能熟练地给患者提供中医食疗及中医保健护理的知识，发挥中医健康宣教的优点。

5. 对病情不稳定的患者、病情突然变化患者、急危重症患者实施多专业综合诊疗，有相关抢救与急救制度与流程、适宜的院内外会诊制度与流程。

6. 设计体质辨识表，有计划地开展体质辨识工作；建立健康管理数据库，在提供治未病服务的基础上，不断总结、积累、提高中医预防保健服务网络和服务能力；加强中医预防保健对亚健康状态的指导和干预，提升中医预防保健自主创新能力。

7. 有规范的随访管理制度，为患者提供规范的中医诊断、汤药方剂、治疗康复与随访方案，做到长期、可持续、全周期的照顾。

三、社区中医诊疗服务管理

（一）科室建设管理

1. 社区卫生服务中心

（1）中医科作为一级临床科室，根据需要设中医诊室、针灸室、推拿室、理疗室、康复室、养生保健室等。

（2）设置中药房和煎药室，纳入药剂科统一管理。

（3）有条件的可设置名老中医社区工作室、中医馆。

2. 社区卫生服务站

（1）设置1个以上中医诊室，有条件的设置中医诊室、康复室、养生保健室等。

（2）设置中药房和煎药室，或者由社区卫生服务中心（或上级单位）统一配送和代煎。

结合本单位实际制定并组织实施科室优势病种中医诊疗方案，逐步提高中医优势病种诊疗方案的覆盖率。每年对诊疗方案实施情况及中医优势病种的中医疗效进行分析、总结及评估，优化诊疗方案。研制和使用一定数量的医疗机构中药制剂，中药饮片和中成药使用达到要求。

（二）人力资源管理

1. 人员配备

（1）社区卫生服务中心聘任的中医类别医师数应占医师总数的20%以上，保证每个中医诊室（含针灸室、推拿室等）配备至少1名中医类别医师。

（2）社区卫生服务中心至少有1名中级以上任职资格的中医类别医师。

（3）社区卫生服务站按照中医诊室（含针灸室、推拿室等）数量配置中医类别医师，没有中医诊室的，应有系统接受过中医药知识与技能培训的临床类别医师。

（4）从事社区中药饮片调剂工作的药剂人员应具有中药专业中专及以上学历。

2. 人员培训

（1）医院按照相关要求加强诊室医疗服务能力建设，开展现代医疗技术、中医医疗技术及门诊诊疗行为规范培训。

（2）制定中医药人员队伍建设规划、计划和措施，并认真组织实施。

（3）认真开展医师定期考核工作，积极开展中医药继续教育和师承教育与培训，支持本单位符合条件人员参加中医住院医师规范化培训。

（4）开展中医药专业技术人员的中医基础理论、基本知识与基本技能培训，不断提高其常见病、多发病中西医诊断与鉴别诊断的准确性；中医药专业技术人员参加中医药继续教育并获得规定学分的比例应该达到100%。

（三）中药药事管理

1. 加强中药饮片管理规范，采购、验收、储存、养护、调剂、煎煮符合要求。

2. 加强中药饮片处方管理，建立中药饮片处方点评制度并落实，规范处方（用药医嘱）开具、审核、调配、核发、用药指导等行为。

3. 加强医疗机构中药制剂管理，积极开展个体化特色中药服务，挖掘整理特色中药疗法和传统中药加工方法，并推广使用。

4. 中药房应当远离各种污染源，中药煎药室应配备有效的通风、除尘、防积水以及消防等设施，人员配备和中药房的设备（器具）应当与医院的规模和业务需求相适应。

（四）中医护理管理

1. 加强中医护理队伍建设，合理配置中医护理人员。

2. 积极开展辨证施护和中医特色护理，提供具有中医药特色的健康教育和康复指导，服务范围包括生活起居、饮食指导、用药指导、情志调理、康复指导等。

3. 组织培训护理人员，保证其掌握《护理人员中医技术使用手册》中及其他常用的中医护理技术。

4. 开展中医护理质量评价，并持续改进。

（五）文化建设管理

1. 重视中医药文化建设，建立并不断完善行为规范体系，形成富含中医药文化特色的服务文化和管理文化。

2. 构建和谐医患关系，加强医务人员医患沟通技巧的培训，提高医患沟通能力。

3. 参照中医医院环境形象建设范例，开展环境形象体系建设。在中医药服务区悬挂古代中医人物画像，塑立中医人物塑像，通过文字、图片、实物、塑像、宣传栏、电子屏等多种形式介绍中医药养生保健、中医药适宜技术等基本知识。

（六）治未病服务管理

1. 科室服务对象主要包括体质偏颇人群、亚健康人群、病前状态人群、慢性病需实施健康管理的人群，以及其他关注健康的特殊人群。

2. 设备配置满足治未病服务需要。配置6类以上中医健康干预类设备，如针疗类、灸疗类、熏洗类、光疗类、电疗类、磁疗类等；配置3种以上中医健康状态辨识评估类设备，如体质辨识仪、四诊仪、经络检测仪、红外线热成像仪、五脏相音辨识仪等。

3. 为群众提供健康状态信息采集与辨识评估、健康咨询指导、健康干预、服务效果追踪等中医健康管理全程服务，服务流程合理，服务量达到一定规模（指开展中医体检及健康干预等个性化服务的人次，三伏贴等群体性服务不列入服务量计算范围）。

4. 开展多种形式的健康教育活动，如现场咨询、健康讲座、发放养生保健知识手册等，利用电视报刊、网络、微信平台等媒体传播中医健康文化。

（七）医疗质量管理

1. 建立与完善医疗质量管理制度、操作规范与临床诊疗规范。

2. 设立专门的医疗质量管理部门，负责对医疗、护理、医技质量实行监管，并建立多部门医疗质量管理协调机制、医疗技术管理制度等。

3. 合理设置医院质量管理监督组织，定期研究医疗质量管理等相关问题，记录质量管理活动过程，为领导决策提供支持。

4. 有医疗技术（包括限制临床应用的医疗技术、重点医疗技术、新技术和新项目）管理制度，不应用未经批准或已经废止和淘汰的技术。制定医疗技术风险预警机制和医疗技术损害处置预案，并组织实施。对新开展医疗技术的安全、质量、疗效、经济性等情况进行管理和评价，及时发现并采取相应措施降低医疗技术风险。

5. 中成药（含中药注射剂、医院中药制剂）应用符合《中成药临床应用指导原则》；中药处方格式和书写符合要求，中成药辨证使用，用法用量正确；合理配伍，符合联合用药原则。

第四节　社区卫生服务双向转诊管理

随着卫生事业改革与发展各项工作的推进，覆盖城乡的医药卫生服务体系基本形成，医疗保障覆盖人口逐步扩大，我国居民健康水平大幅度提升。然而，与老龄化、城镇化加速伴随而生的居民基本健康需求也呈现多样化的飞速增长，给我国的医疗卫生服务系统带来了巨大的挑战，体现在优质医疗资源不足且配置不合理，卫生资源倒置，"看病难、看病贵"成为公众面临的重要民生问题。

建立分级诊疗制度，有利于优化医疗资源配置、降低医疗费用、完善医疗服务体系结构。分级诊疗是我国当前医改的核心内容，也是医疗服务精细化的必由之路，双向转诊是分级诊疗制度中非常重要且关键的组成部分。

一、概述

（一）分级诊疗

分级诊疗是指将疾病按照轻重缓急及治疗的难易程度进行分级，由基层医疗卫生机构承担常见病、多发病的诊疗，由大医院承担危重症、疑难病症的诊疗模式。分级诊疗的精髓是以患者为中心的整合式医疗，医疗机构提供连续性的医疗服务，医疗服务的资源布局围绕患者服务需求来配置，医疗服务的流程围绕方便患者来设计。

1. 基层首诊　基层首诊就是在群众自愿的原则下，通过政策引导，鼓励常见病、多发病患者首先到辖区内基层医疗卫生机构就诊。基层医疗卫生机构的全科医生（家庭医生）是首诊医生，为其提供诊疗服务，实现"小病"在基层医疗卫生机构治愈。而对于超出基层医疗卫生机构功能定位和服务能力的"大病"，则根据病情救治需要、基层救治能力、当地医疗条件、个人就医意愿等因素，决定是否转往上级医院进行救治。

2. 双向转诊　双向转诊包括两个方面：一是上转，即基层首诊的患者从基层医疗卫生机构上转至上级医院，接受专科医生进一步诊疗；二是下转，即在经过上级医疗卫生机构治疗后，患者进入稳定恢复期时，再由上级医疗卫生机构将患者下转回基层医疗卫生机构，接受后期的康复治疗。

3. 急慢分治　明确和落实各级各类医疗机构急慢病诊疗服务功能。三级医院作为区域医疗中心，承担着救治重患者和疑难患者的责任；二级医院主要负责辖区内常见病、多发病的诊治及急症患者的抢救，以及部分病种的专科住院治疗，承接三级医院下转的康复期患者；基层医疗卫生机构以实现公共卫生及保健功能为主，促进和维护社区居民健康是其主要职责，如社区居民的预防保健、慢性病管理等。急危重症患者可以直接到二级以上医院就诊。

4. 上下联动　医疗卫生服务体系中各层级医疗卫生机构诊疗功能有机整合与协同，通过统筹城乡医疗资源，引导不同级别、不同类别医疗机构建立目标明确、权责清晰的分工协作机制，以促进优质医疗资源下沉，推动医疗资源合理配置和纵向流动。首先，体系中的各级医疗卫生机构按照明确的分工定位，权责分明，为患者提供相应的医疗保健服务，体现其整体性。其次，建立各级医疗卫生机构明晰的协作机制，协调不同层级医疗卫生机构间的纵向联动，同时同级医疗卫生机构间横向联合，保证为患者提供连续性医疗服务。

（二）双向转诊

1. 双向转诊的内涵　双向转诊是指根据病情和人群健康需要进行的各级医疗机构、专科医院或综合医院与专科医院间转院诊治的过程。双向转诊需要以自愿为原则，坚持科学就医、方便群众、提高效率，建立健全转诊指导目录，明确上下转诊流程和规范，实现上下有序转诊。除了上述的上转和下转，双向转诊也可分为横向转诊和纵向转诊，其中横向转诊是指综合医院将患者转院至同级医院，纵向转诊包括上转和下转。

2. 双向转诊的意义　双向转诊是三级医院与社区卫生服务机构的基本功能与义务，是实现三级医院与社区卫生服务机构"资源整合、良性互动"的关键。双向转诊制度作为我国医疗服务体系的重要组成部分，不仅能提高卫生服务系统运行效率，缓解群众"看病难、看病贵"的社会矛盾，对加强社区卫生服务的协调性、连续性，满足居民不同医疗卫生需要以及提高卫生资源利用效率也具有重要的意义。

（1）双向转诊促进了社区卫生服务机构职能的发挥，使社区卫生服务机构充分发挥"健康守门人"的作用。

（2）实施双向转诊机制后，为社区卫生服务机构上转患者提供了绿色快捷通道，极大减少了患者辗转求医环节，患者可以及时到达诊治条件更好的专科医院或综合医院，有效地解决了患者住院难的问题。

（3）双向转诊优化了医疗资源，腾出大医院的床位、设备及服务等，为上级医院合理分流患者提供了便利途径。

（4）节约了患者的医疗费用，解决了部分患者"看病贵"的问题，同时为患者的康复治疗提供了出口。

（5）双向转诊可以加强上下级医院的联系，对提高基层医护人员的技术水平有很大的帮助。

3. 双向转诊的原则　构建畅通的双向转诊通道必须首先明确转诊原则，制定转诊标准及规范流程（表6-1）。目前各省市开展双向转诊时，在双向转诊基本原则基础上，根据自身实际情况，因地制宜，制定了各自的转诊原则。

表6-1　双向转诊基本原则

原则	内容
患者自愿	从维护患者利益出发，充分尊重患者以及家属亲属的选择权，切实当好患者的参谋
分级诊疗	一般小病、常见病常规诊治在社区，急危重难症诊治在上级医院，一般康复或临终关怀在社区
就近转诊	根据患者病情和医疗机构服务可及性，就近转诊患者，做到方便、快捷
针对性和有效性	根据患者的病情及意愿，有选择地将患者转诊至专科、专病特色的医疗机构，提高诊治的有效性
资源共享	做到检查结果通用，不做不必要的重复检查，降低患者的费用
连续管理	建立起有效、严密、实用、畅通的上下转诊渠道，为患者提供整体性、持续性的医疗服务

4. 双向转诊的条件　作为分级诊疗体系中重要的组成部分，实现畅通的双向转诊的条件与分级诊疗体系建设的要求一致（表6-2）。在众多的建设条件中，明确的双向转诊制度和评价指标体系是建设畅通双向转诊的核心环节。

表6-2　畅通的双向转诊建设条件

建设条件	具体内容
完善医疗资源合理配置机制	强化区域卫生规划和医疗机构设置规划在医疗资源配置方面的引导和约束作用
建立基层签约服务制度	通过政策引导，推进居民或家庭自愿与签约医生团队签订服务协议
推进医保支付制度改革	按照分级诊疗工作要求，及时调整完善医保政策
健全医疗服务价格形成机制	合理制定和调整医疗服务价格，对医疗机构落实功能定位、患者合理选择就医机构形成有效的激励引导
建立完善利益分配机制	通过改革医保支付方式、加强费用控制等手段，引导二级以上医院向下转诊诊断明确、病情稳定的慢性病患者，主动承担疑难、复杂疾病患者诊疗服务
构建医疗卫生机构分工协作机制	以提升基层医疗卫生服务能力为导向，以业务、技术、管理、资产等为纽带，探索建立包括医疗联合体、对口支援在内的多种分工协作模式，完善管理运行机制
加强信息化建设	加强医院信息化建设，实现机构间互联互通，实现医疗资源和医疗信息的共享
明确双向转诊制度和指标体系	规范转诊考核评价指标体系，合理转诊医疗秩序

二、社区卫生服务双向转诊实践现状

1. 制度设计宽泛，缺乏具体实施方法、措施及考核体系　2015年9月发布《国务院办公厅关于推进分级诊疗制度建设的指导意见》，虽然在顶层设计上明确了分级诊疗模式的发展方向，但具体操作细则的实施意见尚未落地，各地各级医疗机构在实行分级诊疗过程中仍缺乏具体的实施细则。各地区在响应国家号召制定分级诊疗政策的过程中，具体且操作性强的措施和方法仍需要完善。

2. 实施过程中各方利益无法权衡，实施难度大　从"小病进社区、大病进医院"的卫生发展格局看，社区卫生服务机构应该定位于常见病和多发病的预防和治疗，而综合医院应该以疑难病、复杂病和急症抢救为主。两者间的互动应以疾病的发展和转归为依据，以"病人为中心"的转诊理念为基础，理想的双向转诊状态应该是一种动态的互动平衡。掌握更多医疗资源的综合医院在双向转诊过程中处于优势地位，双向转诊模式得不到医疗机构的支持。

3. 医疗信息化程度不足，制约了全局的统筹管理　《"健康中国2030"规划纲要》指出，要全面建成统一权威、互联互通的人口健康信息平台，规范和推动"互联网+健康医疗"服务，创新互联网健康医疗服务模式。然而信息技术平台建设落后，各级医疗机构缺乏互联互通的信息平台，医共体内患者信息（包括基本资料、既往病史及诊疗情况、医疗检查检验报告结果）难以实现互联共享，不仅使患者的医疗检查次数和种类增加，减缓诊疗效率，而且使患者难以得到综合质量较高的医疗服务。这些问题的出现会提高医疗成本，降低患者的就医满意度，也不利于各医疗机构之间的交流。

4. 基层医疗卫生机构诊疗水平有限　基层医疗卫生机构诊疗水平不足，导致双向转诊不能很好落实。同时，城市医院对优质医疗卫生资源特别是优质人力资源的虹吸作用，削弱了基层医疗卫生机构的服务能力。基层优质医护人员的不断流失，也带来了患者资源的大量流失和向城市医院集中，导致基层医疗卫生机构出现与大医院截然相反的"门可罗雀"现象。这种畸形的"倒金字塔"式的医疗卫生服务体系结构，不但不利于基层首诊功能的发挥，而且加剧了"看病难"问题，并日益成为阻碍基层医疗卫生服务能力提升、建立健全分级诊疗制度的顽疾。

5. 配套医疗保险制度未能完全对接分级诊疗制度发展　居民在非定点医疗机构就医时需自费治疗，且无论在哪种级别的定点医疗机构就诊时，只要达到起付线，就能得到一定比例的报销。各级医疗机构间的医保报销比例差距不大，在患者健康意识及支付能力日益增强的情况下，患者可能会较少考虑报销额度的差异而直接去大医院就诊。另外，各级各类医疗机构间医保和农合的起付金标准线与报销比例没有明显的差距，医疗保险的经济杠杆作用不显著。

6. 缺乏规范具体的转诊指标体系和流程　对医院和社区卫生服务机构而言，向下转诊和向上转诊均缺乏统一、可操作性强的标准，既没有明确转诊、接诊流程和程序，也没有相应健全的管理制度。转诊标准的缺失，转诊程序、监管制度和保障机制不明确导致转诊主观随意性过大。由于医生对转诊标准掌握不一致，可能出现不合理转诊问题，增加患者的经济负担，也给患者及其家属造成不便。

7. 医联体政策宣传力度不足，传统就医观念影响双向转诊的实施　医联体作为分级诊疗制度建设的重要载体，是实现我国医药卫生体制改革"保基本、强基层、建机制"综合目标的重要实践及探索。医务人员对双向转诊知晓率低，医务人员大多仅听说过双向转诊，但不了解具体的运行流程，二、三级医院医生尤其缺乏向下转诊意识，而部分基层医生为规避风险，盲目向上转诊。社会对双向转诊的宣传不足，居民知晓度不高，对双向转诊缺乏认识或者在认识上存在一些误区，患者大多愿意转上级医院，而疾病康复期愿意下转回社区的人较少，影响了双向转诊服务的连续性。

8. 综合医院的定位与分工不明确　新医改中明确指出各医疗机构要明确分工，建立分级诊疗制度。由于综合性医院具有相当数量的"高、精、尖"的设备与丰富的医疗资源和专家，应该主要接诊急重症、大病等疑难杂症的患者，而慢性病、康复期患者应由综合医院向社区转诊，社区卫生服务机构则应肩负起初级保健、健康管家的职责，充分发挥"六位一体"功能，遇到疑难杂症患者应由社区向综合医院转诊。然而，由于各级医疗机构分工定位不明确，制约了双向转诊的顺畅进行，目前从社区卫生服务机构向大医院转诊患者很多，但从大医院向社区卫生服务机构转诊的患者却寥寥无几，不仅造成医疗资源的浪费，还造成"小医院吃不饱，大医院吃不了"的现状。

9. 缺乏激励和监管机制，无法助力双向转诊顺利实现　卫生主管部门在对医疗机构的评价和考核体系中未能充分考虑双向转诊因素，不能调动各级医疗机构实施双向转诊的积极性。在没有任何激励和约束等监督机制的情况下，很难变"被动转诊"为"主动转诊"，变"单向转诊"为"双向转诊"。另外，由于没有明确的双向转诊管理制度、实施标准与实施流程，也无法建立和完善向转诊的考核和监管机制，造成转诊随意性、无序性。

三、社区卫生服务双向转诊建设

在《深化医药卫生体制改革2021年重点工作任务》中要求加快推进分级诊疗体系建设，推进医疗联合建设。为了加快新一轮医药卫生体制改革，快速通过医改深水区，切实促进优质医疗资源均衡布局，完善分级诊疗体系，解决看病难、看病贵问题。文件中要求推进县域医共体和城市医疗集团试点，强化网格化建设布局和规范化管理。完善县域医共体引导政策，提高县域疾病防治水平；引导医联体更加注重疾病预防、提升基层服务能力和推动基层首诊、双向转诊。在总结和厘清社区双向转诊建设可能遇到的问题和阻力的基础上，对标我国分级诊疗体系构建的目标，结合文件要求，可以通过以下几个方面促进和完善社区双向转诊制度和实践。

（一）政策保障

1. 通过政策制度划分不同医疗机构的功能定位　《深化医药卫生体制改革2021年重点工作任务》中要求加强"十四五"时期统筹谋划，加大支持引导力度，推动省、市、县、乡、村等各级各类医疗机构落实功能定位，均衡发挥作用。明确医共体中各级医疗机构的分工与职责，建立任务明确、权责清晰的分工协作机制是分级诊疗体制构建以及社区双向转诊的基础。明确医共体成员单位的功能定位和学科发展方向，推动各单位错位差异发展，医共体医务、护理、质管、科教、院感等行政职能部门，将业务管理垂直延伸到基层成员单位。三级医院逐步减少常见病、多发病、病情稳定的慢性病患者比例。基层医疗卫生机构和专业康复机构、护理院等为诊断明确、病情稳定的慢性病患者、康复期患者、老年病患者、晚期肿瘤患者等提供治疗、康复、护理服务。鼓励村卫生室根据当地群众就医需求，加强公共卫生和健康管理服务，做好疾病预防控制工作。

2. 完善人员保障和激励机制　按照"允许医疗卫生机构突破现行事业单位工资调控水平，允许医疗服务收入扣除成本并按规定提取各项基金后主要用于人员奖励"的要求，完善与医联体相适应的绩效工资政策，健全与岗位职责、工作业绩、实际贡献紧密联系的分配激励机制。落实医院用人自主权，实行按需设岗、按岗聘用，建立能上能下、能进能出的灵活用人机制。创新人事管理制度，完善与医联体相适应的职称晋升办法，实行科学评价，拓展医务人员职业发展空间。

3. 建立与医联体相适应的绩效考核机制　强化考核和制度约束，建立医联体考核指标体系，重点考核医联体技术辐射带动情况、医疗资源下沉情况等，不单纯考核业务量，要将三级医院医疗资源下沉情况、与基层医疗卫生机构协作情况以及基层诊疗量占比、双向转诊比例、居民健康改善等指标纳入考核体系，引导三级医院履行责任、完善措施，主动帮扶基层，切实发挥引领作用，引导各级各类医疗机构积极参与。将考核评价结果作为人事任免、评优评先等的重要依据，并与医务人员绩效工资、进修、晋升等挂钩。利用双向转诊比例等指标，发挥绩效考核机制在社区双向转诊中的积极辅助作用。

4. 推动落实配套政策　推进分级诊疗制度建设，顺畅社区双向转诊需要多种制定多种配套政策，应制定相应措施推动各项配套政策顺利落地。各级卫生健康行政部门要积极协调医保部门推进医保支付方式改革，探索对城市医疗集团和县域医共体实行医保总额付费，制定相应的考核办法，引导医联体内部形成顺畅的转诊机制，真正形成共同体。

（二）发挥医保杠杆作用，推进家庭医生签约，引导居民参与社区双向转诊流程

1. 发挥医保对医疗服务供需双方的引导作用。合理拉开基层医疗卫生机构、县级医院和城市大医院间报销水平差距，增强在基层看病就医的吸引力，引导参保患者有序就诊。完善基层医疗卫生机构医保政策，引导恢复期和康复期患者到基层就诊。

2. 加强全科医生培养。以高血压、糖尿病等慢性病为重点，在医联体内加快推进家庭医生签约服务，优先覆盖老年人、孕产妇、儿童、残疾人等重点人群，以需求为导向做实家庭医生签约服务。通过签约服务，鼓励和引导居民在医联体内到基层首诊，上级医院对签约患者提供优先接诊、优先检查、优先住院等服务。探索对部分慢性病签约患者提供不超过2个月用药量的长处方服务，有条件的地方可以根据双向转诊患者就医需求，通过延伸处方、集中配送等形式加强基层和上级医院用药衔接，方便患者就近就医取药。

（三）促进医联体内部优质医疗资源上下贯通，为社区患者提供连续性诊疗服务

建立医联体内转诊机制，重点畅通向下转诊通道，将急性病恢复期患者、术后恢复期患者及危重症稳定期患者及时转诊至下级医疗机构继续治疗和康复，加强医疗卫生与养老服务相结合，为患者提供一体化、便利化的疾病诊疗–康复–长期护理连续性服务。通过促进医联体内优质医疗资源上下贯通，为连续性诊疗服务流程创造条件，吸引并且留住社区患者，实现社区首诊，更重要的是提高下转率，从而推进社区双向转诊建设。

1. 人力资源有序流动　医联体内统筹薪酬分配，充分调动医务人员积极性。鼓励医联体内二级以上医疗机构向基层医疗卫生机构派出专业技术和管理人才。在医联体（包括跨区域医联体）内，医务人员在签订帮扶或者托管协议的医疗机构内执业，不需办理执业地点变更和执业机构备案手续。

2. 提升基层医疗服务能力　充分发挥三级公立医院牵头引领作用，针对区域内疾病谱和重点疾病诊疗需求，派出医务人员通过专科共建、临床带教、业务指导、教学查房、科研和项目协作等多种方式，促进优质医疗资源共享和下沉基层。通过优秀医疗人员下沉，提高基层医疗卫生机构人员专业技术水平，为畅通社区双向转诊提供人力技术保障。

3. 加强统一信息平台建设　制定全国医疗卫生机构医疗健康信息互通共享实施方案，

破除信息壁垒，促进数据共享互认。加强智慧医院建设，推动人工智能、第五代移动通信（5G）等新技术应用。加强规划设计，充分发挥信息系统对社区双向转诊的支撑作用，结合建立省、市、县三级人口健康信息平台，统筹推进医联体相关医院管理、医疗服务等信息平台建设，实现电子健康档案和电子病历的连续记录和信息共享，实现医联体内诊疗信息互联互通。医联体可以共享区域内居民健康信息数据，为便捷开展预约诊疗、双向转诊、健康管理、远程医疗等服务，方便患者看病就医，提高医学科研技术水平提供信息支撑。

（四）构建具体操作性强的社区双向转诊流程和指标

1. 目前我国社区双向转诊机制并没有明确的转诊指标流程和标准，在已经实行双向转诊的区域和地区，转诊主要都是根据医生自己的主观判断，这容易造成医疗秩序不规范。有研究认为，缺乏双向转诊制度和指标体系不完善是造成转诊制度运行不合理的主要原因。而在如英国、日本、新西兰和澳大利亚等国家都有比较明确的转诊指南，规定了转诊的原则和指标，很好地规定了具体疾病到了什么程度或者某项指标到了什么标准就应该转诊，也将转诊紧急情况分为立即转诊、紧急转诊和常规转诊等级，便于上级或者下级医疗机构在接受患者时做好具体的准备。为了顺畅社区双向转诊流程，规范社区患者转诊规范，亟须完善社区双向转诊的规范化流程以及转诊指标，加快步伐建设分级诊疗体系。

2. 制定基层常见病、多发病防治指南，明确县域医共体内县、乡两级疾病诊疗目录，建立完善医共体内部、医共体之间和县域向外转诊管理办法。目前我国各省、城市和地区按照国家卫生健康委的双向转诊指导，因地制宜，结合本地实际医疗资源情况，制作了相应的社区双向转诊指南。此外，国家卫生健康委提出要细化慢性疾病单病种分级管理，要求各级卫生健康行政部门做好重大慢性非传染病单病种分级诊疗，并制定印发了有关分级诊疗技术方案和双向转诊基本原则。

（五）强化沟通，提高社区民众对双向转诊认知水平

利用视频、微信、折页、海报等形式广泛宣传家庭医生签约服务的政策内容，结合家庭医生宣传活动，集中开展宣传工作。提高居民对分级诊疗、社区双向转诊的正确认知，从思想层面、意识层面促进居民到基层医疗卫生机构首诊，增强其加入双向转诊流程的意愿和积极性。

四、我国社区卫生服务双向转诊模式

双向转诊是分级诊疗体系中的核心环节，按照分级诊疗体系构建要求，"基层首诊""小病不出社区"等原则，对处于双向转诊中的各级医疗卫生机构都提出了新要求（图6-2）。然而，分级诊疗制度实施以来，社区的双向转诊出现了上转为主的单向转诊、上转不及时、下转不下来等现象。为了解决这些问题，全国各地都在探索适宜的社区双向转诊流程和指标体系。各地结合本地实际情况，在转诊原则、转诊规范、配套政策、便利条件等方面进行了综合的探索，以期能够实现社区双线转诊双向顺畅合理。

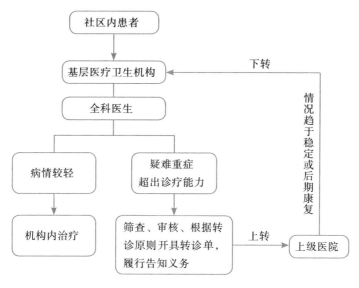

图6-2　社区双向转诊一般性流程

（一）上海市"1+1+1"模式

上海市的双向转诊工作在《本市进一步做实"1+1+1"签约居民双向转诊工作的实施细则》基础上有序开展。上海市与家庭医生建立签约服务关系，在"1+1+1"签约医疗机构内就诊，让"1+1+1"签约居民自愿选择1家就近社区卫生服务机构，1家区域内的二级医院，1家区域内的三级医院，方便社区居民就近医疗，推进社区居民就诊下沉，真正实现社区首诊、分级诊疗、双向转诊。

1. 社区双向转诊流程　患者到基层医疗卫生机构就诊，医生判断患者是否符合转诊标准，若符合转诊原则，则填写双向转诊单，并向患者交代转诊注意事项，患者持转诊单就诊到上级医院就诊，上级医院双向转诊专职机构安排患者就诊。需要门诊诊疗的患者进行门诊诊疗，医生明确诊断，确定治疗方案，完成门诊转诊；需要住院的患者由相应科室协助进行住院治疗。若门诊患者符合转诊条件，则由门诊医生填写转诊单，提出治疗意见和建议并上交，经由医院双向转诊专职机构下转至基层医疗卫生机构；若住院患者病情稳定，则住院医师填写住院小结，提出治疗意见及建议并上交，经由医院双向转诊专职机构下转至基层医疗卫生机构（图6-3）。

2. 社区双向转诊的组织协调　上海市成立了专门的"签约居民转诊协调部门"，有专人负责本院与其他医疗机构的工作联系和院内转诊、住院等相关工作的组织协调。医院门诊总服务台应设立"签约居民服务专窗"，为签约居民提供咨询、协调等服务，必要时联系"签约居民转诊协调部门"为签约居民提供服务。

3. 社区双向转诊的便利条件　形成双向转诊的"绿色通道"，为经由家庭医生转诊的签约居民提供"优先预约、优先就诊、优先检查、优先住院"等便利。有条件的市级医学中心及区域医疗中心，可开设"社区签约转诊患者专科分诊门诊"，为转诊上来的社区患者分诊把关。通过家庭医生转诊的签约居民，符合入院治疗指征的，市级医学中心及区域医疗中心应通过机构内部相关优先入院通道，予以优先安排入院。

　　4. 社区双向转诊的原则

　　（1）向上转诊原则：签约居民至签约医疗机构组合内就诊时，根据实际情况，如符合转诊原则，需要转诊时，应由签约家庭医生或签约医疗机构填写转诊单（电子转诊单），将居民转诊至适宜的医疗机构。原则上应优先将就诊居民转诊至签约医疗机构组合内医院，如签约医疗机构组合难以满足居民实际需求的，再转往签约医疗机构之外的医院。

　　①诊断不明确，需进一步明确诊断的疾病；②诊断明确，但患者症状、体征不能用该诊断进行解释的，或治疗没有达到预期效果的；③超出医疗机构诊疗范围的；④对符合急诊和危重指征的患者，按急诊流程处理。

　　（2）向下转诊原则：①诊断和治疗方案明确、病情稳定，治疗效果较好，适宜在社区继续长期治疗的；②完成综合性医院阶段性治疗，需要进一步社区康复、护理、随访和观察治疗的；③晚期肿瘤等有安宁疗护（临终关怀）需求的患者。

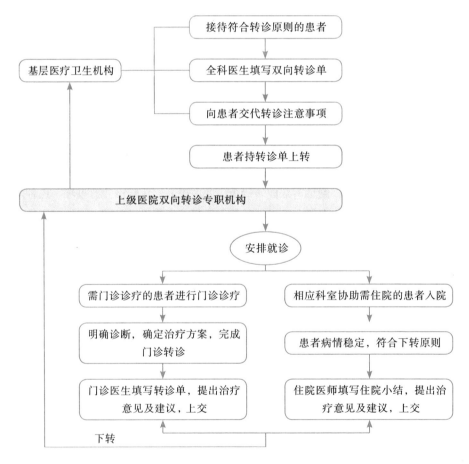

图6-3　上海市社区双向转诊流程

各区域医疗中心及社区卫生服务中心依据自身功能定位，为急性病恢复期、术后恢复期及危重症稳定期的签约居民提供向下转诊的服务。对疾病康复期转诊回社区的签约居民，家庭医生优先予以社区康复、家庭病床或居家护理服务。

（二）四川省

2014年四川省卫生健康委发布了《关于建立完善分级诊疗制度的意见》，根据该意见，在县级卫生行政部门的组织下，每一所基层医疗卫生机构应根据自身情况和地理位置与至少2所二级医院（含综合医院、专科医院、中医医院、中西结合医院、妇幼保健院等）签订双向转诊协议，每所二级以上医院应至少与辖区内5所以上基层医疗卫生机构签订双向转诊协议。医疗机构签订转诊协议后，各医疗机构应认真履行相应职责和义务，按照《分级诊疗指南》和《手术分级管理办法》的规定遵循分级诊疗和资源共享的原则开展双向转诊工作，建立双向转诊绿色通道，并保持有效畅通，确保医疗服务的连续性，保证医疗质量和医疗安全。此外，部分地区也可根据医院等级间的上下关系在行政区划内进行双向转诊。

1. 社区双向转诊流程　四川省社区双向转诊流程与国家原则基本一致。若患者为普通患者，在基层医疗卫生机构首诊治疗，全科医生判断患者是否符合转诊条件，若不符合转诊条件，经治疗出院，若符合转诊条件，首诊医生填写转诊单，同时医保部门备案，患者持转诊单到上级医院就诊，医院收到转诊单，并安排患者就诊；若患者为特殊患者，则在二级及以上医院首诊。在二级及以上医院首诊和经基层医疗卫生机构转诊的患者，若需门诊治疗，则优先预约专家、缴费、检查和取药，经治疗出院。若需住院治疗，则优先安排住院治疗，经治疗出院；明确诊断，确定治疗方案，符合下转原则的住院患者，由门诊医生和住院医师分别填写转诊单，同时医保部门备案，患者持转诊单到基层医疗卫生机构就诊（图6-4）。

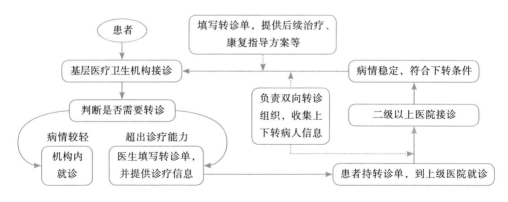

图6-4　四川省社区双向转诊流程

2. 社区双向转诊原则

（1）向上转诊原则：患者经基层首诊后，符合以下条件者，遵循自主选择、方便快捷、全程无缝及区别对待的原则，按照双向转诊制度，医师填写《四川省医疗机构双向转诊单》，将患者转往二级以上医院（含综合医院、专科医院、中医医院、中西结合医院、妇幼保健院等）。

①涉及医疗服务内容超出医疗机构核准登记的诊疗科目范围的；②依据《医疗技术临床应用管理办法》《医疗机构手术分级管理办法（试行）》规定，基层医疗卫生机构不具备相关医疗技术临床应用资质或手术资质的；③各种损伤（工伤、交通事故、房屋倒塌、烧、烫伤等）伤情严重或较重，处理能力受限的病例；④各种急性中毒（毒物、毒气、毒品等）症状严重或较重者；⑤慢性病急性发作期或急慢性疾病患者病情较危重，以及需要进行高压氧等特殊治疗，基层医疗卫生机构难以实施有效救治的病例；⑥在基层医疗卫生机构不能明确诊断的疑难复杂病例，需要进一步诊治的；⑦依据有关法律法规，需转入专业防治机构治疗的；⑧精神障碍疾病的病情不稳定患者或病情基本稳定但基层医疗卫生机构处理无效的患者；⑨市（州）、县（区）卫生行政部门规定的其他情况。

对于不具备完全民事行为能力的患者，应征得其监护人或具有法定监护义务的机关同意。在上转患者过程中，下级医疗机构应尽可能提供前期所有诊疗信息。对于确需转往县外医疗机构的患者，接诊的医疗机构必须出具转诊证明。对于不符合转诊条件而患者坚决要求转往上级医疗机构就诊的，下级医疗机构要允许其转诊，并做好登记。对于需要特殊陪护才能就医的特殊人群（65岁以上老年人、0～6岁婴幼儿、重度残疾人等）、急危重症患者、同类疾病需再次入院治疗患者、孕产妇、专科疾病患者等，可根据病情需要自主选择省内首次就诊医疗机构。

（2）向下转诊原则：二级及以上医院（含综合医院、专科医院、中医医院、中西结合医院、妇幼保健院等）就诊的患者，符合以下条件者，遵循自主选择、方便快捷、全程无缝及区别对待的原则，按照双向转诊制度，填写《四川省医疗机构双向转诊单》后，将患者转往基层医疗卫生机构治疗或管理。

①普通常见病、多发病，急慢性病缓解期，基层医疗卫生机构有能力诊治的；②诊断明确的患者，处理后病情稳定，已无须继续住院或特殊治疗，但需长期管理的；③各类手术后病情稳定，仅需康复医疗或定期复诊的；④各种疾病晚期仅需保守、支持、姑息治疗或临终关怀的；⑤急性传染病症状已控制并度过传染期的患者；⑥老年护理病例；⑦病情稳定的精神障碍患者；⑧自愿转回基层医疗卫生机构的患者；⑨市（州）、县（区）卫生行政部门规定的其他情况。

对于不具备完全民事行为能力的患者，应征得其监护人或具有法定监护义务的机关同意。在下转患者时，二级及以上医院应将患者治疗诊断、愈后评估、辅助检查及后续治疗、康复指导方案提供给基层医疗卫生机构，必要时要一并开展跟踪服务。

（三）浙江省

1. 社区双向转诊流程　患者至基层医疗卫生机构就诊，基层医生接诊，医生判断患者是否需要转诊，若患者不需要转诊，则患者只需在基层医疗卫生机构进行诊疗；若患者需要转诊，则由医生填写转诊单，并向患者说明转诊事项，患者持转诊单到上级医院就诊。上级医院就诊时，若患者需要住院，则医院开具住院诊疗单，患者住院治疗；若病情稳定，符合转诊原则，住院医师开具出院通知，并填写转诊单，转至基层医疗卫生机构。若患者不需要住院，则门诊医生确定治疗方案，若患者需要转诊，则门诊医生填写转诊单，转至基层医疗卫生机构；若不需要转诊，则门诊检查治疗，患者就诊完毕（图6-5）。

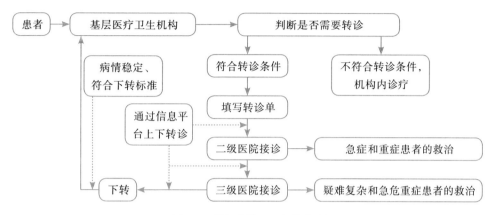

图6-5　浙江省社区双向转诊流程

2. 社区双向转诊原则

（1）向上转诊原则：全科医生要根据"两慢病"患者病情变化，判断患者符合转诊标准，经患者和/或家属知情同意，为其联系二级及以上医院，经上级医院专科医师确定患者确需上转的，通过信息平台将患者上转至二级及以上医院。

二级及以上医院负责由基层医疗卫生机构上转的"两慢病"患者的临床诊断，按照疾病诊疗指南和规范制定个性化、规范化的治疗方案；将确诊的病情稳定患者下转至基层医疗卫生机构，对基层医疗卫生机构进行技术指导和业务培训；定期对基层医疗卫生机构的医疗质量和医疗效果进行评估。二级医院负责基层上转的急症和重症患者的救治，三级医院负责上转的疑难复杂和急危重症患者的救治。县域医共体和城市医联体的胸痛中心、卒中中心等专病中心要与基层成员单位建立慢性病联合病房，协同做好慢性病患者的康复治疗。

（2）向下转诊原则：二级及以上医院的医师接诊初诊患者并进行诊断，制定治疗方案，对诊断为高血压、2型糖尿病的患者，经判断可以纳入分级诊疗服务的，将其转至基层医疗卫生机构就诊和管理。二级及以上医院接诊基层上转的患者并进行门诊或住院诊治，将经治疗后病情稳定、符合下转标准的患者，在患者和/或家属知情同意下，通过信息平台下转至基层医疗卫生机构。专科医师定期到基层医疗卫生机构联合门诊出诊、巡诊，指导和支撑家庭医生团队开展"两慢病"健康管理，对"两慢病"分级诊疗服务质量进行评估。

五、我国重大疾病单病种转诊流程

2018年，国家卫生健康委、国家中医药管理局联合发布了《关于进一步做好分级诊疗制度建设有关重点工作的通知》，要求各级卫生健康行政部门要指导城市医疗集团和县域医共体重点做好高血压、糖尿病、慢性阻塞性肺疾病、冠状动脉粥样硬化性心脏病、脑血管疾病、肿瘤等重大慢性非传染病分级诊疗。按照国家卫生健康委印发的有关分级诊疗技术方案和双向转诊基本原则，细化慢性疾病单病种分级管理要求，明确不同级别和类别医疗机构职责，建立分工协作机制。

各地区根据本地医疗卫生情况，以国家卫生健康委技术方案为指导，制定各自的社区双向转诊流程及指标体系，因此重大疾病单病种的转诊指南也呈现出不同地区之间的差异。本节以国家卫生健康委发布的各类单病种分级诊疗技术方案为例，分别介绍高血压、糖尿病以及心力衰竭这三大类重大慢性病的单病种转诊流程。

（一）高血压

1. 目标　充分发挥团队服务的作用，指导患者合理就医和规范治疗，使患者血压达到控制目标，降低心脑血管疾病等并发症的发病率及死亡率。

2. 高血压社区双向转诊流程（图6-6）

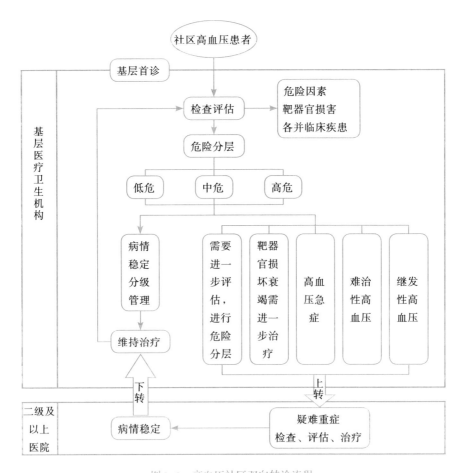

图6-6　高血压社区双向转诊流程

3. 高血压社区双向转诊标准

（1）上转至二级及以上医院的标准

1）社区初诊的高血压患者，如有以下情况之一：多次测量血压水平达三级需要进一步评估治疗；合并靶器官损害需要进一步评估治疗；高血压急症；怀疑继发性高血压；妊娠和哺乳期妇女。

2）在社区随访的高血压患者，如有以下情况之一：采用2种以上降压药物规律治疗，血压仍然不达标；血压控制平稳的患者，再度出现血压升高并难以控制；血压波动较大，临床处理有困难；随访过程中出现新的严重临床疾病或原有疾病加重；患者服用降血压药物后出现不能解释或难以处理的不良反应；高血压伴有多重危险因素或靶器官损害而处理困难。

（2）下转至基层医疗卫生机构的标准：诊断明确，治疗方案确定，病情稳定的患者。

（二）糖尿病

1. 目标　充分发挥团队服务作用，指导患者合理就医和规范治疗，使患者血糖控制达到目标，减少并发症发生，降低致残率和病死率。

2. 糖尿病社区双向转诊流程（图6-7）。

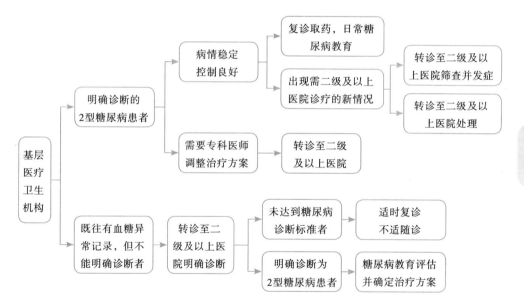

图6-7　糖尿病社区双向转诊流程

3. 糖尿病社区双向转诊标准

（1）上转至二级及以上医院的标准

1）初次发现血糖异常，病因和分型不明确者。

2）儿童和年轻人（年龄＜25岁）糖尿病患者。

3）妊娠和哺乳期妇女血糖异常者。

4）糖尿病急性并发症：严重低血糖或高血糖伴或不伴有意识障碍（糖尿病酮症；疑似为糖尿病酮症酸中毒、高血糖高渗综合征或乳酸性酸中毒）。

5）反复发生低血糖。

6）血糖、血压、血脂长期治疗（3～6个月）不达标者。

7）糖尿病慢性并发症（视网膜病变、肾病、神经病变、糖尿病足或周围血管病变）的筛查、治疗方案的制定和疗效评估在社区处理有困难者。

8）糖尿病慢性并发症导致严重靶器官损害需要紧急救治者（急性心脑血管病、糖尿病肾病导致的肾功能不全、糖尿病视网膜病变导致的严重视力下降、糖尿病外周血管病变导致的间歇性跛行和缺血性症状、糖尿病足）。

9）血糖波动较大，基层处理困难或需要制定胰岛素控制方案者。

10）出现严重降糖药物不良反应难以处理者。

11）明确诊断、病情平稳的糖尿病患者每年应由专科医师进行一次全面评估，对治疗方案进行评估。

12）医生判断患者合并需上级医院处理的情况或疾病时。

（2）下转至基层医疗卫生机构的标准

1）初次发现血糖异常，已明确诊断和确定治疗方案且血糖控制比较稳定。

2）糖尿病急性并发症治疗后病情稳定。

3）糖尿病慢性并发症已确诊、制定了治疗方案和疗效评估，且病情已得到稳定控制。

4）经调整治疗方案，血糖、血压和血脂控制达标

①血糖达标：空腹血糖＜7.0mmol/L；餐后2小时血糖＜10.0mmol/L；②血压达标：＜140mmHg/80mmHg；③血脂达标：低密度脂蛋白胆固醇（LDL–C）＜2.6mmol/L，或他汀类药物已达到最大剂量或最大耐受剂量。

（三）心力衰竭

1. 目标　引导医疗机构落实功能定位，充分发挥团队服务作用，规范心力衰竭患者临床诊疗行为，为患者提供连续性诊疗服务，改善心力衰竭患者预后，减轻家庭和社会负担。

2. 医疗机构功能定位

（1）三级医院：主要提供新发心力衰竭、急性心力衰竭、疑难危重心力衰竭的诊疗服务。收治下级医疗机构转诊患者，对下级医疗机构医护人员进行专业培训和技术指导；通过医联体、远程医疗等形式，共同管理心力衰竭患者，为疑难病例提供会诊并协助制定治疗方案，开展心力衰竭诊治的质控管理。

（2）二级医院：负责病情相对稳定的心力衰竭患者的诊疗服务，为心力衰竭患者提供规范的病情评估与监测、药物治疗、心脏康复。对超出自身诊疗能力的患者转诊至上级医疗机构；接收三级医院转诊的急性心力衰竭恢复期患者、重症心力衰竭病情稳定期患者、诊断和治疗方案已明确的新发心力衰竭患者；与基层医疗卫生机构共同管理慢性

心力衰竭患者。鼓励有条件的二级以上医院开展心力衰竭中心建设，形成心力衰竭疾病诊治网络体系，为心力衰竭患者提供诊断、治疗、康复、护理等连续性诊疗服务。

（3）基层医疗卫生机构：负责心力衰竭防治宣教，高危及疑似患者识别、稳定期治疗、康复和长期随访。应当将疑似患者及时转诊到二级以上医院，同时启动随访管理和双向转诊机制。慢性病医疗机构可根据自身的功能定位，为终末期心力衰竭患者等提供护理、安宁疗护等服务。

3. 心力衰竭分级诊疗流程（图6-8）

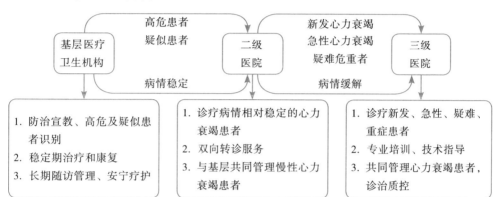

图6-8　心力衰竭分级诊疗流程

4. 双向转诊标准

（1）基层医疗卫生机构上转至二级以上医院的标准

1）社区初诊或怀疑心力衰竭的患者。

2）社区管理的慢性稳定性心力衰竭患者病情加重，经常规治疗不能缓解，出现以下情况之一，应当及时转至二级以上医院救治：①出现心力衰竭症状体征加重，如呼吸困难、水肿加重；②利钠肽等心力衰竭生物标志物水平明显升高；③原有心脏疾病加重，如冠心病患者出现心绞痛加重等；④出现新的疾病，如肺部感染、电解质紊乱、心律失常、肾功能恶化、血栓栓塞等。

3）诊断明确、病情平稳的心力衰竭患者每半年应当由专科医师进行一次全面评估，对治疗方案进行评估和优化。

4）对具有中医药治疗需求的心力衰竭患者，出现以下情况之一的，应当转诊：①基层医疗卫生机构不能提供心力衰竭中医辨证治疗服务时；②经中医辨证治疗临床症状控制不佳或出现急性加重者。

（2）二级医院上转至三级医院的标准

对疑难危重的心力衰竭患者，出现以下任一情况，应当及时上转至三级医院救治：①经二级医院积极治疗后生命体征不稳定；②严重心律失常；③严重合并症（如呼吸衰竭、肝肾功能衰竭、严重电解质紊乱等）；④需要进一步调整治疗方案；需要有创检查及治疗，包括血运重建、心脏手术、植入心脏复律除颤器（ICD）、心脏再同步治疗（CRT）

等；⑤新发且需明确病因和治疗方案的心力衰竭患者。

（3）三级医院下转至二级医院的标准：①急性心力衰竭恢复期，血流动力学平稳并启动慢性心力衰竭的治疗方案；②诊断和治疗方案已明确的慢性心力衰竭患者，需要调整用药剂量和监测病情。

（4）二级以上医院转至基层医疗卫生机构的标准：①诊断明确、治疗方案确定、合并症控制良好的心力衰竭稳定期患者及终末期心力衰竭患者（安宁疗护）；②诊断明确，已确定中医辨证治疗方案，病情稳定的患者。

第七章 公共卫生服务管理

公共卫生服务管理

本章要点 1. 掌握 国家基本公共卫生服务项目内容，高血压和糖尿病患者健康管理服务规范。

2. 熟悉 居民健康档案服务管理流程，社区健康教育内容和形式，0～6岁儿童、孕产妇、老年人健康管理服务规范。

3. 了解 传染病和突发公共卫生事件相关信息报告。

第一节 概 述

一、公共卫生服务管理

公共卫生服务管理（public health service management）是指依据国家法律法规和相关政策及人民群众对公共卫生服务的需求，应用管理科学的理论、知识和方法，研究公共卫生活动的组织结构、服务体系、运行特点、运行机制及发展规律，合理配置公共卫生服务资源，提高人民群众的健康水平和生活质量，获取最佳的社会效益，求得最佳效益的系统科学知识。

（一）公共卫生服务管理的性质

1. 体现公共卫生事业的公益性 国家推进医药卫生体制改革的重大举措都坚持了公益性。建立和普及全民医疗保障制度，体现全面覆盖的公益性；建立基本药物制度，体现基本药物人人可及的公益性；加强医疗服务体系建设，体现人人享有基本医疗卫生服务的公益性；开展公立医院改革，体现医疗费用合理、人民群众可负担的公益性。每一项公共卫生服务都具有公益性的特质，因此公共卫生服务管理必然也要体现其公益性。

2. 体现公共卫生服务均等化性质 实现公共卫生服务均等化是落实以人为本的科学发展观的具体体现，是构建社会主义和谐社会的必然要求。公共卫生服务均等化有助于公共卫生资源和服务的公平分配，实现公平和效率的统一，是缩小城乡差距和贫富差距的重要途径。体现公共卫生服务均等化致力于解决地区之间与群体之间公共卫生发展不均衡的状况，对我国经济建设和社会事业的全面协调发展具有重大的现实意义。

3. 体现以人为本的群体健康性质 公共卫生工作事关全体人民群众的身体健康与生命。党的十七大提出贯彻落实"以人为本"的科学发展观，要求坚持预防为主的卫生方针，完善重大疾病防控体系。党的十八大明确提出"基本公共服务均等化"的指导思想，要求公共卫生服务管理要以人的健康为优先策略，建立健全各项法律法规和规章制度，完善监测监督体系，保障人民群众的生命健康和生产安全。

4. 与和谐社会建设相统一的性质　建设和谐社会是我国社会主义建设的重要目标之一。公共卫生服务管理是在法律法规的框架下，构建人人平等、人人享有的公共卫生服务体系，消除环境中的公共卫生危害，维护公共卫生安全，筛查和评估健康风险，有效预防疾病的发生，群防群治，保障人民群众的健康和生命安全。

（二）公共卫生服务管理的特点

1. 群体健康优先　公共卫生服务管理面对的是人群而不是个体，因此，群体优先是公共卫生服务管理的首要特点。在公共卫生服务管理过程中，群体的健康学评价是基础，通过对人群的健康状况、健康危险因素、疾病危害程度、健康促进因素和阻碍因素、环境因素、教育文化程度等进行科学地测量与评价，从而制定人群健康发展的优先策略，为改善人群的健康水平作出决策。

2. 学科的综合与交叉　公共卫生涉及多个学科，在公共卫生服务管理过程中，既要了解公共卫生各个学科的知识、技能和方法，又要交叉融合管理学科、经济学科、人文与社会学科等知识，形成公共卫生服务管理特有的知识体系。

3. 管理的科学性与行政性　公共卫生服务管理需要遵循科学的原则和规范，还具有行政管理的职能。只有将管理的科学性与行政性有机结合，才能实现公共卫生服务管理的科学和有效。

4. 体现政府主导与责任　政府主导公共卫生服务的提供与管理。公共卫生服务管理部门是卫生行政管理体系的组成部分，代表政府行使公共管理在卫生领域的职能，体现了政府的责任。

5. 法律强制性与垄断性　公共卫生服务管理多以相关法律为依据，强调规范性和标准化，具有权威性。一个国家或一个地区的公共卫生服务管理都是由一个机构负责的，这决定了它的管理垄断性。公共卫生服务管理需要在国家层面进行顶层设计，在法律法规上予以限定，在运作上强调公平享有和人人健康的社会效益性。

二、国家基本公共卫生服务项目

国家基本公共卫生服务项目，是促进基本公共卫生服务逐步均等化的重要内容，是深化医药卫生体制改革的重要工作，是我国政府针对当前城乡居民存在的主要健康问题，以儿童、孕产妇、老年人、慢性疾病患者为重点人群，面向全体居民免费提供的最基本的公共卫生服务。开展服务项目所需资金主要由政府承担，城乡居民可直接受益。

（一）国家基本公共卫生服务项目的目的

国家基本公共卫生服务项目从2009年开始启动，政府承担项目经费，由乡镇卫生院、村卫生室和社区卫生服务中心（站）等基层医疗卫生机构为居民提供免费、自愿的基本公共卫生服务。国家对基本公共卫生服务经费的投入逐年增长，至2018年，人均基本公共卫生服务经费补助标准已经提高至55元，基本公共卫生服务项目的内容也逐渐增多，覆盖我国14亿人口，与人民群众的生活和健康息息相关。

国家实施基本公共卫生服务项目的目的：一是促进居民健康意识的提高和不良生活方式的改变，逐步树立起自我健康管理的理念，提高居民健康素质；二是减少主要健康危险因素，预防和控制传染病及慢性病的发生和流行；三是提高公共卫生服务和突发公共卫生服务应急处置能力，建立起维护居民健康的第一道屏障。

（二）开展国家基本公共卫生服务项目的意义

基本公共卫生服务项目覆盖我国14亿人口，与人民群众的生活和健康息息相关。项目的实施可促进居民健康意识的提高和不良生活方式的改变，逐步树立起自我健康管理的理念，提升公共卫生服务和突发应急应对能力，预防和控制传染病及慢性病的发生和流行，对提高居民健康素质有重要促进作用。

（三）国家基本公共卫生服务项目内容

目前，国家基本公共卫生服务项目包括14项内容，即居民健康档案管理、健康教育、预防接种、儿童健康管理、孕产妇健康管理、老年人健康管理、慢性病患者健康管理（包括高血压和2型糖尿病患者健康管理）、严重精神障碍患者管理、肺结核患者健康管理、中医药健康管理、传染病及突发公共卫生事件报告和处理、卫生监督协管、免费提供避孕药具、健康素养促进行动（表7-1）。

表7-1 国家基本公共卫生服务项目一览表

序号	类别	服务对象	项目及内容	免费服务内容
一	居民健康档案管理	辖区内常住居民，包括居住半年以上非户籍居民	1. 建立健康档案 2. 健康档案维护管理	1. 通过就诊、体检、入户调查等方式新建档案，内容包括个人基本情况、重点人群健康体检、健康评价、重点人群健康管理记录和其他医疗卫生服务记录 2. 健康档案维护管理：动态规范健康档案管理，及时对患者一般情况、生活方式、健康状况、用药情况、体检记录进行有效完善
二	健康教育	辖区内居民	1. 提供健康教育资料 2. 设立健康教育宣传栏 3. 开展公众健康咨询服务 4. 举办健康知识讲座 5. 开展个体化健康教育	提供健康教育资料，每个机构每年不少于12种印刷资料和6种影像资料；设置健康教育宣传栏，每年至少6期；开展公众健康咨询服务，每年至少9次；举办健康知识讲座，每年至少12次；结合门诊、访视等开展个体化健康教育

序号	类别	服务对象	项目及内容	免费服务内容
三	预防接种	辖区内0～6岁儿童和其他重点人群	1. 预防接种管理 2. 预防接种 3. 疑似预防接种异常反应处理	1. 按要求开展预防接种服务，包括通知、预检、登记（核实、告知）、接种、留观和统计；每次完成接种后，将接种日期、接种部位、疫苗批号、接种单位、接种医生等内容登记到儿童预防接种卡中，并录入预防接种管理系统；定期开展辖区流动儿童摸底调查，及时进行补证和/或补种；开展疑似预防接种异常反应处置，包括及时上报、一般反应处理和协助调查诊断等 2. 为辖区内居住满3个月1～6岁儿童建立预防接种证/卡，每半年对辖区接种卡进行一次核查整理
四	儿童健康管理	辖区内居住的0～6岁儿童	1. 新生儿家庭访视 2. 新生儿满月健康管理 3. 婴幼儿健康管理 4. 学龄前儿童健康管理	1. 上门家庭访视，了解出生情况、预防接种、新生儿疾病筛查情况，询问观察喂养、睡眠、大小便、黄疸、脐部等情况，进行体温测量、心肺听诊、腹部触诊等检查，给予健康指导，记入儿童保健册，录入儿童保健信息系统 2. 对满月新生儿建立儿童保健册，进行问诊、体格检查、发育评估，给予健康指导，并记入儿童保健册，录入儿童保健信息系统 3. 3、6、8、12、18、24、30、36月龄各1次健康管理。询问喂养、患病等情况，进行体格检查及发育评估，给予健康指导，6～8、18、30月龄各进行1次血常规检测，6、12、24、36月龄采用听行为测听法进行听力筛查，并记入儿童保健册，录入儿童保健信息系统 4. 4～6岁儿童每年1次健康管理。询问膳食、患病等情况，进行体格检查、血常规检测、视力筛查及发育评估，给予健康指导，并记入儿童保健册，录入儿童保健信息系统

序号	类别	服务对象	项目及内容	免费服务内容
五	孕产妇健康管理	辖区内居住的孕产妇	1. 孕早期健康管理 2. 孕中期健康管理 3. 孕晚期健康管理 4. 产后访视 5. 产后42天健康检查	1. 对怀孕妇女在孕13周前建立孕产妇保健册，进行问诊、体格检查、化验和辅助检查，给予卫生、心理、营养、产前筛查和避免畸胎因素等健康指导，并记入孕产妇保健册，录入孕产妇保健信息系统 2. 至少在孕16～20周、21～24周、28～36周、37～40周各检查1次，进行问诊、一般体格检查、产科检查及必要的辅助检查，按规定进行产前筛查、孕期糖尿病筛查和高危孕产妇筛查等，有异常情况者和高危孕产妇增加检查次数，给予针对性的干预措施和转诊，检查情况记入孕产妇保健册，录入孕产妇保健信息系统 3. 产后访视：产妇出院后1周内到产妇家中访视1次，进行问诊，测量血压、体温，检查乳房和子宫复旧情况，给予卫生、营养、康复及母乳喂养、新生儿护理等指导，访视情况记入孕产妇保健册，录入孕产妇保健信息系统 4. 产后42天健康检查：进行问诊，测量血压、体温、体重，检查乳房和子宫复旧情况，给予产后康复等健康指导，并记入孕产妇保健册，录入孕产妇保健信息系统
六	老年人健康管理	辖区内65岁及以上常住居民	1. 生活方式和健康状况评估 2. 体格检查 3. 辅助检查 4. 健康指导	每年为65岁及以上老年人提供1次健康管理服务，包括：询问生活方式；体格检查，包括体温、脉搏、呼吸、血压、身高、体重、腰围、皮肤、浅表淋巴结、肺部、心脏、腹部等常规体格检查，并对口腔、视力、听力和运动功能等进行粗测判断；辅助检查，包括血常规、尿常规、肝功能（血清谷草转氨酶、血清谷丙转氨酶和总胆红素）、肾功能（血清肌酐和血尿素氮）、空腹血糖、血脂（总胆固醇、甘油三酯、低密度脂蛋白胆固醇、高密度脂蛋白胆固醇）、心电图和腹部超声（肝胆胰脾）检查；健康状况评估和健康指导

序号	类别	服务对象	项目及内容	免费服务内容
七	慢性病患者健康管理（高血压）	辖区内35岁及以上高血压患者	1. 检查发现 2. 随访评估和分类干预 3. 健康体检	1. 对35岁及以上首诊者测量血压，通过体检、随访、建档等途径检出高血压患者，纳入健康管理，并按分级管理要求进行随访、体检、评估、干预、双向转诊和健康指导。分级管理要求：健康体检每年1次，随访每年4次。管理情况记入健康档案 2. 健康体检，包括：询问生活方式；体格检查，如体温、脉搏、呼吸、血压、身高、体重、腰围、皮肤、浅表淋巴结、肺部、心脏、腹部等常规体格检查，并对口腔、视力、听力和运动功能等进行粗测判断；辅助检查，包括血常规、尿常规、肝功能（血清谷草转氨酶、血清谷丙转氨酶和总胆红素）、肾功能（血清肌酐和血尿素氮）、空腹血糖、血脂（总胆固醇、甘油三酯、低密度脂蛋白胆固醇、高密度脂蛋白胆固醇）、心电图和腹部超声（肝胆胰脾）检查；健康状况评估和健康指导
	慢性病患者健康管理（2型糖尿病）	辖区内35岁及以上2型糖尿病患者	1. 检查发现 2. 随访评估和分类干预 3. 健康体检	1. 通过门诊、体检、随访、建档等途径检出糖尿病患者，纳入健康管理，并按分级管理要求进行随访、体检、评估、干预、双向转诊和健康指导。分级管理要求：健康体检每年1次、随访常规管理每3个月1次、强化管理每1个月1次。管理情况记入健康档案 2. 健康体检，包括：询问生活方式；体格检查，包括体温、脉搏、呼吸、血压、身高、体重、腰围、皮肤、浅表淋巴结、肺部、心脏、腹部等常规体格检查，并对口腔、视力、听力和运动功能等进行粗测判断；辅助检查，包括血常规、尿常规、肝功能（血清谷草转氨酶、血清谷丙转氨酶和总胆红素）、肾功能（血清肌酐和血尿素氮）、空腹血糖、血脂（总胆固醇、甘油三酯、低密度脂蛋白胆固醇、高密度脂蛋白胆固醇）、心电图和腹部超声（肝胆胰脾）检查；健康状况评估和健康指导

序号	类别	服务对象	项目及内容	免费服务内容
八	严重精神障碍患者管理	辖区内诊断明确、在家居住的重性精神疾病（严重精神障碍）患者	1. 患者信息管理 2. 随访评估和分级管理 3. 健康体检	定期开展社区摸底排查，发现疑似患者送上级机构诊断复核，确诊患者纳入健康管理，并按分级管理要求进行随访、体检、评估、干预、双向转诊、应急处置 分级管理要求：体检每年1次，对病情不稳定者（危险性3～5级），给予对症处理后转送上级医院，未住院者2周随访；对病情基本稳定者（危险性1～2级），调整用药等处理后，2周随访，如病情趋于稳定，每3个月随访1次；对病情稳定者（危险性0级），每3个月随访1次。管理情况记入健康档案
九	肺结核患者健康管理	辖区内肺结核可疑者及诊断明确的患者（包括耐多药患者）	1. 可疑者推介转诊 2. 患者随访管理	可疑者推介转诊到结核病定点医疗机构进行结核病检查；接上级专业机构管理肺结核患者通知单后，在72小时内访视患者；由医务人员督导的患者，医务人员至少每月记录1次对患者的随访评估结果；由家庭成员督导的患者，基层医疗卫生机构要在患者的强化期或注射期内每10天随访1次，继续期或非注射期内每1个月随访1次。按要求开展督导服药和分类干预
十	中医药健康管理	辖区内65岁及以上常住居民和0～36月龄儿童	1. 老年人中医体质辨识 2. 儿童中医调养	1. 每年1次，包括中医体质辨识和中医药保健指导，要求有体质辨识表和辨识结果，并记入健康档案 2. 对6、12、18、24、30、36月龄儿童家长进行儿童中医药保健指导，包括中医饮食起居调养和摩腹、捏脊、穴位按揉方法指导，做好指导记录，条件具备时录入儿童保健信息系统
十一	卫生监督协管	辖区内居民	1. 食品安全信息报告 2. 职业卫生咨询指导 3. 饮用水卫生安全巡查 4. 学校卫生服务 5. 非法行医和非法采血信息报告	做好食品安全、职业病、饮用水安全、学校卫生、非法行医等事件信息报告；饮用水卫生、学校卫生、非法行医巡查次数

序号	类别	服务对象	项目及内容	免费服务内容
十二	传染病及突发公共卫生事件报告和处理	辖区内服务人口	传染病报告和处理	协助开展传染病疫情和突发公共卫生事件风险排查、收集和提供风险信息；规范开展传染病疫情和突发公共卫生事件信息登记、报告；做好传染病疫情和突发公共卫生事件处理，包括患者救治和管理、流行病学调查和随访、密切接触者管理、疫点处理、应急接种和预防性服药、宣传教育等
			公共卫生信息收集与报告服务	
十三	免费提供避孕药具	辖区内居民	1. 省级卫生计生部门作为本地区免费避孕药具采购主体依法实施避孕药具采购 2. 省、地市、县级计划生育药具管理机构负责免费避孕药具存储、调拨等工作	向辖区内居民免费提供避孕药具
十四	健康素养促进行动	辖区内居民	1. 健康促进县（区）建设 2. 健康科普 3. 健康促进医院和戒烟门诊建设 4. 健康素养和烟草流行监测 5. 12320热线咨询服务 6. 重点疾病、重点领域和重点人群的健康教育	免费进行各项健康促进项目

第二节　居民健康档案管理

一、居民健康档案的建立和使用

（一）居民健康档案的定义

居民健康档案是记录有关居民健康信息的系统化文件，包括如病历记录、健康检查记录、保健卡片以及个人和家庭一般情况记录等。它是全科医生工作中收集、记录社区居民健康信息的重要工具。

全科医疗健康档案在内容上分为三个部分：

1. 个人健康档案　以居民个人健康问题为中心和以预防为导向，记录一个人从出生到死亡的过程中，其健康状况发展变化及所接受的各项卫生服务的情况。个人健康档案在全科医疗中应用十分频繁，使用价值也最高。

2. 家庭健康档案　以家庭为单位，记录其家庭成员和家庭整体有关的健康状况、疾病动态、医疗卫生服务利用情况的系统资料，每户建立一份。家庭健康档案根据实际情况，建立和使用的形式不一。

3. 社区健康档案　以社区为基础，记录和反映社区卫生特征、环境特征、资源及其利用状况的信息，并在系统分析的基础上作出社区卫生诊断。社区健康档案在全科医疗服务中没有被给予更多的统一要求，主要用以考核全科医生对其所在社区的居民健康状况与社区资源状况的了解程度，考查全科医生在患者照顾中的群体观念。

（二）居民健康档案的特点

1. 完整性　居民健康档案以居民个人健康问题为中心，以疾病预防为导向，以家庭为单位，以社区为基础，观察人的整个生活周期。内容不仅涉及疾病的预防、诊断、治疗、演变过程，同时记载了居民日常生活的各项健康相关信息，如预防接种、不良行为、生活方式、心理及社会背景等。居民健康档案能全面从生理、心理、社会各个方面，完整地体现居民健康情况的实时变化。

2. 连续性　居民健康档案的建立和更新是持续而连贯的，不因某一疾病的治愈或转诊而终止，对健康问题的关注不单纯是患病与否，对居民健康信息的收集不受时间及空间的限制。目前我国居民健康档案已逐步由纸质化全面转向电子化管理，同时随着5G网络的普及，以及物联网、云计算技术的广泛应用，卫生服务机构可以实现将居民的健康信息实时进行数字化采集、整合、更新并加以智能化分析。

3. 规范性　居民健康档案的记录内容和数据结构、代码等都严格遵循统一的国家规范与标准。健康档案的规范化是实现不同来源的信息整合、无障碍流动和共享利用的必要保障。

4. 科学性　居民健康档案遵循"以人为中心，以问题为导向"的基本原则。要求以真实、客观资料为基础，并做到重点突出、条理清晰、证据充分、分析合理，能让查阅者迅速、全面地了解居民目前的健康状况。

（三）建立居民健康档案的意义

1. 有助于全面、系统地了解并评估居民的健康问题　居民健康档案具有完整性及连续性，可作为全科医生全面掌握居民健康状况的基本工具，用于挖掘个人、家庭的问题，对健康问题作出全面评价，有利于及时为居民及其家庭提供具体规范的预防保健服务。

2. 是科学制定卫生保健计划的重要依据　居民健康档案具有完整性及规范性，不仅记载了居民健康状况以及与之相关健康信息，还记载了有关社区卫生服务机构、卫生人力等社区资源的信息，从而为社区诊断制定社区卫生服务计划提供基础资料，也为科学利用社区资源提供了重要依据。

3. 可作为评价社区及全科医生服务质量和技术水平的重要参考资料　居民健康档案整体的规范性，能充分体现社区管理及全科医生工作的态度以及责任心。而在以问题为中心的健康记录中，记录的完整性、科学性，更能反映记录者的病史采集能力、临床思维能力，能良好地体现记录者（全科医生）的技术水平及岗位胜任力。同时，完整、真实的居民健康档案，还是司法工作的重要参考。

4. 可作为医疗大数据为医教研工作提供宝贵资料　居民健康档案具有规范性、连续性及科学性，能全面反映社区居民在生理、心理、社会等各方面的问题。在研究居民健康状况、探讨疾病发生危险因素、跟踪病情进展、观察药物疗效等方面，为医务工作者提供理想的数据资料，可运用于医疗决策、医学教学、临床科研的各个方面。

5. 可为突发公共卫生事件的应急处理提供及时、准确的居民相关信息　居民健康档案具有完整性、连续性，可以直接、快速、准确地为突发公共卫生事件的应急处理、后续观察监测提供信息支持。

（四）居民健康档案的建立和使用

居民健康档案的建立应与日常医疗、预防和保健等工作相结合，可通过患者就诊、入户调查、家庭访视、疾病筛查、健康体检等方式建立。建档的对象为建档机构辖区内常住居民（指居住半年以上的户籍及非户籍居民），以0～6岁儿童、孕产妇、老年人、慢性病患者、严重精神障碍患者和肺结核患者等人群为重点。

我国自2009年启动全民健康档案计划至今，居民健康档案已逐步由纸质化向电子化转型。2020年6月16日，国家卫生健康委、财政部、国家中医药管理局三部委联合发布《关于做好2020年基本公共卫生服务项目工作的通知》，在"推进居民电子健康档案务实应用"一节中提出：经省级卫生健康行政部门评估，具备条件的地区可主要依托规范化电子健康档案开展服务并逐步取消相应纸质档案。按照规范、安全、方便、实用等原则，在依法保护个人隐私的前提下，进一步优化居民电子健康档案。经居民本人授权、在线调阅和面向居民本人开放使用的服务渠道及交互形式，以提高居民感受度为目标，通过多种渠道完善和丰富电子健康档案内容，将针对居民的卫生健康服务信息及时导（录）入电子健康档案。

随着居民电子健康档案的普及和完善，健康档案的应用已不再局限于医疗卫生机构之间的健康管理及研究，或是相关政府行政部门的质量评价等方面。大数据体系下的电子健康档案，将使连续、动态地了解社区居民健康信息成为可能。大数据交换平台为各种应用场景提供健康数据接口，居民可以通过门户网站、APP、微信公众号等查阅本人的健康档案信息，了解自己各阶段的健康状况和享受医疗卫生服务的完整情况，从而提高居民自我保健意识和主动识别健康危险因素的能力，达到预防为主、促进健康的目的。

二、居民健康档案管理要求

（一）居民健康档案的基本内容

居民健康档案内容包括个人基本信息、健康体检、重点人群健康管理记录和其他医疗卫生服务记录。

1. 个人基本信息　包括姓名、性别等基础信息，以及既往史、家族史等基本健康信息。

2. 健康体检　包括一般健康检查、生活方式、健康状况及其疾病用药情况、健康评价等。

3. 重点人群健康管理记录　包括国家基本公共卫生服务项目要求的0～6岁儿童、孕产妇、老年人、慢性病患者、严重精神障碍患者和肺结核患者等各类重点人群的健康管理记录。

4. 其他医疗卫生服务记录　包括上述记录之外的其他接诊、转诊、会诊记录等。

（二）居民健康档案表单目录

1. 居民健康档案封面

2. 个人基本信息表

3. 健康体检表

4. 重点人群健康管理记录表

（1）0～6岁儿童健康管理记录表：①新生儿家庭访视记录表；②1～8月龄儿童健康检查记录表；③12～30月龄儿童健康检查记录表；④3～6岁儿童健康检查记录表；⑤男童生长发育监测图；⑥女童生长发育监测图。

（2）孕产妇健康管理记录表：①第1次产前检查服务记录表；②第2～5次产前随访服务记录表；③产后访视记录表；④产后42天健康检查记录表。

（3）高血压患者随访服务记录表。

（4）2型糖尿病患者随访服务记录表。

（5）严重精神障碍患者管理记录表：①严重精神障碍患者个人信息补充表；②严重精神障碍患者随访服务记录表。

（6）肺结核患者管理记录表：①肺结核患者第1次入户随访记录表；②肺结核患者随访服务记录表。

（7）中医药健康管理服务记录表：①老年人中医药健康管理服务记录表；②儿童中

医药健康管理服务记录表。

    5. 其他医疗卫生服务记录表

    （1）接诊记录表

    （2）会诊记录表

    6. 居民健康信息卡

    （三）居民健康档案填写的基本要求

    1. 档案填写一律用钢笔或圆珠笔，不得用铅笔或红色笔书写。字迹要清楚，书写要工整。数字或代码一律用阿拉伯数字书写。数字和编码不要填出格外，如果数字填错，用双横线将整笔数码划去，并在原数码上方工整填写正确的数码，切勿在原数码上涂改。

    2. 在居民健康档案的各种记录表中，凡有备选答案的项目，应在该项目栏的"□"内填写与相应答案选项编号对应的数字，如性别为男，应在性别栏"□"内填写与"1男"对应的数字1。对于选择备选答案中"其他"或者是"异常"这一选项者，应在该选项留出的空白处用文字填写相应内容，并在项目栏的"□"内填写与"其他"或者是"异常"选项编号对应的数字。如填写"个人基本信息表"中的既往疾病史时，若该居民曾患有"腰椎间盘突出症"，则在该项目中应选择"其他"，既要在"其他"选项后写明"腰椎间盘突出症"，同时在项目栏"□"内填写数字13。对各类表单中没有备选答案的项目用文字或数据在相应的横线上或方框内据情填写。

    3. 在为居民提供诊疗服务过程中，涉及疾病诊断名称时，疾病名称应遵循国际疾病分类标准ICD-10填写，涉及疾病中医诊断病名及辨证分型时，应遵循《中医病证分类与代码》（GB/T 15657—1995，TCD）。

    4. 统一为居民健康档案进行编码，采用17位编码制，以国家统一的行政区划编码为基础，村（居）委会为单位，编制居民健康档案唯一编码。同时将建档居民的身份证号作为统一的身份识别码，为在信息平台下实现资源共享奠定基础。

    第一段为6位数字，表示县及县以上的行政区划，统一使用《中华人民共和国行政区划代码》（GB 2260）。

    第二段为3位数字，表示乡镇（街道）级行政区划，按照国家标准《县以下行政区划代码编码规则》（GB/T 10114—2003）编制。

    第三段为3位数字，表示村（居）民委员会等，具体划分为：001～099表示居委会，101～199表示村委会，901～999表示其他组织。

    第四段为5位数字，表示居民个人序号，由建档机构根据建档顺序编制。在填写健康档案的其他表格时，必须填写居民健康档案编号，但只需填写后8位编码。

    5. 服务对象在健康体检、就诊、会诊时所做的各种化验及检查的报告单据，都应该粘贴留存归档。可以有序地粘贴在相应健康体检表、接诊记录表、会诊记录表的后面。双向转诊（转出）单存根与双向转诊（回转）单可另页粘贴，附在相应位置上与本人健康档案一并归档。

6. 各类表单中涉及的日期类项目，如体检日期、访视日期、会诊日期等，按照年（4位）、月（2位）、日（2位）顺序填写。

（四）居民健康档案管理服务要求

1. 乡镇卫生院、村卫生室、社区卫生服务中心（站）负责首次建立居民健康档案、更新信息、保存档案；其他医疗卫生机构负责将相关医疗卫生服务信息及时汇总、更新至健康档案；各级卫生计生行政部门负责健康档案的监督与管理。

2. 健康档案的建立要遵循自愿与引导相结合的原则，在使用过程中要注意保护服务对象的个人隐私，建立电子健康档案的地区，要注意保护信息系统的数据安全。

3. 乡镇卫生院、村卫生室、社区卫生服务中心（站）应通过多种信息采集方式建立居民健康档案，及时更新健康档案信息。已建立电子健康档案的地区应保证居民接受医疗卫生服务的信息能汇总到电子健康档案中，保持资料的连续性。

4. 统一为居民健康档案进行编码，为在信息平台上实现资源共享奠定基础。

5. 按照国家有关专项服务规范要求记录相关内容，记录内容应齐全完整、真实准确、书写规范、基础内容无缺失。各类检查报告单据和转诊、会诊的相关记录应粘贴留存归档，如果服务对象需要可提供副本。已建立电子版化验和检查报告单据的机构，化验及检查的报告单据交居民留存。

6. 健康档案管理要具有必需的档案保管设施设备，按照防盗、防晒、防高温、防火、防潮、防尘、防鼠和防虫等要求妥善保管健康档案，指定专（兼）职人员负责健康档案管理工作，保证健康档案完整、安全。电子健康档案应有专（兼）职人员维护。

7. 积极应用中医药方法为居民提供健康服务，记录相关信息纳入健康档案管理。

8. 电子健康档案在建立完善、信息系统开发、信息传输全过程中应遵循国家统一的相关数据标准与规范。电子健康档案信息系统应与新型农村合作医疗、城镇基本医疗保险等医疗保障系统相衔接，逐步实现健康管理数据与医疗信息以及各医疗卫生机构间数据互联互通，实现居民跨机构、跨地域就医行为的信息共享。

9. 对于同一个居民患有多种疾病的，其随访服务记录表可以通过电子健康档案实现信息整合，避免重复询问和录入。

三、居民健康档案管理流程

（一）居民健康档案的建立流程

1. 辖区居民到乡镇卫生院、村卫生室、社区卫生服务中心（站）接受服务时，由医务人员负责为其建立居民健康档案，并根据其主要健康问题和服务提供情况填写相应记录，同时为服务对象填写并发放居民健康档案信息卡。建立电子健康档案的地区，逐步为服务对象制作发放居民健康卡，替代居民健康档案信息卡，作为电子健康档案进行身份识别和调阅更新的凭证。

2. 通过入户服务（调查）、疾病筛查、健康体检等多种方式，由乡镇卫生院、村卫生室、社区卫生服务中心（站）组织医务人员为居民建立健康档案，并根据其主要健康问题和服务提供情况填写相应记录。

3. 已建立居民电子健康档案信息系统的地区应由乡镇卫生院、村卫生室、社区卫生服务中心（站）通过上述方式为个人建立居民电子健康档案。并按照标准规范上传区域人口健康卫生信息平台，实现电子健康档案数据的规范上报。

4. 将医疗卫生服务过程中填写的健康档案相关记录表单，装入居民健康档案袋统一存放。居民电子健康档案的数据存放在电子健康档案数据中心。

居民健康档案建立流程见图7-1。

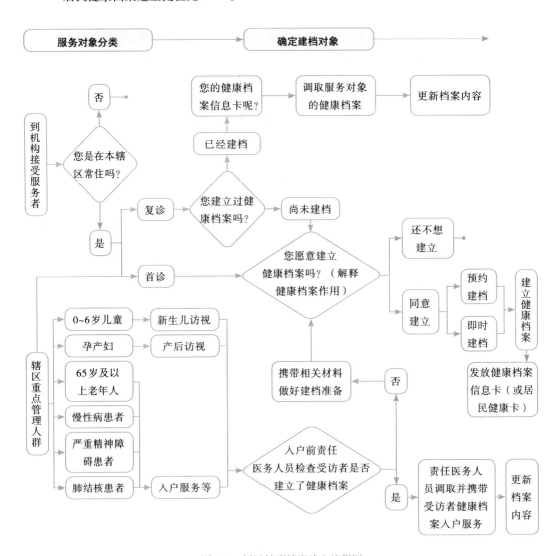

图7-1 居民健康档案建立流程图

（二）居民健康档案的使用

1. 已建档居民到乡镇卫生院、村卫生室、社区卫生服务中心（站）复诊时，在调取其健康档案后，由接诊医生根据复诊情况，及时更新、补充相应记录内容。

2. 入户开展医疗卫生服务时，应事先查阅服务对象的健康档案并携带相应表单，在服务过程中记录、补充相应内容。已建立电子健康档案信息系统的机构应同时更新电子健康档案。

3. 对于需要转诊、会诊的服务对象，由接诊医生填写转诊、会诊记录。

4. 所有的服务记录由责任医务人员或档案管理人员统一汇总、及时归档。

（三）居民健康档案的终止和保存

1. 居民健康档案的终止缘由包括死亡、迁出、失访等，均需记录日期。对于迁出辖区者还要记录迁往地点的基本情况、档案交接记录等。

2. 纸质健康档案应逐步过渡到电子健康档案，纸质和电子健康档案，由健康档案管理单位（即居民死亡或失访前管理其健康档案的单位）参照现有规定中的病历的保存年限、方式负责保存。

居民健康档案管理流程见图7-2。

四、居民健康档案管理考核指标

为指导各地规范开展基本公共卫生服务项目绩效考核工作，国家卫生计生委、财政部、国家中医药管理局于2015年6月15日制定了《国家基本公共卫生服务项目绩效考核指导方案》。该方案对于健康档案建档率及使用率等均有明确要求，对于考核指标的定义，在《国家基本公共卫生服务规范（第三版）》中有明确规定：

1. 健康档案建档率=建档人数/辖区内常住居民数×100%

注：建档指完成健康档案封面和个人基本信息表，其中0～6岁儿童不需要填写个人基本信息表，其基本信息填写在"新生儿家庭访视记录表"上。

2. 电子健康档案建档率=建立电子健康档案人数/辖区内常住居民数×100%

3. 健康档案使用率=档案中有动态记录的档案份数/档案总份数×100%

注：有动态记录的档案是指1年内与患者的医疗记录相关联和/或有符合对应服务规范要求的相关服务记录的健康档案。

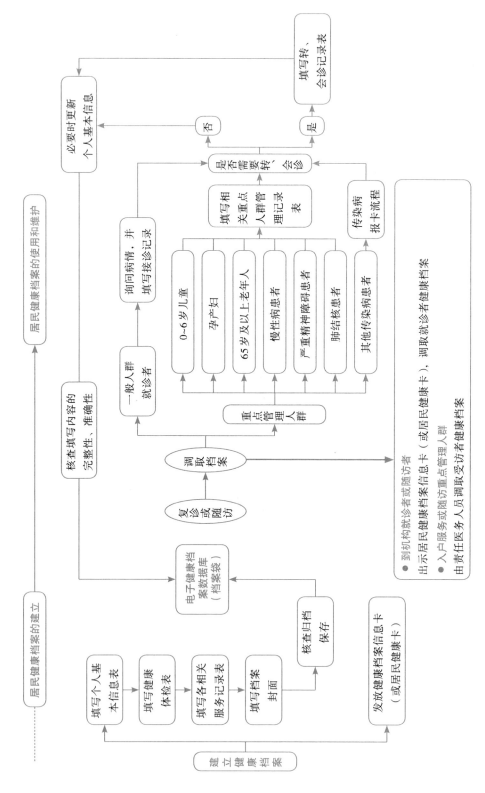

图7-2　居民健康档案管理流程

第三节　社区健康教育

一、健康教育内容

（一）健康教育的概念

健康教育是我国基本公共卫生服务的重要组成部分，是指通过有计划、有组织、有系统的社会教育活动，使人们自觉地采纳有益于健康的行为和生活方式，消除或减轻影响健康的危险因素，预防疾病，促进健康，提高生活质量，并对教育效果作出评价。

（二）社区健康教育的概念

社区健康教育是指以社区为单位，以社区人群为对象，以促进社区健康为目标，有组织、有计划、有评价的健康教育活动与过程。其主要任务是发动和引导社区居民树立健康意识，使其能正视自身、家庭和社区的健康问题，并养成健康的行为和生活方式，以达到提高居民自我保健能力和社区群体健康水平的目的。

（三）社区健康教育的内容

1. 宣传普及《中国公民健康素养——基本知识与技能（2015年版）》。配合有关部门开展公民健康素养促进行动。

2. 对青少年、妇女、老年人、残疾人、0～6岁儿童家长等人群进行健康教育。

3. 开展合理膳食、控制体重、适当运动、心理平衡、改善睡眠、限盐、控烟、限酒、科学就医、合理用药、戒毒等健康生活方式和可干预危险因素的健康教育。

4. 开展心脑血管系统、呼吸系统、内分泌系统、肿瘤、精神疾病等重点慢性非传染病和结核病、肝炎、艾滋病等重点传染病的健康教育。

5. 开展食品卫生、职业卫生、放射卫生、环境卫生、饮水卫生、学校卫生和计划生育等公共卫生问题的健康教育。

6. 开展突发公共卫生事件应急处置、防灾减灾、家庭急救等健康教育。

7. 宣传普及医疗卫生法律法规及相关政策。

（四）开展社区健康教育的意义

1. 有助于促进"人人享有健康"目标的实现　随着社会进步和经济发展，人民生活水平不断提高，糖、盐、脂肪以及食品添加剂的摄入量明显增加，与之而来的是我国疾病谱和死亡谱的根本性变化。人们的死亡原因主要不再是传染病和营养不良，而是被慢性病所取代，高血压、糖尿病、冠心病和恶性肿瘤等疾病成为人类健康的主要"杀手"。通过以社区为单位的健康教育方式，可以促使社区居民采取健康的生活方式和行为方式，从而降低致病的危险因素，最大限度地预防疾病的发生，实现"人人享有健康"的目标。

2. 有助于防治慢性病及其相关并发症　社区卫生服务机构对慢性病实施的干预方式主要分为两种：一是通过医务人员对高危人群进行筛查，作出诊断并采取必要措施加以干预；另一种则是以全体居民为对象，侧重通过对人群的健康教育，改变不良的健康行为与生活方式，促进全民的健康。社区健康教育在控制慢性病流行及相关并发症防治中所发挥的作用，相较于对高危人群进行筛查及干预，更具有现实意义。通过社区健康教育，可以使居民改变不良的行为及生活方式，尽可能地避免环境和生物性致病因素对身心健康的伤害，提高居民对卫生服务资源的利用度，以此达到预防疾病、促进居民健康的目的。

3. 有助于各类传染病的预防　传染病的传播和流行必须具备3个环节，即传染源（能排出病原体的人或动物）、传播途径（病原体传染他人的途径）及易感人群（对该种传染病缺乏免疫力者）。健康教育通过传播卫生知识，使居民能主动遵守防疫措施，有助于切断病原体的传播途径，并提高个体对传染病的免疫力，减少易感人群的数量。在传染病的预防中，社区健康教育有着极其重要的作用。

4. 有助于改善医患关系　医护人员在诊疗中开展健康教育，既能满足患者的需求，解决其心理负担，又能营造一个有利于患者身心康复的治疗环境，有助于增进和谐的医患关系，树立医护人员良好的卫生服务形象，从而达到最优的治疗效果，降低医疗纠纷发生率。

二、健康教育形式

（一）提供健康教育资料

公共卫生工作人员利用健康教育资料普及健康科普知识，是常用的传播手段和策略。由于传播资料针对性强、语言精练、通俗易懂，又便于保存及互相传阅，因此被社会各领域广泛使用。健康教育资料一般可分为印刷资料、视听资料、其他多媒体资料三大类。

1. 印刷资料　印刷资料包括健康教育折页、健康教育处方和健康手册等，也包括一些印有宣传标语的小物件。放置在乡镇卫生院、村卫生室、社区卫生服务中心（站）的候诊区、诊室、咨询台等处。《国家基本公共卫生服务规范（第三版）》（以下简称《规范》）规定，每个机构每年提供不少于12种内容的印刷资料，并及时更新补充，保障使用。

2. 视听资料　视听资料也称为音像传播资料，如各种影音视频资料。可在机构正常应诊的时间内，在乡镇卫生院、社区卫生服务中心门诊候诊区、观察室、健康教育室等场所或宣传活动现场播放。《规范》规定每个机构每年播放音像资料不少于6种。

3. 其他多媒体资料　随着我国通信技术的不断革新，通过电子移动设备传播多媒体资料的方式也逐渐步入常态化，如网站、微信群、公众号、微博、抖音短视频等方式。其具有获取便捷、界面友好、内容生动、传播迅速、低碳环保、不受时间及地域限制等特点，近年来有逐步取代印刷和视听资料的趋势。

基层医疗卫生机构获取健康教育资料有以下几种方式：一是自主设计和制作；二是从健康教育专业机构或其他公共卫生机构获得模板，进行制作；三是委托健康教育专业机构设计制作；四是直接从健康教育专业机构或其他公共卫生机构获得成品。

（二）设置健康教育宣传栏

宣传栏一般设立在街头、文化广场、小区、单位等公共场合，是向人们宣传和普及各种知识的窗口。健康教育宣传栏具有覆盖分布广泛、视觉冲击感强、发表时段可控、内容更新便捷等特点，是健康资料宣教的有力补充。

随着时代的发展，宣传栏的形式已不限于普通的纸质、移动、板报等，电子宣传栏以其内容丰富、更新简易、维护便捷的特点，也逐渐开始普及。《规范》规定乡镇卫生院和社区卫生服务中心宣传栏不少于2个，村卫生室和社区卫生服务中心宣传栏不少于1个，每个宣传栏的面积不少于2m²。健康教育宣传栏一般设置在机构的户外、健康教育室、候诊室、输液室或收费大厅的明显位置，宣传栏中心位置距地面1.5～1.6m。每个机构每2个月最少更换1次健康教育宣传栏内容。

（三）开展公众健康咨询活动

健康咨询是指专业医务人员根据咨询者自身健康状况，结合其日常生活、工作、旅行、饮食情况，联系实际气候和地理环境因素、疾病流行情况、卫生法规政策、卫生保障水平等，为咨询者分析可能发生的医学问题和健康风险，提供预防或检查的方法、意见或建议，从而促进咨询者的健康。不同于上两种健康教育形式，健康咨询是以来访者为主体，并围绕来访者的个人需求而展开的健康传播活动，强调个体化及精细化。

咨询的形式不限于门诊、社区、家庭等现场环境，还包括电话、邮件、网络等形式。咨询活动可利用各种健康主题日或针对辖区重点健康问题，开展健康咨询活动并发放宣传资料。《规范》规定每个乡镇卫生院、社区卫生服务中心每年至少开展9次公众健康咨询活动。

（四）举办健康知识讲座

健康知识讲座是指健康教育人员就某个主题，在特定的时间和环境中，运用语言和辅助教学用具，系统、连贯地向讲授对象传授健康知识和技能的过程。健康知识讲座可以通过选择明确的主题，为有相关需求的特定人群进行针对性的健康教育。

随着信息技术的飞速发展，健康知识讲座的形式也不再局限于传统的线下面授。线上健康知识讲座以其不受地域及人数限制、信息传递及保存便捷的优点，在疫情防控期间，发挥了巨大的效应。《规范》规定每个乡镇卫生院和社区卫生服务中心每月至少举办1次健康知识讲座，村卫生室和社区卫生服务中心每2个月至少举办1次健康知识讲座。

（五）开展个体化健康教育

个体化健康教育是指以门诊患者或者不便于主动就诊的人群为重点服务对象进行系统化和规范化的健康教育过程。与健康咨询不同，它针对的是不便于主动就诊的人群，包括老年人、重症护理患者、高危孕产妇、成瘾性患者等。

个体化健康教育包括门诊健康教育、住院健康教育和上门访视健康教育等形式。《规范》规定乡镇卫生院、村卫生室和社区卫生服务中心（站）的医务人员在提供门诊医疗、上门访视等医疗卫生服务时，要开展有针对性的个体化健康知识和健康技能教育。

三、健康教育服务要求

1. 乡镇卫生院和社区卫生服务中心应配备专（兼）职人员开展健康教育工作，每年接受健康教育专业知识和技能培训不少于8学时。树立全员提供健康教育服务的观念，将健康教育与日常提供的医疗卫生服务结合起来。

2. 具备开展健康教育的场地、设施、设备，并保证设施设备完好，正常使用。

3. 制定健康教育年度工作计划，保证其可操作性和可实施性。健康教育内容要通俗易懂，并确保其科学性、实效性。健康教育材料可委托专业机构统一设计、制作，有条件的地区，可利用互联网、手机短信等新媒体开展健康教育。

4. 有完整的健康教育活动记录和资料，包括文字、图片、影音文件等，并存档保存。每年做好年度健康教育工作的总结评价。

5. 加强与乡镇政府、街道办事处、村（居）委会、社会团体等辖区其他单位的沟通和协作，共同做好健康教育工作。

6. 充分发挥健康教育专业机构的作用，接受健康教育专业机构的技术指导和考核评估。

7. 充分利用基层卫生和计划生育工作网络和宣传阵地，开展健康教育工作，普及卫生计生政策和健康知识。

8. 运用中医理论知识，在饮食起居、情志调摄、食疗药膳、运动锻炼等方面，对居民开展养生保健知识宣教等中医健康教育，在健康教育印刷资料、音像资料的种类和数量、宣传栏更新次数、讲座和咨询活动次数等方面，中医药内容应有一定比例。

四、健康教育服务流程

社区开展健康教育的服务流程主要包括针对目标人群开展健康教育需求评估、制定健康教育计划、实施健康教育计划以及对实施效果评价（图7-3）。

（一）健康教育需求评估

健康教育需求评估又称健康教育诊断，是一个为科学制定健康教育计划提供依据的过程。健康教育需求评估指在人们面对健康问题时，综合运用社会学、流行病学、行为学、统计学相关方法和技术，通过系统的调查、测量来收集各种有关事实与资料，并对这些资料进行归纳、分析，从而为确定健康教育干预目标、策略和措施提供基本依据。

具体可分为如下步骤：

1. 收集健康教育需求评估资料　主要通过调查研究，明确辖区内居民的主要健康问题、健康相关行为、影响健康的相关因素、辖区健康教育资源，以此整理出相应的健康问题。具体调查内容如下：

（1）明确辖区居民主要健康问题，确定优先行动领域。

1）收集辖区居民的疾病谱、死因构成，明确辖区居民的常见病、多发病，明确辖区居民的死因构成和死因顺位。

2）明确辖区居民季节性高发病，如冬春季流行性感冒、老年人慢性阻塞性肺疾病、儿童手足口病、夏季食物中毒、细菌性痢疾等的发病情况。

（2）明确辖区居民健康相关行为及影响因素，是开展有针对性的健康知识传播和行为干预的基础，是获得良好健康教育效果的保证。

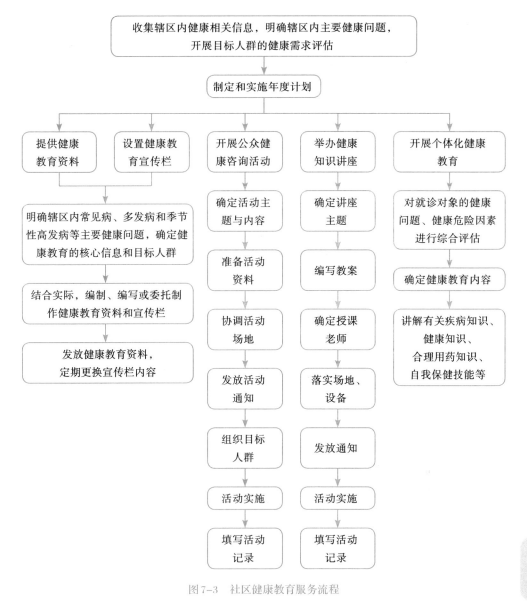

图7-3 社区健康教育服务流程

1）了解辖区居民健康相关行为与生活方式现状，尤其是对健康有危害的行为生活方式，如吸烟、饮酒、不合理膳食、缺乏体育锻炼、生活与工作压力、社会支持缺乏等。

2）了解辖区居民不健康行为生活方式的影响因素，如当地的社会文化、风俗习惯、居民的健康观念、健康知识和健康技能水平等。

（3）分析在辖区内开展健康教育的资源和条件，明确开展健康教育工作的促成因素和障碍因素。

1）明确辖区基本情况：包括社区性质、相关健康政策、经济水平、社区文化、风俗民情、卫生资源与设施、机关、企业、学校等单位构成。

2）了解社区居民特点：包括人口数量和人口构成。人口构成包括性别、年龄、职业、受教育水平、流动人口比例等。

2. 为健康问题排序　通过对健康需求资料的评估，可以发现社区的健康问题是多方面、多层次的。为健康问题排序，就是要把有限的人力、物力和财力集中用到对辖区居民健康影响大、危害严重、累及人群广泛、干预效果显著的疾病问题或公共卫生问题上来。排序时主要考虑以下几个原则：

（1）问题的重要性：通过评估健康问题的广度和危害的严重性，确定其重要性。发病率高，累及人群广泛，对健康危害严重，致残、致死率高的疾病就是需要优先解决的健康问题。

（2）行为的可变性：确定致病因素中优先干预的行为因素，对重要的健康危险行为和易可变性行为进行优先干预。

（3）干预的可行性：干预措施要有利于促进健康问题的解决，有明确的预期成效；目标人群容易接受，可行性好。

另外，还需要考虑管理和政策方面的问题，如有无健康教育和健康促进的专业机构，社区是否有与项目相关的支持性政策（规定或制度），该计划与社区总的卫生规划是否协调，可利用的社区资源等。

3. 确定干预的健康问题、目标人群、行为或生活方式危险因素　通过排序，发现优先度最高的健康问题。受该健康问题影响最大、最严重，处在健康危险状态的群体，就是健康教育优先干预的目标人群。再结合问题和人群，分析需干预的行为或生活方式危险因素并排序。具体排序步骤如下：

（1）明确目标人群存在的、与特定健康问题相关的健康危险因素。

（2）区分健康危险因素中的行为（或生活方式）危险因素与非行为（或生活方式）危险因素。

（3）制定行为（或生活方式）干预清单：预防性干预与治疗性干预。

（4）按行为（或生活方式）的重要性和可变性将行为分级。

（5）选择重要且可变性大的行为（或生活方式）作为目标。

（6）明确行为（或生活方式）目标。优先干预行为（或生活方式）确定之后，就要把它转化成目标。每一项目标必须回答以下问题：谁的行为（或生活方式）发生改变，改变的行为（或生活方式）是什么，改变的程度是多少，预期在什么时间内完成改变。

4. 目标人群分析　制定干预的健康教育计划之前，必须先分析目标人群的需求、喜好等情况，以确保健康教育的有效实施。具体内容如下：

（1）了解目标人群的学习需求，如他们希望了解哪些知识，解除哪些困惑。

（2）了解目标人群喜爱的健康教育媒介、形式和方法。

（3）了解目标人群信赖的人是谁。

（4）了解目标人群对所推荐的健康行为存在什么困难和问题。

5. 撰写需求评估报告　需求评估报告一般包括社区基本情况、调查题目、调查目的、调查人群、调查方法、调查内容、调查结果、发现的主要问题及可能原因、解决问题的策略和方法等。健康教育需求评估有助于全面了解社区环境及社区人口情况，明确社区的主要健康问题，明确重点干预的目标人群及其健康教育需求，明确需重点干预的健康相关行为问题及其影响因素，明确可利用和需开发的社区资源，为制定健康教育计划奠定坚实的基础。

（二）制定健康教育计划

社区健康教育工作规划（计划）是社区健康教育工作的要素之一。无论周期长短的社区健康教育工作，必须进行科学地设计以明确预期目标，合理科学地安排工作程序，做到有的放矢，有计划、有步骤、有效地进行健康教育。这是达到健康教育目的的关键环节。具体可分为如下步骤：

1. 确定健康教育工作开展的顺序　通过健康教育需求评估，会发现影响某一社区人群健康的问题及相关危险因素很多，不可能一次全部解决，需要按前期的排序，有计划地安排健康教育活动。

2. 确定计划的目标　包括总目标（目的）与具体目标，总目标是指执行某项计划后预期要达到的最终结果；具体目标是对总目标的细化，要具有可操作性、可以量化，一般用指标描述。

3. 制定相应策略及措施　策略是为实现既定目标而采取一系列措施的原则，而措施是为达到目标必须开展的具体工作。措施越具体越容易落实。健康教育计划中的每一项措施都应该包括健康教育的重点对象、内容、方法、开展工作的时间、次数、场所、由谁负责等。

4. 明确评价指标及评价方法　健康教育计划中应该包括目标是否达到的评价指标及评价方法。评价的目的是确定计划的先进性及合理性，促进计划更好地执行，保证达到项目机构的预期目标。

（三）实施健康教育计划

依照计划规范、有序地实施健康教育，是健康教育工作的主体。在实施健康教育工作之前，组织机构应针对目标人群有计划地通知及宣传，以确保工作的有效性。一次完整的健康教育实施过程应包含如下要素：

1. 时间　指实施健康教育的具体日期，具体起止时间。

2. 地点　指实施的地点，如社区中心的健康教育室、某小区等。

3. 人员　指负责实施工作的人员安排。

4. 内容　包括此次健康教育的主题及详细内容。

5. 形式　指发放健康资料、更新宣传栏、公众健康咨询、健康知识讲座等。

6. 目标　指计划达到的结果，最好是量化的指标，可用于评估实施的效果。

（四）实施效果评价

健康教育评价是一个系统收集、分析、表达资料的过程，它将贯穿于健康教育过程的始终，是全面监测、控制、保证社区健康教育计划的设计是否合理，预期效果能否实现的关键性措施。根据评价的内容及时间不同可以将评价分为形成评价、过程评价及结果评价。

1. 形成评价　　是对项目计划的评价，应该在计划执行之前进行，包括对项目目标是否合适、策略和措施是否可行等，可以请社区各相关机构、人员代表共同参与确定。

2. 过程评价　　是在计划实施的过程中进行的评价，目的是及时发现计划执行过程中的问题、偏差，通过反馈、修正，保证计划最终能完成。过程评价的考核指标主要包括评价工作开展情况、工作数量及质量、产生的效应情况等指标。

3. 结果评价　　主要是对健康教育项目结束后所达到效果的评估，评价是否达到目标。评价指标包括短期效果指标及长期效果指标，也可包括成本效益指标。短期效果指标主要是评价项目结束时就可以显现的效果，长期效果指标评价项目的最终目标，如疾病发生是否减少、人群健康是否提高。

五、健康教育服务考核指标

1. 发放健康教育印刷资料的种类和数量。

2. 播放健康教育音像资料的种类、次数和时间。

3. 健康教育宣传栏设置和内容更新情况。

4. 举办健康知识讲座和健康咨询活动的次数和参加人数。

第四节　基层慢性病防治管理

一、高血压患者健康管理

（一）服务对象

辖区内35岁及以上常住居民中高血压患者。

（二）服务内容

1. 筛查

（1）对辖区内35岁及以上常住居民，每年为其免费测量1次血压（非同日3次测量）。

（2）对第1次发现收缩压≥140mmHg和/或舒张压≥90mmHg的居民，在去除可能引起血压升高的因素后预约其复查，非同日3次测量血压均高于正常，可初步诊断为高血压。建议转诊到有条件的上级医院确诊并取得治疗方案，2周内随访转诊结果，对已确诊的高血压患者纳入健康管理。对可疑继发性高血压患者，及时转诊。

（3）如有以下六项指标中的任一项高危因素，建议每半年至少测量1次血压，并接受医务人员的生活方式指导。①血压高值：收缩压130～139mmHg和/或舒张压85～89mmHg；②超重或肥胖和/或向心性肥胖：超重，$24kg/m^2 \leqslant BMI < 28kg/m^2$；肥胖，

BMI≥28kg/m²；腰围，男≥90cm，女≥85cm，为向心性肥胖；③高血压家族史（一、二级亲属）；④长期高盐膳食；⑤长期过量饮酒（每日饮白酒≥100ml）；⑥年龄≥55岁。

2. 随访评估　对高血压患者，每年要提供至少4次面对面的随访。

（1）测量血压并评估是否存在危急情况，如出现收缩压≥180mmHg和/或舒张压≥110mmHg，意识改变、剧烈头痛或头晕、恶心呕吐、视物模糊、眼痛、心悸、胸闷、喘憋不能平卧及处于妊娠期或哺乳期同时血压高于正常等危急情况之一，或存在不能处理的其他疾病时，须在处理后紧急转诊。对于紧急转诊者，乡镇卫生院、村卫生室、社区卫生服务中心（站）应在2周内主动随访转诊情况。

（2）若不需紧急转诊，询问上次随访到此次随访期间的症状。

（3）测量体重、心率，计算BMI。

（4）询问患者疾病情况和生活方式，包括心脑血管疾病、糖尿病、吸烟、饮酒、运动、摄盐情况等。

（5）了解患者服药情况。

3. 分类干预

（1）对血压控制满意（一般高血压患者血压降至140/90mmHg以下；≥65岁老年高血压患者的血压降至150/90mmHg以下，如果能耐受，可进一步降至140/90mmHg以下；一般糖尿病或慢性肾脏病患者的血压目标可以在140/90mmHg基础上再适当降低）、无药物不良反应、无新发并发症或原有并发症无加重的患者，预约下一次随访时间。

（2）对第一次出现血压控制不满意或出现药物不良反应的患者，结合其服药依从性，必要时增加现用药物剂量、更换或增加不同类的降压药物，2周内随访。

（3）对连续2次出现血压控制不满意、药物不良反应难以控制、出现新的并发症或原有并发症加重的患者，建议其转诊到上级医院，2周内主动随访转诊情况。

（4）对所有患者进行有针对性的健康教育，与患者一起制定生活方式改进目标并在下一次随访时评估进展；告知患者出现哪些异常时应立即就诊。

4. 健康体检　对高血压患者，每年进行1次较全面的健康检查，可与随访相结合。内容包括体温、脉搏、呼吸、血压、身高、体重、腰围、皮肤、浅表淋巴结、心脏、肺部、腹部等常规体格检查，并对口腔、视力、听力和运动功能等进行判断。具体内容参照《居民健康档案管理服务规范》健康体检表。

（三）服务流程

1. 高血压筛查流程图（图7-4）。

2. 高血压患者随访流程图（图7-5）。

（四）服务要求

1. 高血压患者的健康管理由医生负责，应与门诊服务相结合，对未能按照管理要求接受随访的患者，乡镇卫生院、村卫生室、社区卫生服务中心（站）医务人员应主动与患者联系，保证管理的连续性。

2. 随访包括预约患者到门诊就诊、电话追踪和家庭访视等方式。

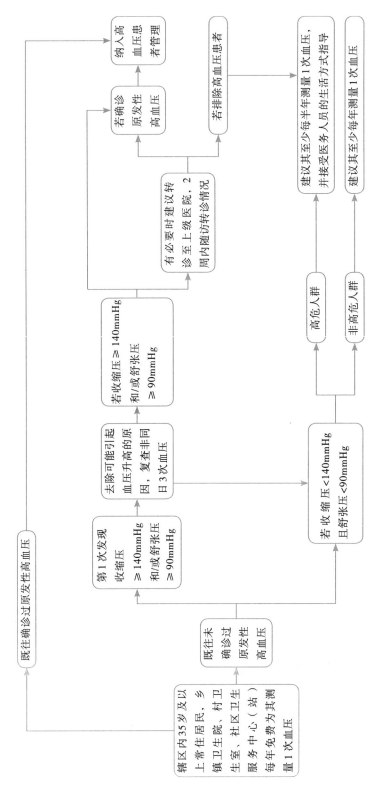

图 7-4 高血压筛查流程图

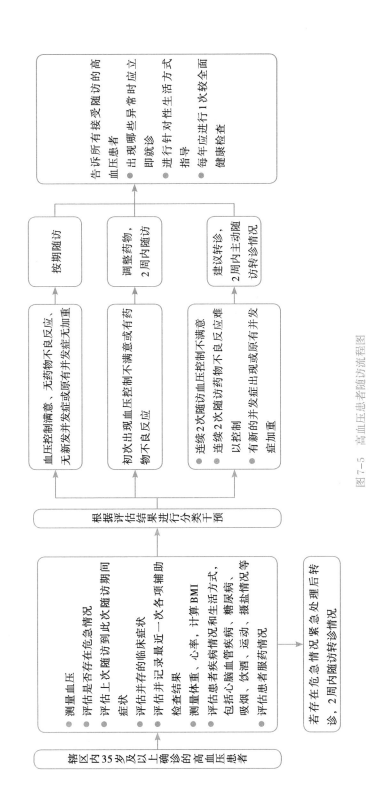

图 7-5 高血压患者随访流程图

3. 乡镇卫生院、村卫生室、社区卫生服务中心（站）可通过本地区社区卫生诊断和门诊服务等途径筛查和发现高血压患者。有条件的地区，对人员进行规范培训后，可参考《中国高血压防治指南》对高血压患者进行健康管理。

4. 发挥中医药在改善临床症状、提高生活质量、防治并发症中的特色和作用，积极应用中医药方法开展高血压患者健康管理服务。

5. 加强宣传，告知服务内容，使更多的患者和居民愿意接受服务。

6. 每次提供服务后及时将相关信息记入患者的健康档案。

（五）工作指标

1. 高血压患者规范管理率＝按照规范要求进行高血压患者健康管理的人数/年内已管理的高血压患者人数×100%

2. 管理人群血压控制率＝年内最近一次随访血压达标人数/年内已管理的高血压患者人数×100%

注：最近一次随访血压指的是按照规范要求最近一次随访的血压，若失访则判断为未达标，血压控制是指收缩压＜140mmHg和舒张压＜90mmHg（65岁及以上患者收缩压＜150mmHg和舒张压＜90mmHg），即收缩压和舒张压同时达标。

二、2型糖尿病患者健康管理

（一）服务对象

辖区内35岁及以上常住居民中2型糖尿病患者。

（二）服务内容

1. 筛查　对工作中发现的2型糖尿病高危人群进行有针对性的健康教育，建议其每年至少测量1次空腹血糖，并接受医务人员的健康指导。

2. 随访评估　对确诊的2型糖尿病患者，每年提供4次免费空腹血糖检测，至少进行4次面对面随访。

（1）测量空腹血糖和血压，并评估是否存在危急情况：出现血糖≥16.7mmol/L或血糖≤3.9mmol/L；收缩压≥180mmHg和/或舒张压≥110mmHg；意识或行为改变、呼气有烂苹果样丙酮味、心悸、出汗、食欲减退、恶心、呕吐、多饮、多尿、腹痛、有深大呼吸、皮肤潮红；持续性心动过速（心率超过100次/min）；体温超过39℃；或有其他的突发异常情况，如视力骤降、妊娠期及哺乳期血糖高于正常值。存在以上危急情况之一，或存在不能处理的其他疾病时，须在处理后紧急转诊。对于紧急转诊者，乡镇卫生院、村卫生室、社区卫生服务中心（站）应在2周内主动随访转诊情况。

（2）若不需紧急转诊，询问上次随访到此次随访期间的症状。

（3）测量体重，计算BMI，检查足背动脉搏动。

（4）询问患者疾病情况和生活方式，包括心脑血管疾病、吸烟、饮酒、运动、主食摄入情况等。

（5）了解患者服药情况。

3. 分类干预

（1）对血糖控制满意（空腹血糖＜7.0mmol/L），无药物不良反应、无新发并发症或原有并发症无加重的患者，预约下次随访。

（2）对第一次出现血糖控制不满意（空腹血糖≥7.0mmol/L）或有药物不良反应的患者，结合其服药依从情况进行指导，必要时增加现有药物剂量、更换或增加不同类的降糖药物，2周内随访。

（3）对连续2次出现空腹血糖控制不满意或药物不良反应难以控制，以及出现新的并发症或原有并发症加重的患者，建议其转诊到上级医院，2周内主动随访转诊情况。

（4）对所有患者进行针对性的健康教育，与患者一起制定生活方式改进目标并在下一次随访时评估进展；告知患者出现哪些异常时应立即就诊。

4. 健康体检　对确诊的2型糖尿病患者，每年进行1次较全面的健康体检，体检可与随访相结合进行。健康体检主要内容包括体温、脉搏、呼吸、血压、空腹血糖、身高、体重、腰围、皮肤、浅表淋巴结、心脏、肺部、腹部等常规体格检查，并对口腔、视力、听力和运动功能等进行判断。

（三）服务流程

2型糖尿病患者健康管理服务流程见图7-6。

（四）服务要求

1. 2型糖尿病患者的健康管理由医生负责，应与门诊服务相结合，对未能按照健康管理要求接受随访的患者，乡镇卫生院、村卫生室、社区卫生服务中心（站）应主动与患者联系，保证管理的连续性。

2. 随访包括预约患者到门诊就诊、电话追踪和家庭访视等方式。

3. 乡镇卫生院、村卫生室、社区卫生服务中心（站）要通过本地区社区卫生诊断和门诊服务等途径筛查和发现2型糖尿病患者，掌握辖区内居民2型糖尿病的患病情况。

4. 发挥中医药在改善临床症状、提高生活质量、防治并发症中的特色和作用，积极应用中医药方法开展2型糖尿病患者健康管理服务。

5. 加强宣传，告知服务内容，使更多的患者愿意接受服务。

6. 每次提供服务后及时将相关信息记入患者的健康档案。

（五）考核指标

1. 2型糖尿病患者规范管理率＝按照规范要求进行2型糖尿病患者健康管理的人数/年内已管理的2型糖尿病患者人数×100%

2. 管理人群血糖控制率＝年内最近一次随访空腹血糖达标人数/年内已管理的2型糖尿病患者人数×100%

注：最近一次随访空腹血糖指的是按照规范要求最近一次随访的空腹血糖，若失访则判断为未达标，空腹血糖达标是指空腹血糖＜7.0mmol/L。

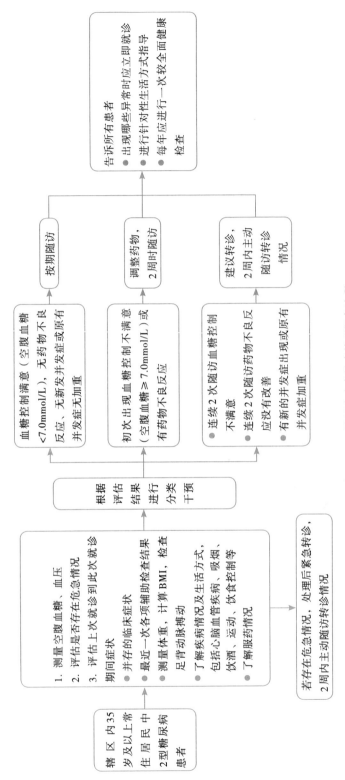

辖区内35岁及以上常住居民中2型糖尿病患者

1. 测量空腹血糖、血压
2. 评估是否存在危急情况
3. 评估上次就诊到此次就诊期间症状
 ● 并存的临床症状
 ● 最近一次各项辅助检查结果
 ● 测量体重、计算BMI，检查足背动脉搏动
 ● 了解疾病情况及生活方式，包括心脑血管疾病、吸烟、饮酒、运动、饮食控制等
 ● 了解服药情况

若存在危急情况，处理后紧急转诊，2周内主动随访转诊情况

根据评估结果进行分类干预

血糖控制满意（空腹血糖<7.0mmol/L），无药物不良反应、无新发并发症或原有并发症无加重

初次出现血糖控制不满意（空腹血糖≥7.0mmol/L）或有药物不良反应

● 连续2次随访血糖控制不满意
● 连续2次随访药物不良反应没有改善
● 有新的并发症出现或原有的并发症加重

按期随访

调整药物，2周时随访

建议转诊，2周内主动随访转诊情况

告诉所有患者
 ● 出现哪些异常时应立即就诊
 ● 进行针对性生活方式指导
 ● 每年应进行一次较全面健康检查

图7-6 2型糖尿病患者健康管理服务流程

三、严重精神障碍患者管理

（一）服务对象

严重精神障碍患者管理服务对象为辖区内常住居民中诊断明确、在家居住的严重精神障碍患者。主要包括精神分裂症、分裂情感性障碍、偏执性精神病、双相情感障碍、癫痫所致精神障碍、精神发育迟滞伴发精神障碍。

（二）服务内容

1. 患者信息管理　在将严重精神障碍患者纳入管理时，需由家属提供或由原承担治疗任务的专业医疗卫生机构转发疾病诊疗相关信息，同时对患者进行一次全面评估，为其建立居民健康档案，并按照要求填写严重精神障碍患者个人信息补充表。

2. 随访评估　对应管理的严重精神障碍患者每年至少随访4次，每次随访应对患者进行危险性评估；检查患者的精神状况，包括感觉、知觉、思维、情感和意志行为、自知力等；询问和评估患者的躯体疾病、社会功能情况、用药情况及各项实验室检查结果等。

患者危险性评估分为6级：

0级：无符合以下1～5级中的任何行为。

1级：口头威胁，喊叫，但没有打砸行为。

2级：打砸行为，局限在家里，针对财物，能被劝说制止。

3级：明显打砸行为，不分场合，针对财物，不能接受劝说而停止。

4级：持续的打砸行为，不分场合，针对财物或人，不能接受劝说而停止（包括自伤、自杀）。

5级：持械针对人的任何暴力行为，或者纵火、爆炸等行为，无论在家里还是公共场合。

3. 分类干预　根据患者的危险性评估分级、社会功能状况、精神症状评估、自知力判断，以及患者是否存在药物不良反应或躯体疾病情况，对患者进行分类干预。

（1）病情不稳定患者：若危险性为3～5级，或精神症状明显、自知力缺乏、有严重药物不良反应或严重躯体疾病，对症处理后立即转诊到上级医院。必要时报告当地公安部门，2周内了解其治疗情况。对于未能住院或转诊的患者，联系精神专科医师进行相应处置，并在居委会人员、民警的共同协助下，2周内随访。

（2）病情基本稳定患者：若危险性为1～2级，或精神症状、自知力、社会功能状况至少有一方面较差，首先应判断是病情波动或药物疗效不佳，还是伴有药物不良反应或躯体症状恶化，分别采取在规定剂量范围内调整现用药物剂量和查找原因对症治疗的措施，2周时随访。若处理后病情趋于稳定者，可维持目前治疗方案，3个月时随访；未达到稳定者，应请精神专科医师进行技术指导，1个月时随访。

（3）病情稳定患者：若危险性为0级，且精神症状基本消失、自知力基本恢复、社会功能处于一般或良好、无严重药物不良反应、躯体疾病稳定、无其他异常，继续执行上级医院制定的治疗方案，3个月时随访。

（4）每次随访根据患者病情的控制情况，对患者及其家属进行有针对性的健康教育和生活技能训练等方面的康复指导，对家属提供心理支持和帮助。

4. 健康体检　在患者病情许可的情况下，征得监护人和/或患者本人同意后，每年进行1次健康检查，可与随访相结合进行。健康体检主要内容包括一般体格检查、血压、体重、血常规（含白细胞分类）、肝功能、血糖、心电图等。

（三）服务流程

严重精神障碍患者管理服务流程见图7-7。

（四）服务要求

1. 配备接受过严重精神障碍管理培训的专（兼）职人员，开展本规范规定的健康管理工作。

2. 与相关部门加强联系，及时为辖区内新发现的严重精神障碍患者建立健康档案并根据情况及时更新。

3. 随访包括预约患者到门诊就诊、电话追踪和家庭访视等方式。

4. 加强宣传，鼓励和帮助患者进行社会功能康复训练，指导患者参与社会活动，接受职业训练。

（五）考核指标

严重精神障碍患者规范管理率=年内辖区内按照规范要求进行管理的严重精神障碍患者人数/年内辖区内登记在册的确诊严重精神障碍患者人数 × 100%

第五节　传染病和突发公共卫生事件报告和管理

一、传染病概述

（一）传染病的定义

传染病是由各种病原体引起的能在人与人、动物与动物或人与动物之间相互传播的，在一定条件下可造成流行的一类疾病。

我国目前的法定报告传染病分为甲、乙、丙3类，共40种。

甲类传染病：鼠疫、霍乱。

乙类传染病：新型冠状病毒感染严重急性呼吸综合征、艾滋病、病毒性肝炎、脊髓灰质炎、人感染H7N9禽流感、人感染高致病性禽流感、麻疹、流行性出血热、狂犬病、流行性乙型脑炎、登革热、炭疽、细菌性和阿米巴性痢疾、肺结核、伤寒和副伤寒、流行性脑脊髓膜炎、百日咳、白喉、新生儿破伤风、猩红热、布鲁氏菌病、淋病、梅毒、钩端螺旋体病、血吸虫病、疟疾。

丙类传染病：流行性感冒、流行性腮腺炎、风疹、急性出血性结膜炎、麻风病、流

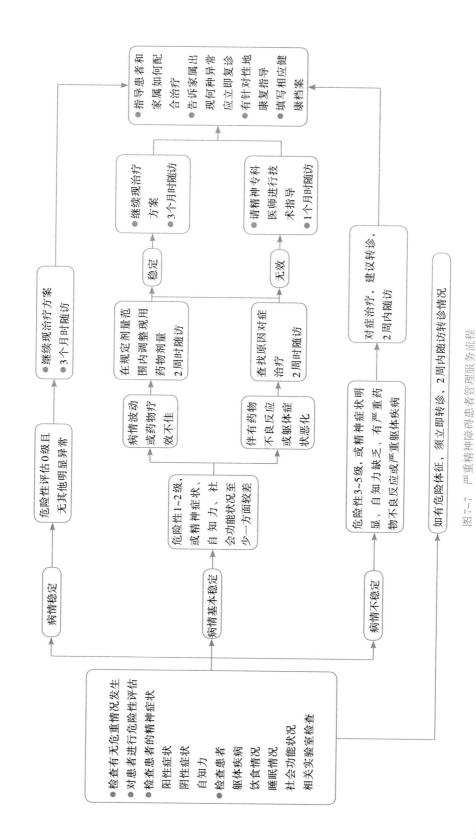

图 7-7 严重精神障碍患者管理服务流程

行性和地方性斑疹伤寒、黑热病、包虫病、丝虫病、手足口病、甲型H1N1流感，除霍乱、细菌性和阿米巴性痢疾、伤寒和副伤寒以外的感染性腹泻病。

对乙类传染病中严重急性呼吸综合征、炭疽中的肺炭疽和人感染高致病性禽流感，采取甲类传染病的预防、控制措施。其他乙类传染病和突发原因不明的传染病需要采取本法所称甲类传染病的预防、控制措施的，由国务院卫生行政部门及时报经国务院批准后予以公布、实施。

（二）传染病的流行过程及影响因素

传染病在人群中发生、发展和转归的过程称为流行过程。流行过程的发生需要有三个基本条件，即传染源、传播途径和人群易感性。这三个条件必须同时存在，若阻断任何一个条件，流行即宣告终止。流行过程本身又受自然因素、社会因素和个人行为因素的影响。

1. 传染病流行的基本条件

（1）传染源：指体内有病原体生存、繁殖并能将病原体排出体外的人和动物。传染源包括下列四个方面：

①患者：是大多数传染病重要的传染源。不同病期的患者其传染强度可有不同，一般情况下，发病早期的传染性最大。慢性感染患者可长期排出病原体，可成为长期传染源。

②隐性感染者：在某些感染者中，病原体侵入人体后，仅引起机体产生特异性的免疫应答，不引起或只引起轻微的组织损伤，因而在临床上不显出任何症状、体征，甚至生化改变，但仍具有传染性，只能通过免疫学检查才能发现。隐性感染者在病原体被清除前是重要的传染源。

③病原携带者：可分为潜伏期、恢复期、健康病原携带者。这类人群没有任何临床症状，但能排出病原体，有重要的流行病学意义。

④受感染的动物：以啮齿动物最为常见，其次是家畜、家禽。这些以动物为传染源传播的疾病，称为动物源性传染病。有些动物本身发病，如鼠疫、狂犬病、布鲁氏菌病等；有些动物不发病，表现为病原携带状态，如地方性斑疹伤寒、流行性乙型脑炎等。以野生动物为传染源传播的疾病，称为自然疫源性传染病，如鼠疫、钩端螺旋体病、流行性出血热等。由于动物传染源受地理、气候等自然因素的影响较大，动物源性传染病常存在于一些特定的地区，并具有严格的季节性。

（2）传播途径：病原体离开传染源到达另一个易感者的途径称为传播途径，同一种传染病可以有多种传播途径。

①呼吸道传播：病原体存在于空气中的飞沫或气溶胶中，易感者吸入时获得感染，如麻疹、白喉、结核病、禽流感和新型冠状病毒感染等。

②消化道传播：病原体污染食物、水源或食具，易感者于进食时获得感染，如伤寒、细菌性痢疾和霍乱等。

③接触传播：可分为直接接触和间接接触。直接接触指病原体从传染源直接传播至

易感者合适的侵入门户。此类传播不仅包括接吻和性交，也包括经飞沫传播。特指的直接接触是性传播的疾病，如梅毒、淋病、艾滋病等。间接接触指间接接触了被污染的物品所造成的传播，如手及日常生活用品（床上用品、玩具、食具、衣物等）被传染源的排泄物或分泌物污染后，可起到传播病原体的作用，此类传播又称日常生活接触传播。许多肠道传染病、体表传染病和某些人兽共患病均可经此途径传播，如甲型肝炎、细菌性痢疾等。

④虫媒传播：可分为机械性和生物性传播。机械性传播是指吸血昆虫吸血后，血中的病原体在其体内不发育繁殖，当再次吸血时，将病原体传给易感者。如厩螫蝇叮咬患炭疽动物后再叮咬健康人或动物，可传播炭疽。生物性传播是指吸血昆虫吸血后，病原体在其体内发育和/或繁殖以后再传给易感者。此种传播有的只经过病原体发育阶段，而数量不增加，如在蚊体内丝虫的微丝蚴；有的经过繁殖，病原体数量增加，如蚊体内的乙型脑炎病毒、蜱体内森林脑炎病毒等；有的既发育又繁殖，如按蚊体内疟原虫。

⑤血液、体液传播：病原体存在于携带者或患者的血液或体液中，通过应用血制品、分娩或性交等传播，如疟疾、乙型肝炎、丙型肝炎和艾滋病等。

⑥医源性感染：指在医疗工作中人为造成的某些传染病的传播。一类是指易感者在接受治疗、预防、检验措施时，由于所用器械受医护人员或其他工作人员的手污染而引起的传播，如乙型肝炎、丙型肝炎、艾滋病等；另一类是药品或生物制品受污染而引起的传播，如输注因子Ⅷ引起的艾滋病。

上述途径传播统称为水平传播，母婴传播属于垂直传播，病原体经母体卵巢、子宫或胎盘、初乳、卵黄等传给子代的过程，如梅毒、弓形虫病。

（3）人群易感性：是指某一特定人群作为一个整体时，对传染病的易感程度。人群易感性的高低取决于该人群中易感者所占的比例。当易感者在某一特定人群中的比例达到一定水平，又有传染源和合适的传播途径时，则很容易发生该传染病流行。某些患病后免疫力持久的传染病（如麻疹、水痘、流行性乙型脑炎），经过一次流行之后，需待几年当易感者比例再次上升至一定水平时，才会发生另一次流行，这种现象称为传染病流行的周期性。在普遍推行人工主动免疫的情况下，可把某种传染病的易感者水平始终保持很低，从而阻止其流行周期性的发生。

2. 影响流行过程的因素

（1）自然因素：指自然环境中的各种因素，包括地理、气候和生态环境等，对传染病流行过程的发生和发展都有重要影响。寄生虫病和由虫媒传播的传染病对自然条件的依赖性尤为明显。如我国北方有黑热病地方性流行区，南方有血吸虫病地方性流行区，疟疾、流行性乙型脑炎的夏秋季发病率较高，都与自然因素有关。自然因素可直接影响病原体在外环境中的生存能力，如钩虫病少见于干旱地区。自然因素也可通过降低机体的非特异性免疫力而促进流行过程的发展，如寒冷可减弱呼吸道抵抗力、炎热可减少胃酸的分泌等。某些自然生态环境为传染病在野生动物之间的传播创造了良好条件，如鼠疫、钩端螺旋体病等，人类进入这些地区时亦可受感染，称为自然疫源性传染病或人兽共患病。

（2）社会因素：包括社会制度、经济状况、生活条件和文化水平等，对传染病流行过程有重大影响。自新中国成立以来，人民生活、文化水平不断提高，有计划地施行免疫接种，已使许多传染病的发病率明显下降或接近被消灭。但随着改革开放、市场化经济政策的实施，在国民经济日益提高的同时，因人口流动、生活方式、饮食习惯的改变和环境污染等，某些传染病的发病率有可能升高，如结核病、艾滋病和疟疾等，应引起重视。

（3）个人行为因素：人类自身不文明、不科学的行为和生活习惯，也有可能造成传染病的发生与传播，这些行为和习惯往往体现在猎食野生动物、集会、豢养宠物等过程中。因此，加强社区健康教育、提高人群综合素质、养成健康的行为和生活方式极其重要。

二、传染病的控制管理

国家对传染病防治实行预防为主的方针，防治结合、分类管理、依靠科学、依靠群众。作为传染源的传染病患者多是由临床工作者首先发现，因而及时报告和隔离患者就成为临床工作者不可推卸的责任。同时，应当针对构成传染病流行过程的三个基本环节采取综合性措施，并且根据各种传染病的特点，针对传播的主导环节，采取适当的措施，防止传染病继续传播；应将经常性的预防措施和在传染病发生后所采取的预防措施相结合进行管理。

（一）管理传染源

早期发现传染源才能及时进行管理，这对感染者个体及未感染的群体均很重要。

传染病报告制度是早期发现、控制传染病的重要措施，可使防疫部门及时掌握疫情，采取必要的流行病学调查和防疫措施。根据《传染病防治法》以及《传染病信息报告管理规范》规定：

责任报告单位和责任疫情报告人发现甲类传染病和乙类传染病中按照甲类管理的传染病人或疑似病人时，或发现其他传染病和不明原因疾病暴发时，应于2小时内将传染病报告卡通过网络报告。对其他乙类及丙类传染病病人、疑似病人和规定报告的传染病病原携带者在诊断后，应于24小时内进行网络报告。不具备网络直报条件的医疗机构及时向属地乡镇卫生院、城市社区卫生服务中心或县级疾病预防控制机构报告，并于24小时内寄送出传染病报告卡至代报单位。

对传染病的接触者，应根据该种疾病的潜伏期，分别按具体情况采取检疫措施，密切观察，并适当做药物预防或预防接种。应尽可能地在人群中检出病原携带者，进行治疗、教育、调整工作岗位和随访观察。特别是对食品制作供销人员、炊事员、保育员，应做定期带菌检查，及时发现、及时治疗及调换工作。对被传染病病原体污染的场所、物品及医疗废弃物，必须按照法律法规相关规定，实施消毒和无害化处理。对动物传染源，如属有经济价值的家禽、家畜，应尽可能加以治疗，必要时宰杀后加以消毒处理；

如属无经济价值的野生动物则予以捕杀。

（二）切断传播途径

对于各种传染病，尤其是消化道传染病、虫媒传染病和寄生虫病，切断传播途径通常是起主导作用的预防措施。其主要措施包括隔离和消毒。

1. 隔离　隔离是指将患者或病原携带者妥善地安排在指定的隔离单位，暂时与人群隔离，积极进行治疗、护理，并对具有传染性的分泌物、排泄物、用具等进行必要的消毒处理，防止病原体向外扩散的医疗措施。要特别重视医院内的标准预防。隔离的种类有以下几种：

（1）严密隔离：对传染性强、病死率高的传染病，如霍乱、鼠疫、狂犬病等，应住单人房，严密隔离。

（2）呼吸道隔离：对通过呼吸道由患者的飞沫和鼻咽分泌物传播的疾病，如严重急性呼吸综合征、流感、流行性脑脊髓膜炎、麻疹、白喉、百日咳、肺结核等，应做呼吸道隔离。

（3）消化道隔离：对由患者的排泄物直接或间接污染食物、食具而传播的传染病，如伤寒、甲型肝炎、戊型肝炎等，最好能在一个病房中只收治一个病种，否则应特别注意加强床边隔离。

（4）血液–体液隔离：对于直接或间接接触感染的血及体液而发生的传染病，如乙型肝炎、丙型肝炎、艾滋病、钩端螺旋体病等，在一个病房中只住由同种病原体感染的患者。

（5）接触隔离：对病原体经体表或感染部位排出，他人直接或间接与破损皮肤或黏膜接触感染引起的传染病，如破伤风、炭疽、梅毒、淋病等，应做接触隔离。

（6）昆虫隔离：对以昆虫作为媒介传播的传染病，如流行性乙型脑炎、疟疾、斑疹伤寒、丝虫病等，应做昆虫隔离。病室应有纱窗、纱门，做到防蚊、防蝇、防蛾螨、防虱和防蚤等。

（7）保护性隔离：对抵抗力特别低的易感者，如长期大量应用免疫抑制剂者、严重烧伤患者、早产婴儿和器官移植患者等，应做保护性隔离。在诊断、治疗和护理工作中，尤其应注意避免医源性感染。

2. 消毒　消毒是切断传播途径的重要措施。狭义的消毒是指消灭污染环境的病原体，广义的消毒则包括消灭传播媒介在内。消毒有疫源地消毒（包括随时消毒与终末消毒）及预防性消毒两大类。消毒方法包括物理消毒法和化学消毒法等，可根据不同的传染病选择采用。开展爱国卫生运动、搞好环境卫生是预防传染病的重要措施。

（三）保护易感人群

保护易感人群的措施包括特异性和非特异性两个方面。非特异性保护易感人群的措施包括改善营养、锻炼身体和提高生活水平等，可提高机体的非特异性免疫力。在传染病流行期间，应保护好易感人群，避免与患者接触。对有职业性感染可能的高危人群，及时给予预防性措施，一旦发生职业性接触，立即进行有效的预防接种或服药。

特异性保护易感人群的措施是指采取有重点、有计划地预防接种，提高人群的特异性免疫水平。人工自动免疫是有计划地对易感者进行疫苗、菌苗、类毒素的接种，使人体在1～4周内主动产生免疫力，维持数月至数年，免疫次数1～3次，主要用于预防传染病。人工被动免疫采用的是含特异性抗体的免疫血清，包括抗毒血清、人类免疫球蛋白等，给人体注射后免疫立即出现，但持续时间仅2～3周，免疫次数多为1次，主要用于治疗某些外毒素引起的疾病，或与某些传染病患者接触后的应急措施。预防接种对传染病的控制和消灭起着关键性作用。《国家免疫规划疫苗儿童免疫程序及说明（2016年版）》更新了新生儿和儿童需要接种的疫苗种类和接种顺序。各种传染病的预防接种方法可参阅《预防接种工作规范》。

三、突发公共卫生事件报告和管理

（一）突发公共卫生事件的定义

突发公共卫生事件是指突然发生，造成或者可能造成社会公众健康严重损害的重大传染病疫情、群体性不明原因疾病、重大食物和职业中毒以及其他严重影响公众健康的事件。

突发公共卫生事件的分类方法有多种，按发生原因通常可分为：生物病原体所致疾病，食物中毒事件，有毒有害因素污染造成的群体中毒、出现中毒死亡或危害，自然灾害，意外事故引起的死亡，不明原因引起的群体发病或死亡。

根据事件性质、危害程度、涉及范围，突发公共卫生事件划分为特别重大（Ⅰ级）、重大（Ⅱ级）、较大（Ⅲ级）和一般（Ⅳ级）四级。

（二）突发公共卫生事件报告制度

1. 报告程序与方式　具备网络直报条件的机构，在规定时间内进行突发公共卫生事件相关信息的网络直报；不具备网络直报条件的，按相关要求通过电话、传真等方式进行报告，同时向辖区县级疾病预防控制机构报送《突发公共卫生事件相关信息报告卡》。

2. 报告时限　发现传染病、不明原因疾病暴发和突发公共卫生事件相关信息时，应按有关要求于2小时内报告。

3. 订正报告和补报　发现报告错误，或报告病例转归或诊断情况发生变化时，应及时对《突发公共卫生事件相关信息报告卡》等进行订正；对漏报的突发公共卫生事件，应及时进行补报。

（三）突发公共卫生事件的处理

1. 患者医疗救治和管理　按照有关规范要求，对传染病患者、疑似患者采取隔离、医学观察等措施，对突发公共卫生事件伤者进行急救，及时转诊，书写医学记录及其他有关资料并妥善保管，尤其是要按规定做好个人防护和感染控制，严防疫情传播。

2. 传染病密切接触者和健康危害暴露人员的管理　协助开展传染病接触者或其他健康危害暴露人员的追踪、查找，对集中或居家医学观察者提供必要的基本医疗和预防服务。

3. 流行病学调查　协助对本辖区患者、疑似患者和突发公共卫生事件开展流行病学调查，收集和提供患者、密切接触者、其他健康危害暴露人员的相关信息。

4. 疫点疫区处理　做好医疗机构内现场控制、消毒隔离、个人防护、医疗垃圾和污水的处理工作。协助对被污染的场所进行卫生处理，开展杀虫、灭鼠等工作。

5. 应急接种和预防性服药　协助开展应急接种、预防性服药、应急药品和防护用品分发等工作，并提供指导。

6. 宣传教育　根据辖区突发公共卫生事件的性质和特点，开展相关知识技能和法律法规的宣传教育。

第六节　重点人群健康管理

一、0～6岁儿童健康管理

（一）服务对象

辖区内常住的0～6儿童。0～6岁儿童可以分为新生儿期、婴幼儿期、学龄前期三个阶段进行分期健康管理。

（二）服务内容

1. 新生儿家庭访视　新生儿出院后1周内，医务人员到新生儿家中进行，同时进行产后访视。了解出生时情况、预防接种情况，在开展新生儿疾病筛查的地区应了解新生儿疾病筛查情况等。观察家居环境，重点询问和观察喂养、睡眠、大小便、黄疸、脐部情况、口腔发育等情况。为新生儿测量体温、记录出生时体重、身长，进行体格检查，同时建立《母子健康手册》。根据新生儿的具体情况，对家长进行喂养、发育、防病、预防伤害和口腔保健指导。如果发现新生儿未接种卡介苗和第1剂乙肝疫苗，提醒家长尽快补种。如果发现新生儿未接受新生儿疾病筛查，告知家长到具备筛查条件的医疗保健机构补筛。对于低出生体重、早产、双胎或多胎及有出生缺陷等具有高危因素的新生儿，根据实际情况增加家庭访视次数。

2. 新生儿满月健康管理　新生儿出生后28～30天，接种乙肝疫苗第二针，在乡镇卫生院、社区卫生服务中心进行随访。重点询问和观察新生儿的喂养、睡眠、大小便、黄疸等情况，对其进行体重、身长、头围测量及体格检查，对家长进行喂养、发育、防病指导。

3. 婴幼儿健康管理　满月后的随访服务均应在乡镇卫生院、社区卫生服务中心进行，偏远地区可在村卫生室、社区卫生服务站进行，时间分别在3、6、8、12、18、24、30、36月龄时，共8次。有条件的地区，建议结合儿童预防接种时间增加随访次数。服务内容包括询问上次随访到本次随访之间的婴幼儿喂养、患病等情况，进行体格检查，做生长发育和心理行为发育评估，进行科学喂养（合理膳食）、生长发育、疾病预防、预防伤害、口腔保健等健康指导。在婴幼儿6～8、18、30月龄时分别进行1次血常规（或血红蛋白）检测。在6、12、24、36月龄时使用行为测听法分别进行1次听力筛查。在每次进行预防接种前均要检查有无禁忌证，若无，体检结束后接受预防接种。

4. 学龄前儿童健康管理　为4～6岁儿童每年提供一次健康管理服务。散居儿童的健康管理服务应在乡镇卫生院、社区卫生服务中心进行，集居儿童可在托幼机构进行。每次服务内容包括询问上次随访到本次随访之间的膳食、患病等情况，进行体格检查、心理行为发育评估、血常规（或血红蛋白）检测和视力筛查，进行合理膳食、生长发育、疾病预防、预防伤害、口腔保健等健康指导。在每次进行预防接种前均要检查有无禁忌证，若无，体检结束后接受疫苗接种。

5. 健康问题处理　对健康管理中发现的有营养不良、贫血、单纯性肥胖等情况的儿童，应当分析其原因，给出指导或转诊的建议。对心理行为发育偏异、口腔发育异常（唇腭裂、胎生牙）、龋齿、视力低常或听力异常等情况，应及时转诊并追踪随访转诊后结果。

（三）服务流程

0～6岁儿童健康管理服务流程见图7-8。

（四）服务要求

1. 开展儿童健康管理的乡镇卫生院、村卫生室和社区卫生服务中心（站）应当具备所需的基本设备和条件。

2. 按照国家儿童保健有关规范的要求进行儿童健康管理，从事儿童健康管理工作的人员（含乡村医生）应取得相应的执业资格，并接受过儿童保健专业技术培训。

3. 乡镇卫生院、村卫生室和社区卫生服务中心（站）应通过妇幼卫生网络、预防接种系统以及日常医疗卫生服务等多种途径掌握辖区内的适龄儿童数，并加强与托幼机构的联系，取得配合，做好儿童的健康管理。

4. 加强宣传，向儿童监护人告知服务内容，使更多的儿童家长愿意接受服务。

5. 儿童健康管理服务在时间上应与预防接种时间相结合。鼓励在儿童每次接受免疫规划范围内的预防接种时，对其进行体重、身长（高）测量，并提供健康指导服务。

6. 每次服务后及时记录相关信息，纳入儿童健康档案。

7. 积极应用中医药方法，为儿童提供生长发育与疾病预防等健康指导。

（五）考核指标

1. 新生儿访视率=年度辖区内接受1次及以上访视的新生儿人数/年度辖区内活产数×100%

2. 儿童健康管理率=年度辖区内接受1次及以上随访的0～6岁儿童数/年度辖区内应管理的0～6岁儿童数×100%

3. 儿童系统管理率=年度辖区内按相应频次要求管理的0～6岁儿童数/年度辖区内应管理的0～6岁儿童数×100%

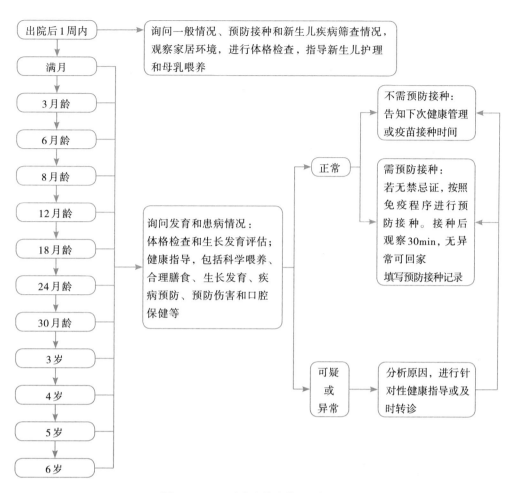

图 7-8　0~6 岁儿童健康管理服务流程

二、孕产妇健康管理

（一）服务对象

孕产妇是指从妊娠开始至产后42天的妇女，可以按孕早期、孕中期、孕晚期、产后四个阶段进行分期健康管理。

（二）服务内容

1. 孕早期健康管理　孕13周前为孕妇建立《母子健康手册》，并进行第1次产前检查。

（1）进行孕早期健康教育和指导。

（2）孕13周前由孕妇居住地的乡镇卫生院、社区卫生服务中心建立《母子健康手册》。

（3）孕妇健康状况评估：询问既往史、家族史、个人史等，观察体态、精神等，并进行一般体格检查、妇科检查、血常规、尿常规、血型、肝功能、肾功能、乙型肝炎标志物，有条件的地区建议进行血糖、阴道分泌物、梅毒血清学试验、HIV抗体检测等实验室检查。

（4）开展孕早期生活方式、心理和营养保健指导，特别要强调避免致畸因素和疾病对胚胎的不良影响，同时告知和督促孕妇进行产前筛查和产前诊断。

（5）根据检查结果填写第1次产前检查服务记录表，对具有妊娠危险因素和可能有妊娠禁忌证或严重并发症的孕妇，及时转诊到上级医疗卫生机构，并在2周内随访转诊结果。

2. 孕中期健康管理

（1）进行孕中期（孕16～20周、21～24周各1次）健康教育和指导。

（2）孕妇健康状况评估：通过询问、观察、一般体格检查、产科检查、实验室检查对孕妇健康和胎儿的生长发育状况进行评估，识别需要做产前诊断和需要转诊的高危重点孕妇。

（3）对未发现异常的孕妇，除了进行孕期的生活方式、心理、运动和营养指导外，还应告知和督促孕妇进行预防出生缺陷的产前筛查和产前诊断。

（4）对发现有异常的孕妇，要及时转至上级医疗卫生机构。出现危急征象的孕妇，要立即转上级医疗卫生机构，并在2周内随访转诊结果。

3. 孕晚期健康管理

（1）进行孕晚期（孕28～36周、37～40周各1次）健康教育和指导。

（2）开展孕产妇自我监护方法、促进自然分娩、母乳喂养，以及孕期并发症、合并症防治指导。

（3）对随访中发现的高危孕妇，应根据就诊医疗卫生机构的建议督促其酌情增加随访次数。随访中若发现有高危情况，建议其及时转诊。

4. 产后访视　乡镇卫生院、村卫生室和社区卫生服务中心（站）在收到分娩医院转来的产妇分娩信息后，应于产妇出院后1周内到产妇家中进行产后访视，进行产褥期健康管理，加强母乳喂养和新生儿护理指导，同时进行新生儿访视。

（1）通过观察、询问和检查，了解产妇一般情况、乳房、子宫、恶露、会阴或腹部伤口恢复等情况。

（2）对产妇进行产褥期保健指导，对母乳喂养困难、产后便秘、痔疮、会阴或腹部伤口等问题进行处理。

（3）发现有产褥感染、产后出血、子宫复旧不佳、妊娠合并症未恢复者以及产后抑郁等问题的产妇，应及时转至上级医疗卫生机构进一步检查、诊断和治疗。

（4）通过观察、询问和检查了解新生儿的基本情况。

5. 产后42天健康检查

（1）乡镇卫生院、社区卫生服务中心为正常产妇做产后健康检查，异常产妇到原分娩医疗卫生机构检查。

（2）通过询问、观察、一般体格检查和妇科检查，必要时进行辅助检查，对产妇恢复情况进行评估。

（3）对产妇应进行心理保健、性保健与避孕、预防生殖道感染、纯母乳喂养6个月、产妇和婴幼营养等方面的指导。

（三）服务流程

孕产妇健康管理服务流程见图7-9。

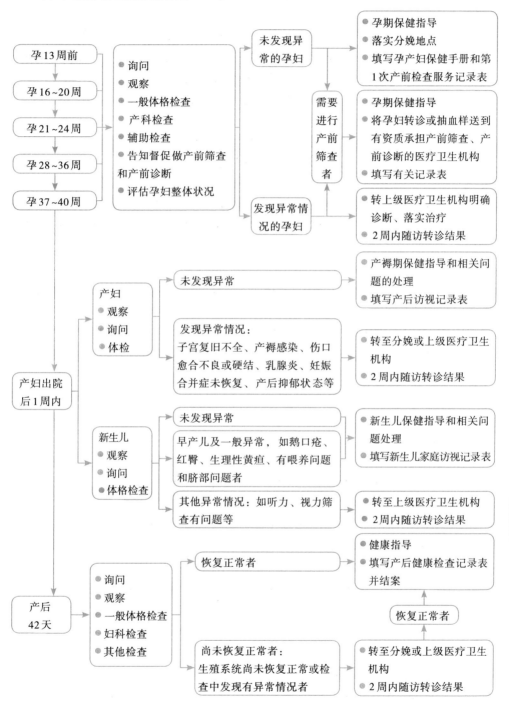

图7-9 孕产妇健康管理服务流程

（四）服务要求

1. 开展孕产妇健康管理的乡镇卫生院和社区卫生服务中心应当具备服务所需的基本设备和条件。

2. 按照国家孕产妇保健有关规范要求，进行孕产妇全程追踪与管理工作，从事孕产妇健康管理服务工作的人员应取得相应的执业资格，并接受过孕产妇保健专业技术培训。

3. 加强与村（居）委会、妇联相关部门的联系，掌握辖区内孕产妇人口信息。

4. 加强宣传，在基层医疗卫生机构公示免费服务内容，使更多的育龄妇女愿意接受服务，提高早孕建册率。

5. 每次服务后及时记录相关信息，纳入孕产妇健康档案。

6. 积极运用中医药方法（如饮食起居、情志调摄、食疗药膳、产后康复等），开展孕期、产褥期、哺乳期保健服务。

7. 有助产技术服务资质的基层医疗卫生机构在孕中期和孕晚期对孕产妇各进行2次随访。没有助产技术服务资质的基层医疗卫生机构督促孕产妇前往有资质的机构进行相关随访。

（五）考核指标

1. 早孕建册率＝辖区内孕13周之前建册并进行第一次产前检查的产妇人数/该地该时间段内活产数 × 100%

2. 产后访视率＝辖区内产妇出院后28天内接受过产后访视的产妇人数/该地该时间内活产数 × 100%

三、老年人健康管理

（一）服务对象

辖区内65岁及以上常住居民。

（二）服务内容

每年为老年人提供1次健康管理服务，包括生活方式和健康状况评估、体格检查、辅助检查和健康指导。

1. 生活方式和健康状况评估　通过问诊及老年人健康状态自评了解其基本健康状况、体育锻炼、饮食、吸烟、饮酒、慢性疾病常见症状、既往所患疾病、治疗及目前用药和生活自理能力等情况。

2. 体格检查　包括体温、脉搏、呼吸、血压、身高、体重、腰围、皮肤、浅表淋巴结、肺部、心脏、腹部等常规体格检查，并对口腔、视力、听力和运动功能等进行粗测判断。

3. 辅助检查　包括血常规、尿常规、肝功能（血清谷草转氨酶、谷丙转氨酶和总胆红素）、肾功能（血清肌酐和血尿素氮）、空腹血糖、血脂（总胆固醇、甘油三酯、低密度脂蛋白胆固醇、高密度脂蛋白胆固醇）、心电图和腹部超声（肝胆胰脾）检查。

4. 健康指导　告知评价结果并进行相应健康指导。

（1）对发现已确诊的高血压和2型糖尿病等患者同时开展相应的慢性病患者健康管理。

（2）对患有其他疾病者（非高血压或糖尿病），应及时治疗或转诊。

（3）对发现有异常的老年人建议定期复查或向上级医疗机构转诊。

（4）进行健康生活方式以及疫苗接种、骨质疏松预防、防跌倒措施、意外伤害预防和自救、认知和情感等健康指导。

（5）告知或预约下一次健康管理服务的时间。

（三）服务流程

老年人健康管理服务流程见图7-10。

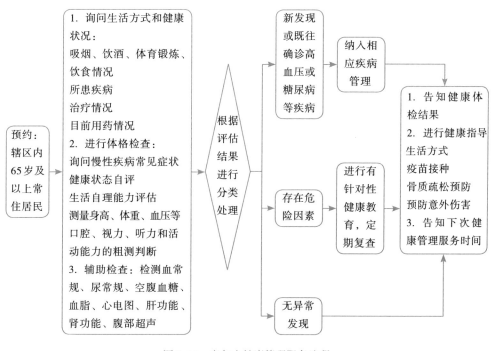

图7-10 老年人健康管理服务流程

（四）服务要求

1. 开展老年人健康管理服务的乡镇卫生院和社区卫生服务中心应当具备服务内容所需的基本设备和条件。

2. 加强与村（居）委会、派出所等相关部门的联系，掌握辖区内老年人口信息变化。加强宣传，告知服务内容，使更多的老年人愿意接受服务。

3. 每次健康检查后及时将相关信息记入健康档案。具体内容详见《居民健康档案管理服务规范》健康体检表。对于已纳入相应慢性病健康管理的老年人，本次健康管理服务可作为一次随访服务。

4. 积极应用中医药方法为老年人提供养生保健、疾病防治等健康指导。

（五）考核指标

老年人健康管理率＝年内接受健康管理人数／年内辖区内65岁及以上常住居民数×100%

注：接受健康管理是指建立了健康档案、接受了健康体检、健康指导、健康体检表填写完整。

第七节　健康素养促进

一、健康素养的概念和内涵

健康素养是健康的重要决定因素，受政治、经济、文化、教育等因素的影响和制约，是经济社会发展水平的综合反映。世界卫生组织建议，政府应将健康素养纳入公共政策，并将提高国民健康素养作为卫生事业的奋斗目标。

（一）健康素养的概念

健康素养是指个人获取和理解基本健康信息和服务，并运用这些信息和服务作出正确决策，以维护和促进自身健康的能力。

（二）影响健康素养的因素

在社会环境方面，影响健康素养的因素主要包括教育水平、经济水平、社会文化、卫生政策、卫生服务（特别是健康教育服务）的提供与利用等；在个体和群体方面，影响健康素养的因素主要包括文化程度、性别、年龄、生活环境等，其中文化程度是首要的影响因素。加强健康教育和健康促进是提高全民健康素养的重要策略和措施。

（三）提升健康素养的意义

健康素养与人群健康水平、期望寿命密切相关，是预测人群健康状况的较强指标；提高公众健康素养可有效减少健康不公平，显著降低社会成本；提高公众健康素养可显著改变慢性病患者的健康结局。总而言之，提升健康素养，是促进人民群众健康生活方式形成、改善人民群众健康状况的重要策略和措施，也是健康中国建设的重要抓手。

（四）中国公民"健康66条"基本内容

2008年，卫生部首次发布了《中国公民健康素养——基本知识与技能（试行）》，即"健康66条"。针对近年来我国居民主要健康问题和健康需求的变化，2015年12月30日，国家卫生计生委办公厅印发了《中国公民健康素养——基本知识与技能（2015年版）》，即"新健康66条"，包含基本健康知识和理念、健康生活方式与行为、健康基本技能三个方面，是各级卫生计生部门、医疗卫生专业机构、社会机构、大众媒体等向公众进行健康教育和开展健康传播的重要依据。"新健康66条"以公共卫生问题为导向，将健康素养划分为6类，即科学健康观素养、传染病防治素养、慢性病防治素养、安全与急救素养、基本医疗素养和健康信息素养。

（五）中国公民健康素养水平的评价方式

健康素养水平指具备基本健康素养的人在总人群中所占的比例。对居民健康素养水平的评价包括三个部分：一是评价我国城乡居民健康素养的总体水平；二是从基本健康知识和理念、健康生活方式与行为、健康基本技能三个方面评价居民健康素养水平；三是以公共卫生问题为导向，从6类健康问题评价居民健康素养水平。对于每个调查者来说，问卷得分达到总分80%及以上，被判定具备基本健康素养。

二、健康素养评价工具

美国、澳大利亚、英国等国家开发的健康素养综合测量工具，主要集中在阅读理解能力和计算能力的测量，如成人功能性健康素养量表（test of functional health literacy in adults，TOFHLA）、简版TOFHLA（S-TOFHLA）、成人医学素养快速评估量表（rapid estimate of adult literacy in medicine，REALM）等。国内健康素养相关评价工具有《北京市居民传染病健康素养调查问卷》《呼吸道传染病健康素养测评工具》和《中国公众传染病防治健康素养水平测试量表》。

三、我国在提升公众健康素养方面开展的工作

党的十八大以来，党中央把全民健康作为全面小康的重要基础，强调把人民健康放在优先发展的战略位置，把提升健康素养作为增进全民健康的前提，为提高全民健康水平作出了制度性安排。2016年，《"健康中国2030"规划纲要》印发，明确提出"到2020年，居民健康素养水平达到20%"的目标；2019年，《健康中国行动（2019—2030年）》出台，提升公众健康素养既是健康中国行动的重要工作内容，也是主要考核指标之一。2020年6月，《基本医疗卫生与健康促进法》正式实施，规定：国家建立健康教育制度，保障公民获得健康教育的权利，提高公民的健康素养。

国家卫生健康委认真贯彻落实党中央、国务院决策部署，积极会同各地、各部门大力开展健康素养促进行动。一是出台了一系列提升公众健康素养的政策，为开展健康素养促进工作做好顶层设计。二是通过国家基本公共卫生服务项目、健康素养促进行动、健康中国行动等专项健康素养促进项目，大力提升居民健康素养水平。三是开展健康城市、健康促进县区、健康村镇、健康学校、健康家庭等系列健康场所创建活动，为城乡居民健康素养提升创造了支持性环境。四是大力开展健康知识普及，采取多种途径和形式，面向公众广泛开展健康教育和健康科普活动。五是开展健康素养研究和全国健康素养监测，研究制定了我国居民健康素养评价指标体系，开发了试题库，编制了全国居民健康素养监测调查问卷；自2012年起，每年开展覆盖全国的健康素养监测，通过连续监测获得了我国城乡居民健康素养水平数据及动态变化趋势，为研究健康素养促进干预措施提供依据。

第八章　家庭医生签约服务管理

家庭医生签约
服务管理

本章要点 1. 掌握　家庭医生签约服务管理内容。
2. 熟悉　家庭医生签约服务提供主题、签约对象、协议、服务内容，家庭医生团队成员组建、签约任务及收费、考核评价与激励等。
3. 了解　当前家庭医生服务模式、家庭医生团队典型管理案例。

第一节　概　　述

一、家庭医生签约服务的进展

20世纪60年代，家庭医生服务在西欧、北美等国家和地区相继开展。80年代末，"家庭医生"概念引入中国。我国的家庭医生签约服务发展比较缓慢，从政策的影响和发展历程上看，我国家庭医生相关政策主要经历了酝酿萌芽、试点探索、渐进推广及全面实施4个阶段。

从2009年国家新医改方案中提出"保基本，强基层，建机制"、明确提出"社区卫生服务要逐步承担起居民健康'守门人'的职责"以来，国务院和各级卫生机构开始高度重视，家庭医生签约服务迅速发展。2011年印发《国务院关于建立全科医生制度的指导意见》，提出全科医生可与居民建立契约服务关系；2011年，北京市印发《北京市社区卫生家庭医生式服务工作方案》，首次在政策性文件中提出"家庭医生"的概念；上海市在长宁区、闵行区等10个区率先启动家庭医生制度试点，开始探索家庭医生签约服务；2013年，上海市《关于本市全面推广家庭医生制度的指导意见》中指出，自2013年起，在上海市全面推广家庭医生制度，到2020年之前，上海市要基本建立起目标明确、内容清晰、服务规范、政策配套的家庭医生制度。

我国家庭医生签约服务正式全面推进始于2016年。2016年6月，国务院医改办、国家卫生计生委等七部门印发《关于推进家庭医生签约服务的指导意见》发布实施，标志着家庭医生签约服务开始全面推进。文件规定，2016年在200个公立医院综合改革试点城市开展家庭医生签约服务，优先覆盖老年人、孕产妇、儿童、残疾人，以及高血压、糖尿病、结核病等慢性疾病和严重精神障碍患者等人群，鼓励其他有条件的地区积极开展试点。到2017年，家庭医生签约服务覆盖率达到30%以上，重点人群签约服务覆盖率达到60%以上。到2020年，力争将签约服务扩大到全人群，形成长期稳定的契约服务关系，基本实现家庭医生签约服务制度的全覆盖。

2018年3月29日，国家卫生健康委办公厅印发《关于做好2018年家庭医生签约服务工作的通知》，要求家庭医生签约服务要在稳定签约数量、巩固覆盖面的基础上，把工作重点向提质增效转变，不断提高居民对签约服务的获得感和满意度；优先做好重点人群签约服务，加强防治结合，分类施策，保障基本医疗服务需求；同时规范提供家庭医生签约服务，鼓励社会力量参与签约服务，做实做细签约服务各项任务。

从家庭医生概念的引入到家庭医生签约服务遍地开花，从加强基层医疗卫生服务建设到社区卫生服务中心健全发展，我国家庭医生签约服务积累了大量经验，取得了丰富的实践成果，为全面建成小康社会起到了积极的推动作用。

二、家庭医生签约服务的相关内容

1. 开展家庭医生签约服务的总体思路　根据深化医药卫生体制改革的总体部署和要求，围绕推进健康中国建设、实现人人享有基本医疗服务的目标，以维护人民群众健康为中心，促进医疗卫生工作重心下移、资源下沉，结合基层医疗卫生机构综合改革和全科医生制度建设，加快推进家庭医生签约服务。不断完善签约服务内涵，突出中西医结合，增强群众主动签约的意愿；建立健全签约服务的内在激励与外部支撑机制，调动家庭医生开展签约服务的积极性；鼓励引导二级以上医院和非政府办医疗卫生机构参与，提高签约服务水平和扩大覆盖面，促进基层首诊、分级诊疗，为群众提供综合、连续、协同的基本医疗服务，增强人民群众获得感。

2. 开展家庭医生签约服务的主要目的　开展家庭医生签约服务的主要目的是畅通家庭医生与居民联络渠道，建立稳定的、信任的服务关系，让居民享受到更为便捷、贴心、连续、综合的基本医疗服务。同时，通过家庭医生签约服务模式，落实居民的个体健康管理，促进和引导群众合理使用医疗资源，通过政策引导和个性化服务，逐步形成基层首诊、分级诊疗、双向转诊的就医格局。

家庭医生签约服务促使家庭医生成为签约居民的健康守门人，不仅治疗疾病，还能帮助居民养成良好的生活习惯，预防疾病的发生。服务协议的签订，不仅是对服务对象的承诺，也是对基层医疗卫生机构自身工作的督导，让服务对象主动参与进来，由原来的被动服务模式变为共同参与模式。

3. 家庭医生签约服务的要求

（1）与居民建立稳定的契约服务关系。

（2）为居民提供综合、连续的基本医疗、基本公共卫生和约定的健康管理服务。

（3）帮助居民获得签约服务带来的便利和优惠，提高居民获得感。

4. 家庭医生签约服务的主体　明确家庭医生为签约服务第一责任人。现阶段家庭医生主要包括基层医疗卫生机构注册全科医生（含助理全科医生和中医类别全科医生），以及具备能力的乡镇卫生院医师和乡村医生等。

在国家卫生健康委的统筹指导下，全国各地积极探索适合当地特征的签约服务。根据服务区域和服务人口的特征，按照就近签约的原则，一般在城市，社区卫生服务机构是签约服务主体，家庭医生（全科医生）是签约服务的第一责任人，负责对城市签约居民提供服务。在农村，乡镇卫生院和村卫生室是签约服务主体，乡村医生和全科团队是第一责任人，负责对农村签约居民提供服务。在双方充分了解家庭医生签约服务内容的前提下，由居民自愿选择家庭医生，签订相关服务协议，享受签约服务。

第二节　家庭医生签约服务管理内容

近年来，各地结合实际积极探索，在基层开展执业方式和服务模式改革试点工作，采取多种形式推进签约服务，取得了积极进展，积累了实践经验。

一、家庭医生签约服务的组织管理

（一）加强组织领导

各地要结合实际，及时出台开展家庭医生签约服务的具体方案。切实加强组织领导和统筹协调，形成政府主导、部门协作、全社会参与的工作机制，确保各项任务落实到位；加强家庭医生签约服务与公立医院综合改革、分级诊疗制度建设等改革工作的衔接，形成叠加效应和改革合力。

（二）强化分工协作

相关部门要切实履行职责，合力推进家庭医生签约服务工作。发展改革（价格）部门要积极支持家庭医生签约服务所需的设施设备配备，做好签约服务价格的相关工作。财政部门要统筹核定基层医疗卫生机构的各项补偿资金，并建立与签约服务数量和质量相挂钩的机制。人力资源和社会保障、卫生健康部门要建立健全有利于分级诊疗和家庭医生签约服务的基本医疗保险支付政策、人事政策。卫生健康、中医药管理部门要切实承担家庭医生签约服务工作的组织、协调职能，统一调配医疗卫生资源，加强对签约服务行为的监管。

（三）加强督导评估

国务院医改办要会同有关部门大力推进家庭医生签约服务工作，认真总结经验，加强督导评估，探索开展第三方评估。各地要建立定期调研督导机制，及时研究解决出现的问题和困难，总结推广典型经验和做法。加强家庭医生签约服务相关监测、评估、培训等工作。

（四）做好舆论宣传

各地要充分利用各种信息媒介、采取多种形式广泛宣传家庭医生签约服务的政策与内容，重点突出签约服务便民、惠民、利民的特点。大力宣传家庭医生先进典型，增强职业荣誉感，营造全社会尊重、信任、支持家庭医生签约服务的良好氛围。

（五）合理确定签约服务的目标和任务

1. 合理确定签约服务工作目标　各地要结合服务能力及资源配置情况，实事求是、科学合理确定签约服务的工作目标。在稳定签约数量、巩固覆盖面的基础上，把工作重点向提质增效转变，做到签约一人、履约一人、做实一人，不断提高居民对签约服务的获得感和满意度。不要盲目追求签约率，不要层层加码，同时要采取措施避免签约服务数量下滑。

2. 优先做好重点人群签约服务　要按照服务规范要求，做好老年人、孕产妇、儿童，以及高血压、糖尿病、结核病等慢性病和严重精神障碍患者的健康管理服务，注重防治结合，分类施策，保障基本医疗服务需要。落实健康扶贫"三个一批"要求，优先推进贫困人口签约，核实核准农村贫困慢性病患者，有条件地区设计个性化签约服务包。结合实际为残疾人提供基本医疗服务，鼓励有条件地区将基本康复服务纳入个性化签约范围。继续做好计划生育特殊家庭成员签约服务工作。

3. 规范提供家庭医生签约服务　居民可以自愿选择家庭医生团队签订服务协议，家庭医生团队按约定协议提供签约服务。签约服务采取团队服务形式提供，鼓励药师、健康管理师、心理咨询师、社（义）工等加入团队，发挥乡镇（街道）卫生计生专干、残疾人专职委员等在签约服务中的作用。要逐步通过固定签约医生开展预约就诊、定向分诊，利用健康小屋或候诊区开展健康自测及健康教育，优化服务流程，综合提供连续的基本医疗和公共卫生服务。鼓励配备助手提供支持性服务，减轻家庭医生非医疗事务工作负荷。

4. 鼓励社会力量参与签约服务　要扩大签约服务供给，国家、集体、个人共同推进。鼓励社会办医疗机构在签约服务中发挥积极作用，满足居民多层次、多样化的健康服务需求。支持发展与基本医疗保险相衔接的商业健康保险为健康管理需求项目提供保障。

5. 做实做细签约服务各项任务

（1）统筹做好基本医疗和基本公共卫生服务：积极创新丰富签约服务方式，统筹做好基本医疗和基本公共卫生服务。家庭医生团队要对接签约居民的服务需求，提供医防融合、综合连续的医疗卫生服务。

（2）提高常见病多发病诊疗服务能力：要以"优质服务基层行"活动为抓手，开展常见病和多发病门诊、急诊和住院服务，有针对性地提升门诊疾病咨询、诊断与治疗能力。要重点加强高血压、糖尿病、儿童常见病等专科服务能力建设。发展康复、口腔、中医药、心理卫生等专业能力建设，提高基层综合诊疗能力。

（3）推广预约诊疗服务：积极推进通过手机客户端、电话、互联网等手段，开展分时段预约，方便签约居民接受儿童保健、预防接种、健康体检、慢性病管理等健康管理服务。建立预约就诊机制，引导签约居民优先利用签约家庭医生的诊疗服务。

（4）加强签约服务技术支持：发挥二级以上医院作用，为基层医疗卫生机构提供影像、心电诊断和远程会诊、培训等服务。通过设置独立的区域医学检验、病理诊断、消毒供应等机构，实现区域资源共享。优先在贫困地区探索临床决策辅助诊断系统在基层的应用。

（5）做好转诊服务：加强家庭医生与二级以上医院专科医生的紧密联系，对确需转诊的患者及时予以转诊或提供就医路径指导。二级以上医院要指定专人负责对接，为转诊患者建立绿色通道。要通过信息化手段丰富家庭医生上转患者可选择渠道，赋予家庭医生一定比例的医院专家号、预留床位等资源。

（6）保障签约居民基本用药：合理配备基层医疗卫生机构药品，加快完善与二级以上医院用药衔接。有条件地区可开展药物第三方配送，为签约居民提供便捷服务。

（7）推广实施慢性病长处方用药政策：在"合理、安全、有效"前提下，对病情稳定、依从较好的慢性病签约患者，可酌情延长单次配药量。协调相关部门探索制定慢性病长处方标准和规范。经家庭医生上转患者回到基层医疗卫生机构就诊时，可根据病情和上级医院医嘱沿用上级医院处方药品。

（8）开展个性化签约服务：提供包括健康咨询、评估、行为干预、用药指导等个性化服务。结合实际鼓励开展"菜单式"服务，提高签约服务精准性。积极支持家庭医生团队为企事业单位、养老院、学校等功能社区提供签约服务。在政策、技术、医疗安全保障均到位的前提下，明确上门服务项目清单，完善服务标准和规范。

（9）依托信息手段密切与签约居民联系：加快签约服务智能化信息平台建设与应用，依托网站、手机客户端等手段，搭建家庭医生与签约居民交流互动平台，提供在线签约、预约、咨询、健康管理、慢性病随访、报告查询等服务。针对不同服务需求、季节特点、疾病流行等情况，定期精准推送健康教育资讯。

（10）加强机构内部分工协作：家庭医生团队在提供全科诊疗服务的基础上，加强与所在机构内部预防接种、妇女保健、儿童保健、中医、康复等相关部门之间的分工协作，推进专科服务与签约服务的有效衔接。

二、家庭医生签约服务的技术管理

（一）加强技术支持

整合二级以上医院现有的检查检验、消毒供应中心等资源，向基层医疗卫生机构开放；探索设置独立的区域医学检验机构、病理诊断机构、医学影像检查机构等，实现区域资源共享，为家庭医生团队提供技术支撑。加强家庭医生签约服务必需设施设备的配备，有条件的地方可为家庭医生配备统一的着装、出诊装备、交通工具等。基层医疗卫生机构要对家庭医生团队提供必需的业务和技术支持。

（二）发挥信息化支撑作用

构建完善的区域医疗卫生信息平台，实现签约居民健康档案、电子病历、检验报告等信息共享和业务协同。通过远程医疗、即时通信等方式，加强二级以上医院医生与家庭医生的技术交流。通过移动客户端等多种方式搭建家庭医生与签约居民的交流平台，为信息咨询、互动交流、患者反馈、健康管理等提供便利。积极利用移动互联网、可穿戴设备等为签约居民提供多项服务。

（三）优化签约服务技术支撑

1. 推动优质医疗资源向基层流动　鼓励医联体内二级及以上医疗机构卫生技术人员依法到基层医疗卫生机构执业，参与家庭医生签约服务。鼓励各级中医医疗机构选派中医类别医师为家庭医生团队提供技术支持和业务指导，推广中医药服务。通过科室共建、全-专科联合门诊、带教示范等形式，加强对家庭医生团队的业务培训和技术指导。通过远程会诊、远程心电诊断、远程影像诊断等服务，促进医联体内机构间检查检验结果实时查阅、互认共享。将医联体内二级及以上医疗机构支持基层医疗卫生机构开展签约服务纳入对医联体的考核评价体系。

2. 推动区域医疗卫生资源共建共享　鼓励通过购买服务等形式，将二级及以上医疗机构的检查检验、医学影像、消毒供应等资源向基层医疗卫生机构开放，有条件的地区可建立区域医学影像中心、检查检验中心、消毒供应中心、后勤服务中心等，提升基层医疗服务能力和效率。

（四）推进"互联网+"家庭医生签约服务

1. 加快区域智能化信息平台建设与应用　加强二级及以上医疗机构对基层医疗卫生机构的信息技术支撑，促进医联体内不同层级、不同类别医疗机构间的信息整合，逐步实现医联体内签约居民健康数据共建共享。探索利用智能化信息平台对签约服务数量、履约情况、居民满意率等进行管理、考核与评价，提高签约服务工作的管理效率。

2. 搭建家庭医生与签约居民交流互动平台　鼓励家庭医生利用网站、手机应用程序等媒介，为签约居民在线提供健康咨询、预约转诊、慢性病随访、健康管理、延伸处方等服务；借助微博、微信等建立签约居民"病友俱乐部""健康粉丝群"等互动交流平台，改善签约居民服务感受。

3. 开展网上签约　鼓励有条件的地区开展网上签约服务，建立签约服务网站、手机客户端等网上签约平台，居民可通过网上签约平台向家庭医生提出签约申请，在阅读且同意签约协议、提交身份认证信息进行审核后，视为签订服务协议。

三、家庭医生签约服务的绩效管理

（一）完善家庭医生收入分配机制

综合考虑社会公益目标任务完成情况、包括签约服务在内的绩效考核情况、事业发展等因素，合理确定基层医疗卫生机构绩效工资总量，使家庭医生通过提供优质签约服务等合理提高收入水平，增强开展签约服务的积极性。基层医疗卫生机构内部绩效工资分配可采取设立全科医生津贴等方式，向承担签约服务等临床一线任务的人员倾斜。基层医疗卫生机构收支结余部分可按规定提取奖励基金。二级以上医院要在绩效工资分配上向参与签约服务的医师倾斜。有条件的地方可对通过相应评价考核的家庭医生团队和参与签约服务的二级以上医院医师予以资金支持引导。

（二）完善综合激励政策

落实人力资源和社会保障部、国家卫生计生委《关于进一步改革完善基层卫生专业技术人员职称评审工作的指导意见》，在编制、人员聘用、职称晋升、在职培训、评奖推优等方面重点向全科医生倾斜，将优秀人员纳入各级政府人才引进优惠政策范围，增强全科医生的职业吸引力，加快全科医生队伍建设，提升签约服务水平。继续开展全科医生特岗计划。

（三）建立定期考核机制

各地卫生行政、人力资源和社会保障、财政等部门要健全签约服务管理规范。建立以签约对象数量与构成、服务质量、健康管理效果、居民满意度、医药费用控制、签约居民基层就诊比例等为核心的签约服务评价考核指标体系，定期对家庭医生团队开展评价考核，鼓励家庭医生代表、签约居民代表以及社会代表参与。考核结果及时向社会公开，并与医保支付、基本公共卫生服务经费拨付以及团队和个人绩效分配挂钩。对于考核结果不合格、群众意见突出的家庭医生团队，建立相应惩处机制。

（四）发挥社会监督作用

建立以签约居民为主体的反馈评价体系，畅通公众监督渠道，反馈评价情况及时向社会公开，作为家庭医生团队绩效考核的重要依据和居民选择家庭医生团队的重要参考。综合考虑家庭医生工作强度、服务质量等，合理控制家庭医生团队的签约服务人数。

（五）健全签约服务收付费机制

1. 合理确定签约服务费　家庭医生团队为居民提供签约服务，根据签约服务人数按年收取签约服务费，由医保基金、基本公共卫生服务经费和签约居民付费等分担。具体标准和分担比例由各地卫生行政、人力资源和社会保障、财政、价格等部门根据签约服务内容、签约居民结构以及基本医保基金和公共卫生经费承受能力等因素协商确定。符合医疗救助政策的按规定实施救助。签约服务中的基本公共卫生服务项目费用从基本公共卫生服务专项经费中列支。

2. 发挥家庭医生控费作用　有条件的地区可探索将签约居民的门诊基金按人头支付给基层医疗卫生机构或家庭医生团队，对经基层向医院转诊的患者，由基层或家庭医生团队支付一定的转诊费用。探索对纵向合作的医联体等分工协作模式实行医保总额付费，发挥家庭医生在医保付费控制中的作用，合理引导双向转诊，发挥守门人作用。

3. 规范其他诊疗服务收费　家庭医生团队向签约居民提供约定的服务，除按规定收取签约服务费外，不得另行收取其他费用。提供非约定的医疗卫生服务或向非签约居民提供医疗卫生服务，按规定收取费用。

第三节 家庭医生签约服务职责分工

一、规范签约服务提供主体

（一）开展家庭医生签约服务的机构

家庭医生签约服务主要由各类基层医疗卫生机构提供，鼓励社会办基层医疗卫生机构结合实际开展适宜的签约服务。承担签约服务的医疗机构应当依法取得《医疗机构执业许可证》，并配置与签约服务相适应的人员及设施设备。

（二）家庭医生

明确家庭医生为签约服务第一责任人。现阶段家庭医生主要包括基层医疗卫生机构注册全科医生（含助理全科医生和中医类别全科医生），以及具备能力的乡镇卫生院医师和乡村医生等。积极引导符合条件的公立医院医师和中级以上职称的退休临床医师，特别是内科、妇科、儿科、中医医师等，作为家庭医生在基层提供签约服务，基层医疗卫生机构可通过签订协议为其提供服务场所和辅助性服务。鼓励符合条件的非政府办医疗卫生机构（含个体诊所）提供签约服务，并享受同样的收付费政策。随着全科医生人才队伍的发展，逐步形成以全科医生为主体的签约服务队伍。原则上每名家庭医生签约人数不超过2 000人。

（三）家庭医生团队

原则上以团队服务形式开展家庭医生签约服务，由家庭医生担任团队负责人。开展家庭医生签约服务的机构要建立健全家庭医生团队管理制度，明确团队工作流程、岗位职责、考核办法和绩效分配办法等。团队负责人负责本团队成员的任务分配、管理和考核。

二、明确签约服务对象及协议

（一）服务对象

家庭医生签约服务对象主要为家庭医生团队所在基层医疗卫生机构服务区域内的常住人口，也可跨区域签约，建立有序竞争机制。现阶段，家庭医生签约服务重点人群包括老年人、孕产妇、儿童、残疾人、贫困人口、计划生育特殊家庭成员，以及高血压、2型糖尿病、结核病和严重精神障碍患者等。

（二）签约居民的责任与义务

签约居民可自愿选择家庭医生团队签约，并对协议签订时提供的证件、资料的合法性和真实性负责。签约居民须履行签约服务协议中约定的各项义务，并按照约定支付相应的签约服务费。

（三）服务协议

1. 原则上每位居民在签约周期内自愿选择1个家庭医生团队签约。

2. 协议签订前，家庭医生应当充分告知签约居民约定的服务内容、方式、标准、期限和权利义务等信息。

3. 协议有效期原则上为1年，协议内容应当包括居民基本信息，家庭医生团队和所在机构基本信息、服务内容、方式、期限、费用，双方的责任、权利、义务以及协议的解约和续约情况等。

4. 签约团队需在签约期满前向签约居民告知续约事宜。服务期满后需续约、解约或更换家庭医生团队的，应当重新办理相应手续。

5. 基层医疗卫生机构对持有《母子健康手册》的孕产妇及儿童，在充分告知的基础上，视同与其签订家庭医生服务协议。

（四）持续做好建档立卡贫困人口签约服务

要按照健康扶贫工程总体要求，深入开展建档立卡贫困人口签约服务工作。准确理解和把握"应签尽签"的内涵，根据辖区经济社会发展状况、基层服务能力、自然环境、贫困人口数量及慢性病患病情况等多种因素合理确定"应签"的范围，做到重履约、重质量、重服务感受度。建档立卡贫困人口签约服务具体任务目标由省、地市级卫生健康行政部门结合本地实际确定。

做好建档立卡贫困人口慢性病签约服务。①对患有高血压、2型糖尿病、肺结核、严重精神障碍等4类疾病的贫困人口，按照《国家基本公共卫生服务规范（第三版）》要求进行重点管理，做好随访评估、健康管理、适时转诊等工作。②对患有脑血管病、冠心病、慢性阻塞性肺疾病、重型老年慢性支气管炎、类风湿关节炎、骨关节炎等6类慢性病的贫困人口，由基层医务人员根据《关于印发贫困地区主要慢性病健康教育处方的通知》核心信息，结合贫困人口文化水平、接受能力，为其做好讲解，提供健康指导，并每年安排一次随访。③对患有其他慢性病的贫困人口由各地结合实际提供相应的健康管理服务。

三、丰富签约服务内容

家庭医生团队在医疗机构执业登记和工作职责范围内应当根据签约居民的健康需求，依法依约为其提供基础性和个性化签约服务。基础性签约服务包括基本医疗服务和基本公共卫生服务。个性化签约服务是在基础性签约服务的内容之外，根据居民差异化的健康需求制定针对性的服务内容。

家庭医生团队应当结合自身服务能力及医疗卫生资源配置情况，为签约居民提供以下服务：

1. 基本医疗服务　涵盖常见病和多发病的中西医诊治、合理用药和就医指导等。

2. 公共卫生服务　涵盖国家基本公共卫生服务项目和规定的其他公共卫生服务。

3. 健康管理服务　对签约居民开展健康状况评估，在评估的基础上制定健康管理计划，包括健康管理周期、健康指导内容和健康管理计划成效评估等，并在管理周期内依照计划开展健康指导服务等。

4. 健康教育与咨询服务　根据签约居民的健康需求、季节特点和疾病流行情况等，通过门诊服务、出诊服务和网络互动平台等途径，采取面对面、社交软件和电话等方式提供个性化健康教育和健康咨询等。

5. 优先预约服务 通过互联网信息平台预约、现场预约和社交软件预约等方式，家庭医生团队优先为签约居民提供本机构的专科科室预约、定期家庭医生门诊预约、预防接种以及其他健康服务的预约服务等。

6. 优先转诊服务 家庭医生团队要对接二级及以上医疗机构相关转诊负责人员，为签约居民开通绿色转诊通道，提供预留号源、床位等资源，优先为签约居民提供转诊服务。

7. 出诊服务 在有条件的地区，针对行动不便、符合条件且有需求的签约居民，家庭医生团队可在服务对象居住场所按规范提供可及的治疗、康复、护理、安宁疗护、健康指导及家庭病床等服务。

8. 药品配送与用药指导服务 有条件的地区，可为有实际需求的签约居民配送医嘱内药品，并给予用药指导服务。

9. 长期处方服务 家庭医生在保证用药安全的前提下，可为病情稳定、依从性较好的签约慢性病患者酌情增加单次配药量，延长配药周期，原则上可开具4～8周长期处方，但应当注明理由，并告知患者关于药品储存、用药指导、病情监测和不适随诊等用药安全信息。

10. 中医药"治未病"服务 根据签约居民的健康需求，在中医医师的指导下，提供中医健康教育、健康评估和健康干预等服务。

11. 各地因地制宜开展的其他服务

四、家庭医生团队组建

（一）家庭医生团队定义

家庭医生签约服务以维护居民健康为目的，原则上以团队服务形式为主，由签约团队来提供服务。《关于推进家庭医生签约服务的指导意见》规定：家庭医生团队主要由家庭医生、社区护士、公共卫生医师（含助理公共卫生医师）等组成，二级以上医院应选派医师（含中医类别医师）提供技术支持和业务指导。逐步实现每个家庭医生团队都有能够提供中医药服务的医师或乡村医生，有条件的地区可吸收药师、健康管理师、心理咨询师和社（义）工等加入团队。其中，家庭医生作为团队长将负责团队成员的任务分配和管理，在团队长的统一领导下，其他专科医师和卫技人员与团队紧密配合，通过分工协作，更好地整合卫生资源，共同为签约居民提供优质的服务。

（二）家庭医生团队岗位任职资格

家庭医生团队成员上岗前须参加统一规范化培训，应熟练掌握培训内容，通过理论和操作考核，具有较强的人际沟通能力，团队合作精神，能处理应对一般的医疗健康问题。

（三）家庭医生团队组建原则

1. 以家庭医生团队签约服务任务为导向。

2. 以现有卫生队伍现状为基础。

3. 尊重核心人员意见。

4. 机构内各团队间整体平衡，兼顾体现团队的个性化特征。

5. 团队中各成员专业互补、分工协作。

6. 允许一个成员服务多个团队（如公共卫生医师）。

7. 鼓励家庭医生、护理、预防保健人员负责团队管理。

（四）家庭医生团队组建程序

按照机构统筹规划与自愿双向选择相结合的方式组建。

1. 机构统筹制定规划。

2. 发布团队组建标准和团队各成员职责。

3. 鼓励医务人员主动申请团队长职务。

4. 赋予团队长对团队成员的选择权。

5. 在自愿双向选择原则下拟定团队名单。

6. 机构根据规划平衡后确定。

（五）家庭医生团队成员职责分工

1. 团队长　　在基层医疗卫生机构统一领导下，全面负责本团队的管理及运行。包括组建团队、细化团队成员职责和分工、制定团队工作目标、树立团队特色品牌、团队服务质量管理和考核、团队与其他组织的沟通和联络等工作。

2. 家庭医生　　以规范诊疗为基础，以团队服务为特色，为居民提供连续、综合的基本医疗、基本公共卫生和约定的健康管理服务，并可根据居民健康状况和实际需求，结合自身社区卫生服务能力，为居民提供个性化健康管理服务。

3. 社区护士　　协助家庭医生为签约居民提供个性化健康教育、不良生活方式干预、定期随访等分类精细化服务管理以及相应的社区护理服务等。

4. 公共卫生医师　　在制定辖区群体健康干预计划的基础上，协助本团队为签约居民提供针对个体的健康管理服务，包括预防保健、健康教育、健康促进活动、疾病预防和控制等，组织签约居民参与群体健康教育和健康促进等活动。

5. 其他支持成员

（1）二级及以上医院专家为团队提供技术支持和业务指导、负责人员培训带教、双向转诊衔接等。

（2）本机构其他卫生技术人员作为团队运行和服务的有力支持，在机构整体安排下协助、参与家庭医生签约工作。

（3）非医疗技术人员在团队长统一安排下，主要负责居民沟通联络工作，协助团队提供健康教育、社区宣传、信息收集等相关非医疗服务。

（4）鼓励探索配备家庭医生助手或社区护士助手。

五、家庭医生签约任务及收费

（一）签约任务

1. 与居民建立稳定的契约服务关系。

2. 向居民提供综合、连续的基本医疗、基本公共卫生和约定的健康管理服务。

3. 帮助居民获得签约服务带来的便利和优惠，提高居民获得感。

（二）签约服务包设计原则

签约服务包的设计应以居民需求为依据，以家庭医生团队服务能力为基础，以服务费用可承担的内容为范围，按照经费来源、人群分类和服务项目等维度分类制定。

1. 依据签约费用来源设计　①基本包：包括国家基本公共卫生服务项目和地方公共卫生服务项目等，服务内容以免费为特征。②补充包：包括需要居民缴费或商业健康保险等其他支付渠道的基本医疗和个性化健康管理服务项目等，以部分收费或全额收费为特征。

2. 依据人群分类设计　如老年人包、孕产妇包等。服务项目既包括国家免费提供的基本公共卫生服务项目，还包括需要缴费的服务项目，或纳入医保报销范围的项目。服务包设计前要对重点人群的健康特点和基本需求进行分析梳理（表8-1）。

表8-1　按人群分类设计签约服务包

人群分类	基本需求	管理目标
65岁及以上老年人、0～6岁儿童、孕产妇、残疾人等	特定阶段的健康管理需求	规范基本公共卫生服务
高血压、糖尿病、结核病等慢性疾病和严重精神障碍患者	用药指导、疾病和并发症的控制	规范诊疗和基本公共卫生服务
有健康危险因素人群	健康监测、危险因素干预	控制危险因素、定期筛查，预防疾病发生
相对健康人群	定期沟通、健康宣传教育	定期联络、保持健康

3. 依据服务特色设计　如糖尿病足护理包、家庭病床包、残疾人康复包等。满足不同人群常见问题的诊疗、护理、康复等需求。服务包设计前要对重点疾病的常见问题进行分析梳理。

（三）推荐签约服务内容

1. 基本医疗服务　涵盖常见病和多发病的中西医诊治、合理用药、就医路径指导和转诊预约等。重点建立起签约服务预约诊疗模式，充分发挥出家庭医生规范诊疗、合理转诊、健康管理的优势，以基本医疗服务为基础，逐步拓展服务内涵。

2. 公共卫生服务　涵盖国家基本公共卫生服务项目和规定的其他公共卫生服务。

3. 健康管理服务　主要是针对居民健康状况和需求，制定不同类型的个性化签约服务内容，可包括健康评估、康复指导、家庭病床服务、家庭护理、中医药"治未病"服务、远程健康监测等。

4. 现阶段要首先从重点人群和重点疾病入手，确定服务内容，并逐步拓展服务范围，充分发挥中医药在基本医疗和预防保健方面的重要作用，满足居民多元化健康需求。

5. 家庭医生团队要主动完善服务模式，可按照协议为签约居民提供全程服务、上门服务、错时服务、预约服务、巡诊等多种形式的服务。

6. 通过给予家庭医生团队一定比例的医院专家号、预约挂号、预留床位等方式，方便签约居民优先就诊和住院。二级以上医院的全科医学科或指定科室对接家庭医生转诊服务，为转诊患者建立绿色转诊通道。

7. 对于签约的慢性病患者，可酌情延长单次配药量。对于下转患者，可根据病情和上级医疗机构医嘱按规定开具处方。

8. 积极利用移动互联网、可穿戴设备等为签约居民提供在线预约诊疗、候诊提醒、划价缴费、诊疗报告查询、药品配送和健康信息收集等服务。

家庭医生签约服务预约及诊疗流程见图8-1。

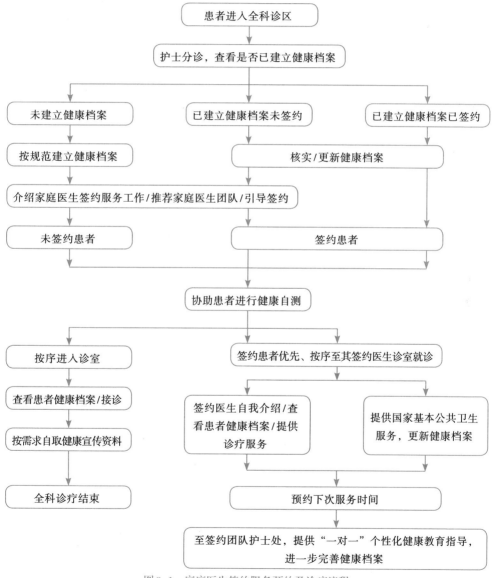

图8-1　家庭医生签约服务预约及诊疗流程

（四）签约服务的激励机制

我国公办社区卫生服务机构和乡镇卫生院属于公益一类事业单位，2010年起，实行事业单位岗位绩效工资制度，存在基层医务人员绩效工资核定水平低、绩效工资分配大锅饭等问题。家庭医生签约服务费是提升基层医务人员薪酬待遇的一个增长点。

1. 签约服务费内涵　签约服务费是家庭医生团队与居民建立契约服务关系、在签约周期内履行相应的健康服务责任的费用，体现医务人员作为"健康守门人"和"费用守门人"的劳务价值。家庭医生在为签约居民提供基本医疗和基本公共卫生服务之外，按照签约服务全方位全过程健康服务的要求，签订协议、提供健康咨询，了解签约居民健康状况并实施健康干预、评估、管理，协调转诊、康复指导等服务所需劳务成本，由签约服务费予以补偿。

2. 签约服务费的来源及分配　《关于推进家庭医生签约服务的指导意见》指出：根据签约服务人数按年收取签约服务费，由医保基金、基本公共卫生服务经费和签约居民付费等分担。要积极争取财政、扶贫、残联等部门支持，拓宽签约服务费筹资渠道，依据各地实际情况，合理核算家庭医生签约服务费收费标准。签约服务费作为家庭医生团队所在基层医疗卫生机构收入组成部分，按照"两个允许"的要求用于人员薪酬分配，体现多劳多得。原则上应当将不低于70%的签约服务费用于家庭医生团队，并根据服务数量、服务质量、居民满意度等考核结果进行合理分配。

3. 签约服务费分配激励机制　2018年，人力资源和社会保障部、财政部和国家卫生计生委联合出台《关于完善基层医疗卫生机构绩效工资政策保障家庭医生签约服务工作的通知》，明确提出签约服务费作为家庭医生团队所在地基层医疗卫生机构收入组成部分，可用于人员薪酬分配。

（五）签约服务收费原则

1. 根据签约服务费来源设计的基础包，服务费由各级财政共同承担，不向居民收取费用。相对基础包的补充包，在扣除医保基金或商业健康保险等其他筹资渠道的分担比例后，其余部分由居民缴费。

2. 根据签约对象和服务特色设计的服务包，可打包向居民收缴一定的费用。鼓励有条件的地区将其纳入医保报销范围或商业健康保险等其他渠道。

3. 服务包收费要体现"物有所值"，提高居民的获得感。

4. 部分服务包，尤其是针对经济困难人群的服务包，可采取购买的方式，动员民政、残联、街道、功能社区等单位团购支付。

5. 地区物价部门应按照《关于推进家庭医生签约服务的指导意见》的要求"定期进行价格调整"，鼓励家庭医生团队多签约，多服务。

6. 发挥家庭医生控费作用　鼓励有条件的地区探索将签约居民的门诊基金按人头支付给基层医疗卫生机构或家庭医生团队，对经基层向医院转诊的患者，由基层或家庭医生团队支付一定的转诊费用。鼓励纵向医联体等分工协作模式实行医保总额付费，发挥家庭医生在医保付费控制中的作用，合理引导双向转诊，发挥守门人作用。

7. 规范其他诊疗服务收费　家庭医生团队向签约居民提供约定的服务，除按规定收取签约服务费外，不得另行收取其他费用。提供非约定的医疗卫生服务或向非签约居民提供医疗卫生服务，按规定收取费用。

六、家庭医生团队服务的组织实施

（一）充分调配社区资源

1. 发挥基层医疗卫生机构作为资源整合的平台作用　加强医保、价格、财政、民政、残联、街道、功能社区与医疗卫生资源的联动。

2. 家庭医生团队要充分用好各方面资源，加强部门或单位互动和业务衔接。

（二）做好签约宣传

1. 宣传主体和宣传重点

（1）辖区政府、街道、居委会负有宣传家庭医生签约服务的责任，应搭建宣传平台，对国家相关签约服务政策进行宣传。

（2）基层医疗卫生机构重点对家庭医生签约服务相关技术内容进行宣传，包括签约服务内容、签约服务特点、签约程序等。

2. 宣传技巧

（1）优质的服务态度：签约应尊重居民的自愿选择。患者就医时情绪往往是比较迫切，向其推荐签约有可能会占用患者自身就诊时间，平和而诚恳的态度则会更容易让其接受。对符合条件但暂未签约的居民，如该次不愿签约，可告知其联系方式，以后再签。

（2）解读到位：家庭医生签约工作是一种新型服务模式，许多患者对其很不熟悉，甚至会误解为上门医疗服务。团队应详细解读签约合约文书、双方权利和义务。针对签约的范围、目的和作用、收费标准、服务内容以及联系方式进行详细解读，尤其要解读清楚家庭医生和私人医生、医疗机构内和上门服务的区别，以及免费、收费的适应情况，减少纠纷。

（3）找准宣传切入点：要从居民个人健康状况及需求出发，以居民较熟悉的门诊诊疗服务为突破口，通过居民较熟悉的门诊医生或护士，进行一对一宣传解读。

如针对老年患者宣传，不仅要从他自身的健康问题谈起，还要向其强调签约服务不仅关注个人健康，更可以维护好家庭所有成员的健康问题。年轻人工作压力大，生活无规律，常常忽视自己的健康，所以针对年轻人的宣传，要从疾病的危害性入手，引起年轻人的重视。

（4）多种宣传媒介方式

1）采取健康大课堂、社区宣传、健康促进活动等进行宣传。这些方式宣传力度比较大、影响范围广、居民参与度高，比较容易让中老年人理解和接受。

2）利用本中心的微信公众平台和微博、网站宣传。这些宣传方式传播范围广，关注人群多，尤其是年轻人容易接受。

3）在机构营造家庭医生签约服务的良好氛围，印制宣传手册或折页、张贴海报、公示家庭医生团队信息、公示签约途径、规划签约服务流程指示。可在机构中的大厅、咨询台、挂号、分诊、门诊、预防保健区、健康体检等各个服务环节进行宣传。有条件的机构可配备统一的着装、出诊装备、交通工具等，通过多种媒介方式不断强化宣传。

4）结合"互联网+"技术，利用多种方式搭建家庭医生与签约居民的交流平台，为信息咨询、互动交流、患者反馈、健康管理等提供便利。

（三）签约服务工作方式

1. 一个居民签约一个家庭医生团队。现阶段，以老年人、孕产妇、儿童、残疾人等人群，以及高血压、糖尿病、结核病等慢性疾病和严重精神障碍患者为重点签约服务对象。双方签订服务协议，明确签约服务内容、方式、期限，双方的责任、权利、义务，以及其他有关事项。

2. 签约周期原则上为一年，期满后居民自愿续约或选择其他适合的家庭医生团队签约。鼓励和引导居民就近签约，也可跨区域签约，建立有序竞争机制。

3. 签约后，按服务协议提供主动、连续、综合的健康管理服务。服务要及时、到位，避免缺位、重复。

4. 依托基层医疗卫生机构开展多种形式的管理服务，如家庭医生工作室、门诊诊疗、面对面随访、电话随访、上门服务、远程医疗和预约服务等。

5. 家庭医生团队要主动完善服务模式，可按照协议为签约居民提供全程服务、上门服务、错时服务和预约服务等多种形式的服务。

6. 有条件的地方可为家庭医生配备统一的着装、出诊装备和交通工具等。

7. 基层医疗卫生机构要对家庭医生团队提供必需的业务和技术支持。

8. 通过远程医疗、即时通信等方式，加强二级以上医院医师与家庭医生的技术交流。二级以上医院现有的检查检验、消毒供应中心等资源整合后，向基层医疗卫生机构开放；探索设置独立的区域医学检验机构、病理诊断机构和医学影像检查机构等，为家庭医生团队提供技术支撑。

9. 通过移动客户端等多种方式搭建家庭医生与签约居民的交流平台，为居民提供信息资讯、方便与患者互动交流、患者信息反馈及健康管理。

（四）签约服务风险防范

1. 按照国家卫生健康委有关规定，机构以家庭病床、巡诊等方式开展的医疗服务，属于合规行为。开展上门服务时，不应单独上门，上门前应先了解服务对象基本情况，携带必要的设备和资料。上门应着带有机构标识的出诊服装，但应有别于机构内服务。

2. 社区签约时，在人群集中时应注意有序疏导，避免拥挤，人群集中时沟通要有效，避免歧义。

3. 签约随访要按服务协议及时开展，有效沟通，做好随访记录。鼓励预约下一次随访时间，告知应急联系方式。

4. 电话随访时，要注意放慢语速，耐心倾听。

5. 对自我监测数据的使用要谨慎，只能作为参考，不能作为诊断。

（五）签约服务流程

家庭医生签约服务流程见图8-2。

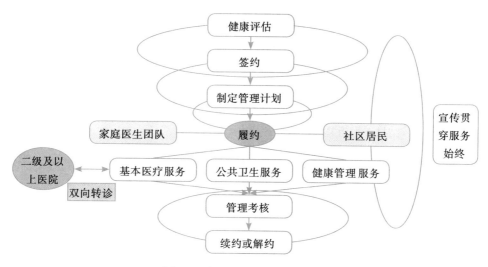

图8-2　家庭医生签约服务流程图

七、考核评价与激励

（一）签约服务考核原则

围绕"签约居民得实惠、签约医生受鼓舞、医疗服务费用得控制、服务能力有保障"的绩效管理目标。

1. 建立起以定期考核与年终考核相结合，以改善服务质量和提升服务效率为目标的考核机制。不单独考核，采取与机构考核或其他项目考核相结合。

2. 起步阶段，考核以鼓励家庭医生签约为主，辅以结果指标，宜奖励，轻惩罚。

3. 鼓励应用信息化考核手段提高考核的准确性，提升考核效率，减少对日常工作的影响。考核主体以基层医疗卫生机构管理部门为主，发挥各筹资主体的监督作用，鼓励吸收签约居民代表、社会代表和其他团队的意见等。

4. 建立以签约居民为主体的反馈评价体系，畅通公众监督渠道。

5. 考核结果及时反馈家庭医生团队，并与家庭医生团队激励相结合。

6. 依据考核结果，及时调整家庭医生团队工作任务，合理测定家庭医生团队工作强度（如签约人数合理区间等）。

7. 推荐考核指标，包括签约人数/签约率、重点人群签约人数/重点人群签约服务覆盖率、续签率、签约人群首诊占比、签约人群转诊占比、签约人群满意度、签约人群医药总费用控制情况等。

（二）签约服务激励措施

1. 基层医疗卫生机构对各团队考核后有绩效分配调整权，依据考核结果对各团队予以绩效激励。团队长对内部团队成员有绩效分配权及相应的人员解聘权。

2. 家庭医生签约服务收益对团队内成员、团队外支持科室或人员，按照多劳多得、优劳优得原则予以公平分配。

3. 基层医疗卫生机构内部绩效工资分配可采取设立全科医生津贴的方式，向承担签约服务等临床一线任务的人员倾斜。

4. 各类服务包的费用中均含用于人员激励的签约费，鼓励签约费不纳入人员绩效工资总量或建立起绩效工资合理增长机制。

5. 在人员聘用、职称晋升、在职培训、评奖推优等方面重点向全科医生倾斜，将签约服务评价考核结果作为相关人员职称晋升的重要因素。

6. 合理设置基层医疗卫生机构中全科医生高、中级岗位的比例，扩大职称晋升空间，重点向签约服务考核优秀的人员倾斜。

7. 将优秀人员纳入各级政府人才引进优惠政策范围，增强全科医生的职业吸引力。

8. 对成绩突出的家庭医生及其团队，按照国家规定给予表彰表扬，大力宣传先进典型。

9. 拓展国内外培训渠道，建立健全二级以上医院医生定期到基层开展业务指导与家庭医生定期到临床教学基地进修制度。

附件

家庭医生签约合约文书（参考样式）

甲方（家庭医生团队）：　　市　　区（县）　　中心（卫生院）　　站（村卫生室）

团队主要人员姓名	岗位	职称	联系电话

乙方（居民）：

姓名	社保（医保）卡号	性别	年龄	家庭电话	手机	住址

甲、乙双方本着平等、尊重和自愿的原则，签订此协议，接受以下条款的约定：

1. 家庭医生团队服务内容

（1）由家庭医生对签约居民的健康状况进行评估，并制定健康管理方案。

（2）提供基本医疗、基本公共卫生、社区康复与护理等服务，为预约就诊签约居民提供优先就诊服务。

（3）对签约居民通过绿色转诊通道优先转诊、预约至上级医疗机构。

（4）利用多种信息化途径（短信、微信、健康咨询热线、信息平台、移动客户端等）向签约居民提供服务。

（5）对于签约的慢性病患者，可酌情延长单次配药量。对于下转患者，可根据病情和上级医疗机构医嘱按规定开具处方。

2. 乙方应配合的内容　应遵守签约协议，按照约定规则，保持个人诚信，遵医嘱、做好健康自我管理。有服务需求时原则上应先到家庭医生处就诊，如需前往其他医疗机构，原则上需通过家庭医生或签约医疗机构转诊。

3. 保密条款　签约居民授权其所签约的家庭医生及其团队成员可调阅其电子健康档案、在其他医疗机构的诊疗记录信息。甲方有义务对签约居民的电子健康档案、诊疗记录信息予以保密。除法律法规规定外，未经签约居民允许，不得提供给第三方。

4. 本协议期限为一年，在签约期满后，如签约乙方不提出变更或解约申请，则签约期限视为顺延。在签约期内，乙方因居住地变更等客观原因，可终止现有与家庭医生签约关系，并可根据实际情况重新启动签约程序。

备注：

1. 本协议一式二份，甲乙双方各执一份，自签约后生效。

2. 本协议解释权归甲方所有。

甲方团队长签字：　　　　　　　　　　　　　乙方：

（单位盖章）

日期：　　　　　　　　　　　　　　　　　　日期：

（可另附续约文本）

续约签字：　　　　　　　　　　　　　　　　续约签字：

续约日期：　　　　　　　　　　　　　　　　续约日期：

第四节　家庭医生签约服务模式建设

进入21世纪后，我国人口老龄化开始严重、慢性病患者增多、医疗费用居高不下、医疗资源分布失衡等一系列难题凸显，开展家庭医生服务并寻找更优的服务运行模式成为新时期卫生体制改革的必然趋势。从2009年新医改方案提出至今，在国家相关卫生政策的指引下，各省、自治区、直辖市在国家政策的指导下，结合地区特点，相继出台了各地的家庭医生签约服务相关政策文件，经过多年实践，探索出了各具特色的家庭医生签约服务模式。

根据各地区的反馈经验，地方从自己的实际情况出发创造出不同的服务模式。目前国内家庭医生签约服务模式主要包括社区团队型、组合签约型、乡村签约型3种。

社区团队型：社区居民与家庭医生团队建立契约服务关系，家庭医生以团队的形式为签约居民提供全面综合的卫生服务，代表地区有北京市、福建省厦门市等。

组合签约型：居民不仅与家庭医生及社区卫生服务中心签订协议，还与辖区内的二、三级大医院建立契约服务关系，代表地区有上海市、天津市等。

乡村签约型：乡村医生在村落中受村民尊崇，乡土情谊浓厚，由其担当家庭医生的角色，可更好地为村民提供健康管理服务，代表地区有安徽省定远县、江苏省盐城市大丰区等。

一、上海市"1+1+1"签约服务模式

2011年上海市启动家庭医生制度试点，由社区卫生服务中心全科医生担任家庭医生，在自愿的原则下，通过服务过程引导与社区发动，逐步与居民建立签约服务关系，引导居民认识、接触与逐步接受家庭医生服务，初步建立家庭医生与签约居民之间的联系，称为上海市家庭医生制度1.0版。2015年3月上海市发布《关于进一步推进本市社区卫生服务综合改革与发展的指导意见》，与家庭医生制度相结合，优先满足上海市60岁及以上老年人、慢性病居民、孕产妇、儿童、计划生育特殊家庭、残疾人和贫困人员等重点人群签约需求，以自愿签约及优质服务为基础，构建分级诊疗体系，启动新一轮社区卫生服务综合改革，推行渐进性的"1+1+1"医疗机构组合签约策略（"1+1+1"签约，即居民可自愿选择一名社区卫生服务中心的家庭医生签约，并可另在全市范围内选择一家区级医院、一家市级医院进行签约），着力打造2.0版的家庭医生制度。

社区卫生服务中心采取家庭医生分片包干的方式，1名家庭医生或1个团队负责1个居委会。在自愿的前提下，居民可就近前往任意一家社区卫生服务中心（居住地或户籍地均可），通过签约信息平台自愿选择社区一名家庭医生、全市范围内一家区级医院和一家市级医院进行签约，形成一个"1+1+1"签约组合。家庭医生主要服务内容包括基本诊疗、便捷配药、预约及转诊、健康管理、慢性病管理、健康咨询和控制医疗费用。优先满足上海市60岁及以上老年人及慢性病患者的签约需求。居民签约后可在"1+1+1"内任何一家医疗机构就诊，享有各项优惠倾斜政策，包括个性化健康管理方案、便捷用药政策（"两处方"，包括慢性病长处方和延伸处方）、预约上级医院号源与转诊、预约优先就诊、医保报销等；到"1+1+1"医疗机构之外就诊时，如果通过家庭医生转诊，可以享受一系列优惠政策。

上海市"1+1+1"签约居民就医流程图见图8-3。

签约后，居民相当于多了一个"医生朋友"和"健康顾问"，遇到健康问题可以直接寻求帮助。上海市各区、各社区卫生服务中心还根据各辖区特点和服务优势，结合医联体建设，推出一系列个性化签约服务。

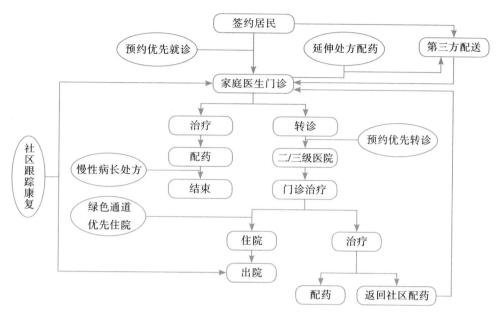

图 8-3　上海市 "1+1+1" 签约居民就医流程图

1. 上海市长宁区——功能社区 "白领" 职工特色签约服务模式　作为家庭医生制度最早改革试点地区之一，上海市长宁区家庭医生签约服务模式经历了全科医生、全科服务团队等探索，实现了从基本公共卫生服务向基本公共卫生服务+医疗服务+健康管理的转型。近年来，在覆盖生活社区的基础上，长宁区开始探索家庭医生功能社区服务，重点侧重于 "白领" 人群和职业人群的签约服务和健康管理，形成了一些较成熟的服务模式。

长宁区允许全科医生多点执业，由全科医生和家庭医生助手组成家庭医生工作室，打造 "白领医小时" 订制式全科医生健康服务项目。该项目主要有 "阵地式" 和 "组团式" 两种模式，通过 "医" 学堂、"医" 微信、"医" 通道等手段以及 "医模块" "医菜单" "医产品" 等特色项目，将 "治未病" 理念融入其中，为 "白领" 和职业人群提供便捷、专业、高效、精准的服务。同时，该项目在企业内建立了服务点，进行 "驻点式" "固定式" 服务（图 8-4）。

2. 上海市闵行区—— "网络+队伍+机制" 特色签约服务模式　2011 年上海市启动家庭医生制度以来，上海市闵行区以信息化为支撑、签约服务为基础、社区卫生服务中心为平台构建家庭医生制度，形成 "网络+队伍+机制" 的模式，不断优化卫生资源布局，提升社区卫生服务效率，降低群众就医负担，使家庭医生真正成为居民健康的 "守门人"。闵行区的主要做法如下：

（1）建设一张网络：开展 "一站式" 服务，成立家庭医生服务中心，简化服务流程，为签约居民提供健康咨询、申请家庭病床、出诊上门、签约评估、器械租赁、预约转诊等 "一站式" 服务；做实 "一公里" 服务，结合闵行区邻里中心建设，在每一个邻里中心内均设置卫生单元，切实将家庭医生的工作下沉到社区，做实家庭医生 "最后一公里"

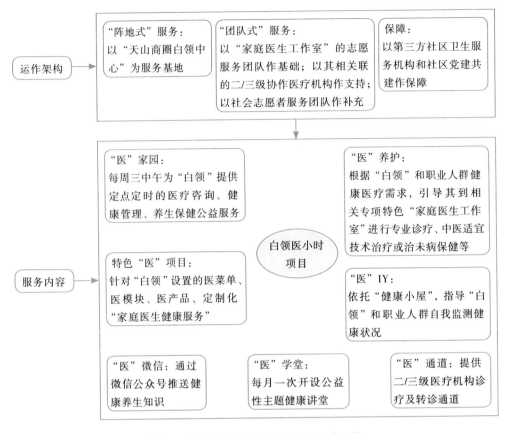

图8-4 "白领医小时"运作架构与服务内容

工作；提供"一张处方"服务，提供"长处方""延处方"服务，将以前需要多张处方、多次处方才能解决的问题通过"一张处方"予以解决，给居民带来实惠。

（2）打造一支队伍：加大全科医生培养力度，提升服务能力，在"复旦-闵行"医教研协同型健康服务体系合作框架下，依托复旦大学、复旦大学附属中山医院、复旦大学附属上海市第五人民医院的优质资源，对所有全科医生进行全覆盖式培训。同时做好激励保障，细化区委、区政府卫生人才政策，将规范化培训的全科医生作为紧缺人才予以引进扶持。

（3）完善一个制度：在医联体的资源支撑和信息化技术的保障之下，利用大数据推动服务规范，规范家庭医生签约服务流程和健康管理工作，务求签约一人、服务一人、履约一人。

二、浙江省杭州市"医养护一体化"签约服务模式

杭州市是我国最先探索社区卫生服务模式的城市之一，在分级诊疗前提下探索并实践创新举措。2014年10月，杭州市开始推行"医养护一体化"签约服务，居民可自愿到所在社区的医保定点社区卫生服务机构选择1名全科医生，签订一定期限的服务协议后，

签约医生将为其提供健康管理、社区医疗和双向转诊、家庭病床、健康评估等个性化的"医养护一体化"服务。

签约后，参保人员在享受优质服务的同时，也要承担相应的义务，如要将自己的健康信息及时、如实告知签约医生；不得自行中途更换签约医生；要在签约医生处首诊。签约协议一年一签，无特殊情况，中途不得解约。如遇到医生调离单位等特殊情况，可在征求本人意愿基础上，社区卫生服务中心安排接替医生，进行补签协议。期满后如要解约，乙方须告知甲方，双方签字确认，不提出解约视为自动续约。

"医养护一体化"服务的特色内容：对于年老体弱、行动不便和重点慢性病患者等参保人员，签约并经医生评估后，便可享受医保规定开展的家庭病床诊疗服务，包括居家医疗、护理、远程健康监测管理等，提高居民居家健康管理能力；每年为签约居民提供健康评估服务，并根据签约对象的健康评估情况以及实际需求，选择相应的"服务包"，开展个性化的"医养护一体化"服务。

为了确保签约服务的顺利开展，杭州市卫生行政部门出台了一系列经费保障、医保优惠（减免门诊起付标准等）、物价配套等政策，增强了签约服务的有效性和主动性。同时为了确保"签约服务"的可持续性，调整签约服务中的部分收费标准，鼓励全科医生积极、主动提供优质服务，社区卫生服务质量和内涵大力提升。

三、福建省厦门市"三师共管"签约服务模式

福建省厦门市着重针对慢性病，将老年人作为重点诊疗对象，以问题为导向，以构建整合型卫生健康服务体系为目标，结合本地实际情况，以"慢病（糖尿病、高血压）先行，长者优先"为宗旨，进行深层次综合干预，最终创新建立了"三师共管"团队服务模式。

"三师共管"模式是指由一位专科医生、一位社区卫生服务机构的全科医生和一位健康管理师共同组成医疗核心团队，为签约居民提供全程医疗服务，包括上门服务、预约服务等人性化、一体化与多样化的整体医疗服务，其相关"后勤保障"工作则由各基层医疗卫生机构人员负责。为配合家庭医生制度的推行，特设"健康管理师"专岗，专项培训基层护士、计生管理员等参与健康管理。

出于充分利用医疗资源的目的，三方医疗人员展开精诚合作，转移部分可在社区获得治疗的慢性病患者，形成更加完善的医疗结构。不同的职责有不同的分工：专科医生在制定诊疗方案和对患者进行诊断的基础上，还将参与对全科医生的职业培训，进行带教、指导；健康管理师侧重于健康教育和患者的行为干预，随时对患者进行走访，时刻监控患者的健康状况，做好全方位干预的准备；家庭医生的职责是落实和执行医疗方案，了解病情，进行病情日常监测和双向转诊。"三师共管"不仅形成"医防融合、防治结合"的服务模式，而且"上下联动"，较好地解决了患者的信任度问题。在此基础上，政府还加大补贴力度，适当放宽用药限制，力促上述措施的实行。厦门市模式的创新点在于探索出了优质医疗资源"重心下移"、慢性病防控"关口前移"、科学分级诊

四、江苏盐城市大丰区"基础包+个性包"签约服务模式

江苏省2013年6月启动实施乡村医生签约服务工作,采用"基础包+个性包"签约服务模式。以大丰人民医院、大丰中医院为龙头,建成两个医联体,由此加强纵向合作,家庭医生服务以村卫生室为主体,乡镇卫生院提供技术支撑。大丰区12所镇(中心)卫生院,成立了53个健康管理团队。

具体实施以服务包为载体,以提供基本医疗和公共卫生服务为基础,以个性化为重点,以有偿收费为纽带。为签约居民提供包括基本公共卫生和基本医疗服务在内的免费基础性服务,针对老年人、儿童、慢性病患者等提供个性化服务,形成"梯度结构、种类合理、特色明显、内容丰富"的服务包。

签约服务包包括基础包和个性包,其中个性包包含初级包、中档包和高级包。基础包不收费,免费提供,个性包是参照医疗服务收费标准,将服务包内各项目收费累加而成。在此基础上,签约费用由医保基金、基本公共卫生服务经费、签约机构让利(与医保谈判的结果)、签约居民自付共同分担,特定人群由政府购买服务补助部分费用。

为了保障签约服务顺利开展,大丰区坚持保障供给理念,务实推进签约,增加医生收入,调动医生积极性。推进速度上,按照"试点先行、循序渐进"的原则,在试点初期实行"不下硬指标、不列时间表、不单独考核、结果只奖不罚"的"四不"策略。在人员不足、能力不足的村居暂缓开展签约,以便能够逐步掌握签约服务制度的规律性,保证了试点成效的客观性。针对存在健康问题、需求较多、有对应个性包的对象进行重点宣传,不盲目推介。家庭医生人均个性化签约量控制在100户左右,防止多签后服务打折扣,影响群众受益;强化分工,实行检验检查项目由镇卫生院承担、劳务性服务由村卫生室负责的制度;由卫生院通过定期组织、查验服务手册、回访调查等方式进行质控,同时强化"续签率"指标;坚持需求导向理念,不断丰富内涵。通过设置智能监护型和复合型服务包,增加居民养老签约服务包,把贫困人口、残疾人及计划生育特殊家庭纳入签约服务范围等措施,适时调整服务包结构,丰富服务包内涵。

五、安徽省定远等县"按人头总额预付"签约服务模式

安徽省定远县组建县乡村三级医疗共同体、责任共同体、利益共同体、管理共同体的"四位一体"县域医疗服务共同体(医共体),通过城乡居民医保资金按人头总额预付,建立责任共担、利益共享的分配激励机制,实现县级优质医疗资源下沉基层,患者留在县内,乡村医生服务收入与签约数量、质量和效果挂钩。

自2015年起,安徽省卫生计生委遴选了15个县首批试点家庭医生签约服务和县域医共体建设,实行以县级医院为龙头、中心卫生院和乡镇卫生院为枢纽、村卫生室为基础的县乡村一体化管理,同时由中心(乡镇)卫生院专业团队和村卫生室乡村医生共同开展家庭医生签约服务,包括基本公共卫生服务、基本医疗服务、健康管理服务。定远县

就是安徽省卫生计生委确定的首批县域医共体试点县之一，成立了以县总医院为牵头单位、27所乡镇卫生院（分院）以及下辖的249所村卫生室为成员单位的县总医院医共体，同步启动了家庭医生签约服务试点工作，将家庭医生签约服务和医共体建设统筹规划、协同推进。

为鼓励引导乡村医生积极参与家庭医生签约服务工作，定远县建立了"补助+考核"的激励机制，将基本公卫项目补助经费中新增资金与签约服务挂钩，结合签约数量、结构、类型进行资金分配。家庭医生签约服务是由居民和医护人员进行"一对一"签约，由签约医生在签约年度内，根据签约协议，提供相应服务。服务收费上，分为20元初级服务包和100元中级服务包两种；服务内容上，初级服务包分为2个类型、中级服务包分为6个类型，基本涵盖了老、弱、病、残、孕等重点人群。签约医生还需要对签约个性包的服务对象定期开展上门访视、健康评估、康复指导、家庭出诊、家庭护理等个性化服务。签约乡村医生可以享受基本公共卫生服务项目补助经费等政府补助资金，民营医院暂不承担基本公共卫生服务项目，不享受政府补助政策，但是可以享受医保支持政策。

定远县的家庭医生签约服务工作模式综合考虑了城乡居民健康需求、医保资金承受能力、全县医疗资源配置，把开展家庭医生签约服务列入深化综合医改大局中统筹规划，作为一项民生工程来实施；推动医疗卫生单位工作重心下移、优质资源下沉，从体制机制创新、服务能力提升上，找准薄弱环节，补齐服务短板；积极构建"基层首诊、双向转诊、急慢分治、上下联动"的分级诊疗制度，努力给人民群众带来更多获得感。

六、深圳市罗湖模式

深圳市在全国率先进行"基层医疗集团"改革探索。2015年8月，深圳市以罗湖区为试点，启动以行政区（功能区）为单元的医疗机构集团化改革。首先，将罗湖区人民医院等5家医院和23家社康中心，组建为统一法人的罗湖医院集团，按照"人员编制一体化、运行管理一体化、医疗服务一体化"的原则，成立医学检验等六个资源共享中心和人力资源等六个管理中心。然后将医联体建设与家庭医生签约服务有机融合，构建整合型医疗卫生服务体系，为居民提供包括院前预防、院中诊疗、院后康复在内的全程医疗健康服务。

罗湖区家庭医生签约服务的主体为社康中心。2017年，政府对家庭医生签约团队签约补助120元/人，家庭医生服务范围除了居民健康档案、健康教育、预防接种、特殊人群（孕产妇、儿童、老年人、高血压患者、糖尿病患者、严重精神障碍患者、肺结核患者）健康管理等13项基本公共卫生服务外，还包括13项个性化服务（如推出12个针对不同年龄段及不同需求的量化家庭医生签约"服务包"），共26项医疗保健服务。

罗湖模式的创新点在于创新"医养融合"养老模式，引导优质医疗卫生资源下沉，提升基层服务能力。主要采取如下四种具体模式：第一，以居家养老为基础，为年迈失能、行动不便的老人将"病床"搬到家中，医护人员上门提供医疗护理等服务，并出台政策明确补助标准；第二，社区养老机构与社康中心合作，由社康医护人员为社区养老机构的老人提供医疗服务；第三，医院在现有医疗资源上开展养老服务，由全科医生、护理人员、康复师等组成服务团队，为居民提供医疗护理、康复训练等综合性养老服务；第四，由民间资本直接出资建设医养融合服务机构。

政府出台一系列的激励引导政策，将居民健康状况等内容作为主要量化指标进行考核，并将结果与财政补助、集团领导班子年薪挂钩。实施基层全科医生享受公立医院在编人员同等待遇措施，将基层工作经历作为医务人员职称、职务晋升的条件等，调动各方面积极性，激励优质医疗资源下沉，促进分级诊疗。

第五节　家庭医生团队典型管理案例

案例1：　　　　　　智慧家庭医生优化协同模式为社区健康管理赋能

　　北京市丰台区方庄社区卫生服务中心担负着方庄辖区9万居民的基本医疗和公共卫生服务工作，1999年成为全国首家社区卫生服务中心，为我国的社区卫生服务发展作出了独特的贡献。方庄社区卫生服务中心2015年已率先实现70%签约居民首诊在基层，年门诊量40余万人次，业务收入2亿元左右。现已签约居民3.36万人，慢性病规范管理14 278人，高血压患者血压控制率73.2%，糖尿病患者血糖控制率67.1%，达到世界先进水平。

　　该中心于2010年开始探索家庭医生签约服务，逐步构建出"智慧家庭医生优化协同模式"，该模式成为北京市委全面深化改革委员会、宣传部庆祝改革开放40周年北京市改革成果重点宣传内容。2018在全国双创的"创新创业惠民生"需求解决方案征集活动中，该中心的《智慧家庭医生签约健康管理平台方案》荣获唯一的一等奖。

　　方庄社区卫生服务中心自2010年开始全面推行家庭医生签约服务，结合自身特点、利用信息化手段不断创新探索，逐步构建出智慧家庭医生优化协同模式：以人为中心、信息技术为支撑的基于智慧健康照护的家庭医生协同一体化服务。这一新模式是社区全科医生与辖区户籍居民自愿签订协议后，围绕居民个人及家庭健康需求组织服务，以人工智能、电子数据和互联网为支撑，为签约居民提供医病、养病、康复、居家护理等协同一体化的健康照护新模式。

　　服务内容具体包括"一固定、三协同、五智慧"，2018年4月北京市卫生健康委发布文件将该模式向全市社区卫生服务机构推广。

（一）一固定——医患固定

建立"医患固定"的新型模式，使签约居民和家庭医生签约团队之间形成固定、稳定、连续的服务。家庭医生在为签约居民提供基本医疗的同时落实国家公共卫生服务项目，将预防和治疗有机结合，使社区居民真正拥有了"健康顾问"。

1. 定向分诊、预约就诊　签约居民接受固定签约医生和对应签约护士的服务，切实体现便利签约患者的预约就诊、优先就诊的特色。每次就诊后预约下次就诊时间，将预约时间段做精做细。

2. 诊前服务　全面利用"健康小屋"功能，充分挖掘社区护士的岗位作用，辅助所属的家庭医生团队为签约居民提供服务，建立起良好的"医护协同"模式。

3. 诊疗服务　按照诊疗技术操作规范提供诊疗服务，并保证时间能与就诊居民进行充分交流，保证诊疗质量。当次诊疗结束时，视情况与就诊居民预约下一次复诊时间，或提供转诊服务。营造舒心的诊疗氛围，建立科学的全科思维模式，提高诊疗能力，提高居民获得感和信任感，实现"接得住"。探索推广"莱斯特评估套件"，从病史采集、体格检查、患者管理、医患沟通、预防保健、解决问题及病例记录等方面对全科医生进行综合评估，从而建立科学的全科思维模式，提升诊疗能力，提高居民获得感。

4. 诊后随访管理　家庭医生签约服务团队成员为居民提供个性化干预和指导，全面落实北京市签约服务"四个一"的相关要求。

（1）一份健康档案：按照基本公共卫生服务规范的要求，为每一位签约居民建立一份规范的健康档案。

（2）一份协议书：在家庭医生团队内部合理安排下，按照"谁服务谁签约"的原则，团队内部医务人员与签约居民进行签约，签约数据纳入本团队管理和统计。

（3）一张联系卡：为保证签约居民能及时与签约团队进行沟通联络，可为签约居民发放签约联系卡。联系卡主要包含签约家庭医生团队成员的基本信息和联络方式。通过设计居民自我管理手册、健康护照等多种体裁和形式的联系卡，使联系卡发挥居民自我健康管理的功能，提高联系卡的使用率和保有率。

（4）一条短信/微信：在签约一年的周期内，利用信息化手段，适时为居民发送1条健康短信或微信。在重要节假日、季节，提供有针对性的、温馨的、与居民健康息息相关的健康教育资料、健康活动信息、季节性突发公共卫生事件信息等内容。不断强化签约责任，提升居民认知。

（二）三协同——医护协同、医医协同、医社协同

1. 医护协同，精细化健康管理　明确家庭医生、社区护士各自承担的职责，分工协作，充分发挥出家庭医生团队规范诊疗、合理转诊、健康管理的优势。充分借助信息化支撑，真正将各个流程做扎实、做规范，从而实现"找得着、留得下、接得住、管得好"的目标。

为确保签约患者得到精细化的健康管理，中心建立以全科医生为核心的"医护绑定"的管理团队，每个团队由1名医生和1名护士组成，负责800～1 000名签约居民连续性

的健康管理。医生主要负责常见病、多发病的诊疗，护士协助医生做好随访、评估、健康教育等工作。除此之外医护团队通过互联网和手机应用等平台为签约居民提供高效、便捷的服务。"医护绑定"的团队工作模式利于将基本医疗服务和公共卫生服务有机结合，更好地落实守门人职责。

2. 医医协同，做到精准转诊　加强医疗服务互联互通。实现各级各类医疗卫生机构间信息共享、远程预约就诊、双向转诊、远程会诊、在线咨询等服务，从而实现"全科＋专科"整合。中心与北京医院、北京中医药大学东方医院、北京天坛医院、铁营医院、北京口腔医院建立支持互动平台，与北京天坛医院实现社区居民健康档案和上级医院病例共享，实现对疑难病、危重病的快速、精准转诊。在北京市人力资源和社会保障局大力支持下，中心实现"医嘱信息共享改造"，实现全市医嘱信息联网。

3. 医社协同，整合社会资源　各社区卫生服务机构在具体落实时，要树立"大社区"的理念，充分挖掘辖区已有的、可调动的、可引进的各类医疗资源和社会资源，优化资源配置，提供综合服务，如家庭保健员（每年中心培训家庭保健员300余人）、社会志愿者、居委会、社区日间照料、民政、残联等各方面社会资源。

为进一步加大对空巢独居老年人这一特殊群体的帮扶服务力度，实现精准帮扶，重点帮扶，构建居家养老服务体系，推进居家养老，提高老年人获得感，开展空巢独居老年人医养结合工作。按照自愿的原则，通过政府购买服务的方式与老年人签订家庭医生服务协议，对有需求的老年人，开展医养结合服务。由符合条件的老年人提出医疗卫生需求，按照需求不同分为治疗型、康复型和舒缓照顾型三种。

2017年9月方庄地区工作委员会精准服务空巢老年人，为社区空巢老年人佩戴电子定位和呼叫腕表，为辖区空巢老年人提供医疗服务支持，受到老年人一致好评。

（三）五智慧

1. 智慧诊疗，提升服务质量

（1）精细化管理：针对诊断明确的患者，将我国慢性病规范管理相关指南作为知识库嵌入系统中，建立智能化慢性病管理平台，通过系统监测评价和后台数据实时分析，形成个性化报告，针对不同健康问题自动发出预警提示，针对不同管理级别注明色标图示，对慢性病患者提供个性化健康指导，提高慢性病管理的科学性和服务效率。

（2）规范诊疗：针对诊断不明确的患者，将临床诊疗思维路径形式嵌入系统中。根据症状描述，对于疑似常见情况，提供疾病诊断、检查、合理用药等方面的提示或建议，针对疑似的危重情况提示医生重点问诊和查体，以便早期识别诊断，避免误诊和漏诊的发生。同时，提供针对性的图文并茂的健康教育内容提示，便于医生在诊疗同时向患者提供健康指导。另外，合理用药系统的嵌入，提高了社区规范化治疗和合理用药水平。

2. 智慧档案，提升医患互动

（1）网站服务：为满足不同年龄、不同层次等居民及老年患者子女获取健康资讯和了解健康档案的不同需求，可在社区卫生服务机构门户网站增加"居民健康信息平台"

窗口，开放网络查询渠道。

（2）有线电视服务：建立基于有线电视的居民健康自助管理平台，利用有线电视高清交互网络，应用患者电子健康档案数据等信息，结合家庭医生签约服务模式开展社区签约患者健康信息自助查询服务。

3. 智慧APP，提升居民获得感　利用手机APP，患者在手机APP上可查看个人健康档案和慢性病随访规划，通过系统健康数据的分析、反馈，及时接收重要临床提示、预警和家庭医生建议等服务，同时实现与家庭医生的实时交流；方便患者在线预约、在线咨询、健康管理、检查检验结果查询等，增进医患互动，加强医患联系。

4. 智慧上门，提高服务便捷性

（1）便捷服务：为患者提供药品配送一体化服务，直接将药物配送到家，配送流程在居民手机APP上可实时查看、全程追溯，还可通过手机对患者进行用药指导服务和服药提醒。实现互联网与物联网的融合，真正实现协同服务一体化。

（2）移动监测服务：对于需连续观察的签约患者，借用远程自测设备，居民在家中完成血压和血糖的测量，数据通过无线网络和蓝牙实时传输到居民健康档案中，同时给签约医生发送提醒信息。远程监测不仅为诊断和调整治疗方案提供参考，也使患者自我健康管理更加便捷。

（3）居民健康状况定位：通过平台的网格化管理，可以精准定位居民健康状况（具体到某楼某门某户），辅助进行居家养老上门服务、精准急救服务等。

5. 智慧绩效，加强信息化管理　在推进当量、系数绩效考核及管理模式的基础上，加强信息化绩效管理。建立家庭医生服务管理平台，通过实时监测、统计家庭医生服务的工作数量和管控服务质量，体现绩效管理。

案例2：　　　　　　　　围绕家庭医生和居民打造"日月同辉"式签约服务

　　　江苏省镇江市润州区黎明社区卫生服务中心自2012年成立以来，立足功能定位和居民健康需求，以创新家庭医生签约服务为突破口，持续提高服务能力，不断提升服务利用效率。

（一）坚持循序渐进开展签约服务

该中心开展家庭医生签约服务历经三个阶段。一是行政推动阶段：2012—2014年，按照镇江市"3+X"的要求开展免费签约服务。二是"软"签约阶段：2015—2016年，创新开展有偿签约服务，中心共设立4个服务包明码标价，医防结合，共签约5 642人，签约率为13%～23%，主要解决群众个性化健康需求问题。三是"硬"签约阶段：2016年11月至今，针对辖区所有居民，设定共性首诊签约服务包。全年预计签约1万余人、全人群"硬"签约率达30.1%以上。这种强制性签约，主要解决群众基层首诊、健康管理问题。

（二）明确三大签约目标思路

一是立足解决家庭医生主动提供服务和居民获得价值认同的服务，调动和保护签约双方积极性；二是以家庭医生为"太阳"，签约居民为"月亮"，让"太阳"的光辉洒满"月亮"，为居民提供健康管理服务；三是通过持续提高中心服务能力和群众依从度，使签约服务从目前的"软签约"逐步过渡到"硬签约"，让家庭医生成为群众真正意义上的健康守门人。

（三）做好六大环节创新

1. 签约启动"首诊式"服务包设计　以辖区居民在社区首诊率达到80%为目标，转变过去医防分割、诊疗服务碎片化的模式。围绕首诊和群众个性化需求，在全省率先推出1个通用型首诊基本包+4组个性化包。首诊基本包为每人每年20元，主要包含：签约后就诊家庭医生免一般诊疗费个人支付部分，可用网络、手机APP预约，时间精确到分钟；由家庭医生转诊到中心外聘的市第一人民医院专家处就诊，免专家挂号费，转诊到第一人民医院专科，免挂号费并且优先就诊。4组个性化包满足儿童管理、慢性病管理、居家养老和居家护理等重点人群个性化的医疗护理保健需求，居民自由选择其信任的医生签约。

2. 居民实行"一站式"连续性服务　家庭医生以首诊服务为基础，为签约居民提供预防、保健、诊疗、康复、健康促进等连续相关服务。家庭医生与三级医院实行双向转诊，诊疗信息上下无缝贯通，实时推送患者就诊信息和档案信息，信息实时插入到转诊医院分诊叫号系统，患者直接进专科诊室，免去排队挂号环节。患者下转为"派单式"服务，实时接收上级医院诊断慢性病或住院及出院患者信息，专人电话随访并派单给责任团队，由其提供咨询或上门服务。对慢性病患者建档纳入社区管理，对神经科、骨科、手术后等需要后续康复治疗者收治入院或门诊康复；对行动不便需要护理的老人可签订居家个性化服务包，或入住中心支持管理的医养结合中心；对疾病晚期、临终关怀患者提供医疗照顾。

3. 家庭医生建立"开放式"绩效分配　开设8个独立固定的家庭医生工作室，将中心变成家庭医生签约服务管理平台。家庭医生和团队的有偿签约服务费和上门服务费全部计件奖励分配；信息系统自动统计团队和家庭医生建档、随访、上转、社区干预等工作数量和质量，按服务项目明码标价购买服务量、按月考核结算且收入不纳入绩效工资总量，充分体现多劳多得、优绩优酬。中心绩效考核将基本医疗和公共卫生服务量作为基础，公共卫生服务质量作为权重系数，形成医疗服务和公共卫生服务质量双考核、双奖励制度，充分调动医务人员的工作积极性。

4. 职工加快"同质化"培养　引进二级、三级医院在职医生、护理骨干；新招聘硕士研究生；外派医生到知名医院专科深造，规范化培训；外派护士到三甲医院参加技术轮训。目前有二级、三级医院工作经历、知名医院深造的医生数占临床医生总数的71%。

5. 医联体立足"造血式"自我为主　镇江市第一人民医院联合中心开设神经内科、

骨科康复联合病区。恢复期患者由中心医护人员、康复治疗师和上级医院下派医生一起共同为患者提供后续的治疗、康复、护理服务。经过近几年发展，中心能提供与三甲医院同质化的医疗护理服务，其中康复治疗水平甚至超越三级医院专科水平。在全市率先开展早期康复治疗、矫形支具制作、骨关节术后肌筋膜松解。

6. 服务信息打造"云平台化"互通　建成全数字化中心，服务全程无纸化，群众使用自助平台或手机APP预约挂号交费、信息查询、诊间移动支付；全科–专科转诊路径"一站式"全程安排。家庭医生工作站的诊疗信息建档、随访等可智能提示，界面自动切换、数据自动带入，消除大量重复性劳动，提升医生效率和能力。基层医疗卫生机构、医院所有健康信息都实时归结到个人电子健康档案平台之中，档案自由流动，医生、群众按需使用。家庭医生工作站与三级医院信息互联共享，影像、心电图、检验、转诊分诊和电子病历系统与三级医院实时对接，提供的医疗健康服务更加精准，群众服务获取路径更加便捷顺畅。

（四）呈现三方面签约成效

1. 群众依从度越来越高　辖区居民在中心就诊率、住院率、首诊率以及双向转诊人次数持续增高，上转患者1 445人次，三级医院下转康复患者885人，患者接受下转服务1 779人次。

2. 家庭医生越来越自信　中心年人均收入持续增加，医务人员获得合理的收入。通过签约服务，提升了家庭医生在群众心目中的地位，群众对其更加认可和尊重。同时，中心不断改善执业环境、扩大执业平台，让家庭医生觉得"小中心"也是"大舞台""小医生谁都离不开"。

3. 中心运行越来越有活力　近几年，中心岗位吸引力不断增强，先后引进了硕士研究生及医疗护理骨干，解决了招人难、留人更难的关键性难题。同时，中心通过完善收入分配制度、加强培训学习、改善人文环境等，增强了职工的凝聚力，调动了工作积极性，促进中心持续健康发展。

案例3：　　践行以人为中心的主动化健康管理服务模式，做实做好个性化家庭医生签约服务

　　　　2013年起，四川省成都市武侯区结合成熟的国际基层卫生发展经验，以体现基层医疗业务价值的签约服务包设计为切入口，结合健康管理、服务运行和筹资机制等领域开展试点研究，推动以人为中心的主动化健康管理（people centered active care，PCAC）服务模式在武侯区的规范化落地，形成了可复制、可持续的家庭医生签约服务模式，取得了稳定的健康管理服务效果。

（一）个性化签约服务设计和实践

　　武侯区坚持以人为中心、团队式服务、全人管理、资源协同和整合、更多的沟通、更高的服务质量六大原则，在"因事设岗、因岗聘人、全员聘用"人事管理制度、收支两条线财务管理制度、基层医疗辅助业务第三方委托服务改革基础上，对个性化签约服

务工作重点设计、试点实践和推广应用。

1. 签约服务包的设计和管理　武侯区家庭医生签约服务包包括基础服务包（A包）、标准服务包（B包）、定制服务包（C包）三类。

（1）签约服务包的内容及定位：A包，主要包含国家基本公共卫生服务项目，由政府购买并免费向签约居民提供。B包，包括个性化健康管理所必需的综合全面的健康状况评估、个性化干预方案制定、签约服务关系绿色通道、转诊协调等内容，暂定120元/年，拟通过医保购买免费向签约居民提供。C包，包括结合医学咨询、服务、个性化需求于一体的多层次多品种的健康管理服务（不含检验检查、药品、医疗器械和耗材等非服务类项目），由区级统一审核备案并公示，由个人、单位、政府部门等支付方为其受益人购买。

（2）服务包质量监测和管理体系：针对A包，武侯区制定了以国家基本公共卫生服务质量要求为核心的五维质量评分指标，以及以预约到诊率、签约医生处就诊率等稳定服务关系为核心的获得感指标体系；针对C包，制定了相关病种循证关键过程和结局指标为核心的疾病健康管理质量指标体系。以糖尿病指标为例，基于糖尿病防治指南定义了糖化血红蛋白、散瞳眼底检查、血压、尿微量白蛋白、血脂、足部检查、吸烟等过程及效果指标，相当于为家庭医生团队提供了医疗管理的"定位导航系统"，家庭医生可清晰掌握各病种的健康管理目标要点。

（3）服务包精准化考核体系和激励机制：武侯区对社区卫生服务机构的区级绩效考核方案分为C包和基础签约服务两部分。C包的考核和激励主要通过有偿签约服务费全额返还给基层医疗卫生机构的方式；基础签约服务是针对除了C包以外的所有基层医疗卫生机构应该提供的服务，由武侯区卫生健康局开展效率、人均服务产出、质量和满意度四个方面的精准化考核。

2. 家庭医生签约服务供给体系改革

（1）家庭医生团队建设：武侯区家庭医生团队从传统的一医一护配置，重新对家庭医生核心团队的人员构成、角色定义、职责划分、协作方式、工作流程、管理制度等方面进行了相关研究和实践。重新定位的家庭医生签约服务核心团队包括全科医生、医务助理和健康促进师。全科医生对诊疗和健康管理方案负责；医务助理主要对患者健康管理事务的安排和协调负责，同时配合全科医生进行患者信息的采集和跟踪；健康促进师主要对团队所有签约对象的健康管理质量改进负责，同时配合全科医生进行高风险患者的群体健康教育和联合会诊等事务安排。目前武侯区共组建126个家庭医生核心团队，普遍采用1:1:1或1:1:0.5的比例进行人员配置，每个团队约签约管理1 200名居民。团队长一般由全科医生担任，通过武侯区统一提供的团队发展评估量表对团队凝聚力、沟通、角色分工和目标方法四个方面进行运行评估，并进行针对性团队管理优化。

（2）政府市场化购买基础签约服务：武侯区于2018年底试行政府向社会力量办基层医疗卫生机构（如诊所）购买家庭医生基础签约服务，扩大家庭医生签约服务供给。在购买服务过程中，区卫生健康局、区医院管理服务中心、社区卫生服务中心分别承担对诊所提供的健康管理服务进行标准制定、指导、绩效考核、培训、监管等任务，从多方面保障社会力量提供健康管理服务与社区卫生服务机构同质化。

3. 家庭医生团队服务能力提升

（1）建立PCAC服务能力评价指标体系，引导团队服务能力精准发展：武侯区采用的PCAC服务实践能力评价指标体系和与之相匹配的团队发展状态测评指标体系，是在国际通行的健康管理能力评估基础上进行的本地化研发。实践能力包括团队签约服务技能培训机制、以人为中心的沟通和照护、健康管理服务的可及和持续性、健康管理服务在团队安排中的计划性、提供协同服务和转诊、人群管理和识别、质量监测和改进、信息化工具的利用8个方面。团队发展包括团队凝聚力、角色、沟通、目标和路径发展4个方面。武侯区更加重视引导家庭医生团队将临床知识转化为健康管理服务技能的能力和团队运行管理能力，帮助团队确认下一步能力提升目标。

（2）利用转型学习型组织工具，提升签约服务实践改造能力：在学习国际上医疗体系转型案例的基础上，武侯区创新性地建立了家庭医生签约服务转型学习型组织与签约服务规模化推广同步进行。转型学习型组织推广方法改变了过去仅靠行政命令进行经验推广的单一模式，通过建立学习型组织充分调动一线人员参与变革的积极性，以群体讨论的形式释放基层卫生人员的心声，克服对变革的认知障碍。通过一线人员对早期转型经验进行自发总结和群体分享，使变革转型的实践经验从群众中来，再回到群众中去，形成自下而上呼应变革的力量，为家庭医生签约服务转型大规模推广探索了一套系统方法。武侯区探索实施此项活动，对于转变家庭医生团队的服务和质量改进意识，学习交流各领域最佳实践，利用改进工具提升团队实践能力，起到了重要推进作用。

（3）鼓励开展科研课题，提升理论与实践结合的能力：武侯区自2017年开始设立区级家庭医生签约服务重点科研项目，鼓励基层卫生人员结合工作开展签约服务研究，并鼓励积极发表研究成果，促使基层医务人员将理论应用于实践。

（4）调动居民积极参与健康管理服务：以美国哈佛医学院Joslin糖尿病中心的新型患者教育方法为契机，武侯区探索激活签约居民健康意识，共同讨论、共同决策，通过家庭医生团队对居民参与的引导，最终提升签约居民自我健康管理能力，促进健康管理效果。

4. 信息技术支持

（1）前瞻性的业务数据传输规划，解决信息系统使用实际问题：2014年底，武侯区在签约服务发展初期同步对信息系统支持签约服务建设进行了规划。经过3年旧数据清洗和数据中心标准化建设，2017年6月底，新系统正式全面上线，实现了签约服务、公共卫生、基本医疗三大业务融合，为家庭医生团队开展连续综合的健康管理服务扫清了障碍。

（2）智能决策提醒，提升健康管理质量和效率：针对签约个人，对家庭医生团队在信息收集、风险评估及临床干预等关键的流程决策点进行提示，如已经开展的心脑血管风险评估，辅助医生进行临床决策，规避了仅凭医生的"经验和直觉"判断的风险；针对患者群体，通过结合流行病学的分析模型，对人群进行分层分级管理，通过系统提醒，家庭医生团队可查看不同级别人群的特征信息，主动通过短信或电话方式提醒并进行后续的主动干预。

（3）数据驱动，改善服务质量：武侯区制定了数据驱动战略五步法，即贴合业务流程的医疗数据收集、基于价值（更高的质量、更多获得感和更合理的医疗费用结构）的数据监测体系重塑、基于数据服务过程现状和原因分析、基于公众和管理层的服务数据报告、基于问题和改进空间分析的实践提升工具（TLC）。五步法环环相扣，在武侯区内部逐渐形成了一种以服务质量为核心的良性竞争文化氛围，有助于调动家庭医生团队的内生动力，做好健康管理服务。

（二）签约服务质量和效果

1. 签约服务数量明显增加　截至2018年10月底，武侯区在签约平台上注册50.5万人，有效签约A包人群约13.1万人，其中2018年购买（续签）C包人群占9.9%。2016—2018年，签约C包的收入分别为288.5万元、388.8万元、755.7万元。2018年，主动预约就诊的签约人群达11.8万人次，预约就诊率达17.8%，签约医生处固定就诊率达58.0%，较2017年有明显上升。

2. 健康管理质量明显提高　截至2018年10月底，签约居民的国家基本公共卫生服务项目质量评分从2017年的53分提升到84分；全区签约糖尿病患者（11 032例）核心危险因素控制数据纵向提升率，血糖、血脂、血压综合管理达标率，远高于全国其他大样本管理率数据。签约人群的心脑血管10年发病风险明显下降，有效降低了该类人群未来10年个人和社会的疾病经济负担。

3. 家庭医生团队服务意识和方式明显改进　武侯区家庭医生团队在签约服务内容、健康管理方式、质量改进、服务方式等方面有明显改进，健康管理"守门人"作用开始呈现。在专一全协同服务上，家庭医生提出的上转诊疗需求更为精准化。

案例4：　　　　　　　　依托县域医共体做实做深家庭医生签约服务

浙江省湖州市德清县作为全省首批县域医共体建设试点，于2017年11月整合全县医疗资源，组建武康健保集团（由县人民医院、县中医院、中西部8家卫生院组成）和新市健保集团（由德清医院、东部4家卫生院组成）两个紧密型医共体，实现管理服务同质、人员双向流动、信息共享互通。依托县域医共体建设，德清县稳步推进家庭医生签约服务工作，当好群众"健康守门人"，切实提升群众对家庭医生的信任感和满意度。

（一）主要做法

1. "三个到位"夯实签约服务基础

（1）高度重视，部署到位：家庭医生签约服务作为"县政府为民办实事项目"，建立了财政、人力资源和社会保障、发展和改革、卫生计生、民政、残联等部门及各镇（街道）协同推进机制，纳入县对镇（街道）政府综合考核指标中，每季度进行指标完善。德清县出台一系列文件，明确家庭医生签约服务工作的目标、内容和要求；统筹落实签约服务费用保障机制，签约服务费为每人每年120元，由县财政、县医保基金、居民个人各承担40元；统筹制定医保吸引签约优惠政策，签约服务对象享受基层医保门诊上浮10%和经基层转诊县医院上浮5%的报销政策。

（2）优化团队，技术到位：组建148支签约团队，在原有全科医生、公共卫生人员、社区护士、乡村医生的基础上融入县级医院和公共卫生专家。形成"4+2"团队结构，其中92支团队由县级专家直接参与签约服务，提供技术支撑和业务指导。县级医院选派副高级职称以上的医生36人，主治医生12人，每周2～3天在基层全-专科联合门诊、专科工作室、联合病房工作；基层医疗卫生机构选派主治医生到县级医院全科门诊出诊；有效实现了医共体内人才良性互动和双向流动，提升基层卫生服务能力。依托县卫生学校、全科培训基地，对家庭医生及其团队进行针对性、实用性基础知识、基本技能和适宜技术的教育培训，有效提升签约医生服务能力。

（3）广泛宣传，动员到位：通过视频、微信、折页、海报等多种形式广泛宣传家庭医生签约服务的政策内容。运用"健康德清"公众服务平台推行移动端签约，居民可通过手机与签约医生开展签约服务、信息查询、健康咨询等，为顺利推进家庭医生签约服务营造良好的社会氛围。

2. "三项举措"增加签约服务吸引力

（1）服务更精准：设计"10+1"人群的签约服务包，对不同人群实行分类管理、精准服务，让居民感受看病不再是单纯诊病，而是接受全面、细致的健康管理。提供个性化健康教育，在基层门诊信息系统增设饮食、减重、运动等健康生活方式内容，家庭医生在开具药物处方的同时开具健康教育处方，提高患者依从性，优化治疗效果。开展家庭医生"签约入企"服务，与99家重点企业签约，为企业职工提供预约上级医院门诊、住院、急救培训、健康体检、健康知识讲座等服务。

（2）看病更方便：借助集团的一体化优势，建立院前预防、院中治疗、院间转诊、院后康复的全过程诊疗服务闭环。在基层医疗卫生机构开设康复联合病房、全-专科联合门诊、专科工作室、健康云诊室，在县级医院开设家庭医生方便门诊、连续医疗服务中心等，让医务人员和服务"多跑路"、让患者"少跑路"。2018年上半年，基层医疗卫生机构住院患者4 338人次，县级医院下转康复患者784人次，建立家庭病床272张，为行动不便患者提供床边诊疗、药品配送、康复护理等服务。

（3）配药更省心：以医共体为单位设立药品耗材采购配送中心，统一成员单位药品耗材采购配送，统一县镇医疗机构药品目录，基层医疗卫生机构与县级医院药品相衔接。

对于诊断明确、病情相对简单和稳定的慢性病患者实施慢性病"长处方"政策，最长可配12周。对纳入家庭医生签约服务的高血压和2型糖尿病患者，由基层医疗卫生机构为其免费提供7种基础药物。

3．"三项机制"保障签约服务质量

（1）健全签约服务考核机制：明确签约服务考核指标，采取查阅资料、大数据平台、现场抽查相结合的方式，以健康管理、基层就诊情况和满意度等为重点，由卫生健康局联合财政局、人力资源和社会保障局组织对基层医疗卫生机构开展考核和评估，保障签约服务经费科学合理地分配到位。对经考核认定的有效签约服务，按考核结果核拨相应签约服务经费，并对家庭医生签约服务经费分配、使用提出指导意见。

（2）完善签约服务激励机制：医共体成立签约考核小组，制定内部经费使用办法和分配指导意见，每季度对各成员单位及签约团队进行考核，将考核中发现的问题及时通报并督促整改。各单位根据考核结果，将签约服务费发放到签约服务团队，发放比例不低于70%，向提供有效服务的家庭医生团队及其成员倾斜。根据多劳多得、优绩优酬原则，拉大团队之间收入差距。

（3）深化信息化监管机制：利用"健康德清"公众服务平台搭建家庭医生签约服务信息管理平台，对签约和履约全程进行统计、分析、监管。利用"健康德清"大数据平台实时监测签约服务数量和开展情况，全程数据监管。

（二）初步成效

1．提高了医疗健康服务可及性　德清县签约人数、签约率、十类重点人群签约率、续签率等指标均明显提高。签约服务模式实现了城乡居民健康管理全覆盖，通过主动服务、上门服务、预约服务，使家庭医生与城乡居民建立了相对固定和谐的"亲情式"服务关系。

2．促进了分级诊疗服务模式建立　基层医疗卫生机构门急诊总量、住院人次数均明显增长。签约服务的有效实施促进了分级诊疗服务模式的落实，让签约居民更愿意到基层医疗卫生机构首诊，形成"小病在社区、大病到医院"的新模式。

第九章　社区卫生服务质量管理

本章要点 1. 掌握　质量，质量管理，社区卫生服务质量管理的基本概念、特点，社区卫生
服务质量管理的内容。
2. 熟悉　社区卫生服务质量的评价因素及方法。
3. 了解　社区卫生服务质量改进及策略。

第一节　概　　述

社区卫生服务不同于一般的商品服务，它还具有无形性、不可储存性、差异性、与消费同时性、专业性和技术性、垄断性、高质量性和无误差性以及供给者的主导性特征。随着社会经济发展和医学模式的转变，人们对卫生服务的质量要求越来越高。因此，质量管理是社区卫生服务管理的核心和生命。没有质量，社区卫生服务就会失去发展的动力。

一、质量的内涵和特征

关于"质量（quality）"的定义，不同的学者有不同的理解。世界著名的质量管理专家约瑟夫·朱兰（Joseph M.Juran）从用户的使用角度出发，曾把质量的定义概括为产品的"适用性"；美国的另一位质量管理专家菲利普·克罗斯比（Philip B.Crosby），从生产者的角度出发，曾把质量概括为产品符合规定要求的程度。

在国际标准化组织（International Standards Organization，ISO）1994年颁布的《质量管理和质量保证 术语》中，把质量定义为"反映实体满足明确和隐含需要的能力的特性总和"，这里的实体是指可以单独描述和研究的事物，可以是活动或过程、产品、组织、体系、人或他们的任何组合。ISO 9000：2000《质量管理体系：基础和术语》和国家GB/T 19000—2000标准关于质量的定义是指一组固有特性满足要求的程度，要求包括明示的、通常隐含的或必须履行的要求或期望。

服务质量特性通常包括功能、经济性、安全性、时间性、舒适性等指标，并要有过程或活动来保证。对于"满足要求"的正确解释是：不限于满足顾客的需要，而且要考虑到社会的需要，符合法律、法规、环境、安全、能源、利用和资源保护等方面的要求。这个定义非常广泛，包括了产品的实用性和符合性的全部内涵。

实际上，"符合性"或"满足程度"内涵十分丰富，它是众多因素综合作用的结果，这些因素概括起来可分为产品/服务属性、消费者、情境以及价格四方面（图9-1）。

产品/服务属性因素指产品或服务自身所带有的物理的和社会心理学特性，如性能、寿命、信誉等；消费者因素包括消费者的各种需求、价值观念以及既往的消费经历等；情境因素是指消费者在消费产品或服务当时的自然、经济与社会环境，如天气、季节、场所以及经济状况等；价格因素即产品或服务的定价高低，价格并非越低越好，在许多情况下消费者以价格来衡量质量。总之，卓越的质量就是将合适的产品或服务、以合适的价格、在合适的场合提供给合适的消费者。

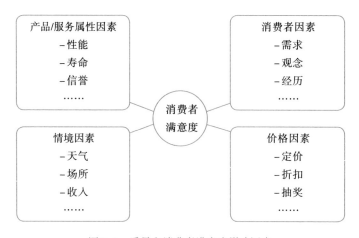

图9-1　质量和消费者满意度影响因素

二、质量管理的概念

质量管理（quality management）是在质量方面指挥和控制组织的协调的活动。2008年5月13日，卫生部在总结实施3年来经验的基础上，组织对《医院管理评价指南（试行）》进行了修订，发布了《医院管理评价指南（2008年版）》。该文件的第二部分对社区卫生服务质量管理与持续改进从下述五个方面提出了具体评价指标和考核内容：①社区卫生服务质量管理组织；②全程社区卫生服务质量与安全管理和持续改进；③医疗技术管理；④主要专业部门质量管理与持续改进；⑤护理质量管理与持续改进。

《医院管理评价指南（2008年版）》是我国建立医院管理评价指标体系的重要基础，医院管理评价指标体系是国家社区卫生服务质量保障与持续改进体系的重要组成部分。该文件要求省、自治区、直辖市根据本辖区实际情况，在《医院管理评价指南（2008年版）》的基础上，建立本辖区不同级别、不同类别医院管理评价指标体系，要建立健全社区卫生服务质量管理组织，严格执行规章制度、技术操作规范、常规、标准，加强基础质量、环节质量和终末质量管理，建立和完善可追溯制度、监督评价和持续改进机制，提高医疗服务能力提供优质、安全的医疗服务，提高医院核心竞争力。该文件对社区卫生服务的质量管理也有重要的指导意义。

三、社区卫生服务质量管理的内容

社区卫生服务质量是社区卫生服务工作的生命线，将社区卫生服务的质量管理作为一项系统工程进行探索、研究、实施和评价，必将极大地促进社区卫生服务的开展和发展。社区卫生服务质量管理的主要内容包括：

1. 制定医疗服务质量方针　社区卫生服务机构应首先依据其经营目标和在卫生服务系统中的定位制定质量方针（quality policy）。质量方针是由组织的最高管理者正式发布的该组织总的宗旨和方向。质量方针与组织的总方针相一致，并为制定质量目标提供框架。

2. 质量策划　质量策划（quality planning）是质量管理的一部分，致力于制定质量目标并规定必要的运行过程和相关资源以实现质量目标。质量策划是一项活动，其工作内容包括：①对质量特性进行识别、分类和比较，以确定适宜的质量特性；②制定质量目标和质量要求；③为建立和实施质量体系，确定采用质量体系的目标和要求；④确定并向服务机构内外公布对服务质量的承诺；⑤基于现有的工作基础，编制质量计划。

3. 确定基本的质量管理模式和管理方法　社区卫生服务机构应根据自身的特点和具体情况确定适宜的社区卫生服务质量管理模式，不能生搬硬套医院质量管理模式。

4. 明确质量管理职责、权限和相互关系　将质量计划目标分解落实到各工作环节和岗位中，责任到人。开展宣传教育活动，所有涉及服务质量的管理人员、执行人员和质检人员都要明确各自的质量管理职责、权限和相互关系，理解质量管理计划目标和有关要求，并清楚自己应如何去做。有关要求和工作内容应在书面的本单位的质量管理体系组织结构图、管理要素与各部门职能关系表和岗位职责中体现出来。

5. 社区卫生服务质量资源管理　按照质量要求配置并合理使用资源，保证房屋建筑面积、就医环境和工作环境、基本的仪器设备和卫生人力资源的投入和有效利用。

6. 社区卫生服务卫生技术质量管理　规范社区医疗、预防、保健、康复、健康教育和计划生育技术指导的工作内容与要求，规定社区诊疗疾病范围、用药范围与技术操作项目，统一门诊日志、出诊日志和急救记录，推行以患者为中心的诊疗方式和以问题为导向的病历记录。制定社区卫生服务站规章制度和技术操作制度，制定慢性病随访制度和记录制度。制定《日间病床管理办法》《日间病床医护人员职责》《日间病床查床内容和程序》《日间病床病历质量标准》以及《日间病床医疗纠纷防范》等日间病床系列制度。完善家庭病床管理办法、医护人员职责、查床内容和程序、病历质量标准等系列制度。积极推行《家庭卫生保健合同制度》，制定《家庭卫生保健合同制度管理办法》《宣传提纲》和《合同书》等。为提高家庭卫生保健服务的安全性，制定《家庭卫生保健服务责任合同书》，规范家庭治疗、护理记录文件。各地要统一设计和安排社区卫生服务调查，统一印制健康档案，对健康资料的收集、分析和处理要有统一的计算机软件，对资料要进行统一的检查和控制。

7. 社区卫生服务资料信息质量管理　收集基础资料和工作信息，包括社区经济状况、卫生状况和基线健康调查资料，年度计划、总结和考核评比资料。根据社区工作特征，确定卫生服务新项目的统计指标，如家庭出诊、院前急救、社区急救、日间病床统计和社区心理咨询等指标。进行社区调查资料的整理分析，这些资料包括"社区经济状况和卫生状况调查""社区居民基线健康调查""家庭健康合同制情况调查""家庭病床随访调查""社区卫生服务站状况调查""社区慢性病干预情况调查"等，资料一定要有专人管理、专柜保存、专门软件输入分析。社区卫生服务机构要成立"社区卫生服务信息室""全科医疗信息室"等，创办"全科医疗通信"，在当地有线电视台开办"社区卫生服务专栏"。

8. 社区卫生服务医务人员的质量管理　具备行医资格是保证社区卫生服务质量的前提，社区卫生服务机构的诊疗科目、人员和技术必须执行相关的准入要求。卫生行政部门担负相关的监管职能，要杜绝非专业技术人员从事专业技术工作，卫生专业技术人员超专业范围执业等情况；社区卫生服务机构在开展重大技术项目前须到当地卫生行政部门进行审批，临床科室开展新技术项目前必须获得机构审批；社区卫生服务机构应要求临床科室在开展新技术、新项目前制定保证患者安全的紧急预案；制定《全科医生守则》《社区卫生服务工作人员守则》《医德医风奖惩规定》等，加强医德医风教育和建设；开展"文明优质服务，让病人满意在社区"等各项活动，通过教育启迪和监督制约，以及榜样激励和严肃执纪，提高和强化医务人员的道德水准和工作作风。

适时培养全科医生，要制定《全科医生培养计划和考核方法》《全科医生工作职责》等规章制度。政府和有关部门要制定相应的配套政策，解决好全科医生的社会地位、学术地位和经济地位。全科医生要有明确的功能定位，要建立全科医生技术职称评定系列，在编制、经费、培训等方面给予相应的政策保证。

9. 评价、监控服务质量　服务过程是质量实时控制的主要环节。坚持经常性的质量检查，跟踪质量计划目标实施情况，及时发现问题及时解决，监控服务全程质量，保证兑现质量承诺。及时评价有助于发现问题、分析问题和解决问题，提高社区卫生服务工作质量水平。对评价的质量要严格控制和严格管理，评价社区卫生服务的指标要科学、明确、可靠、易行、方便，并且，社区卫生服务的质量评价要有初期、中期和后期的连续性。

10. 适宜的质量成本　在一定程度上，投入成本高，服务效果会好。但许多居民无法承受过高的质量成本，而服务机构也要考虑自身的生存和发展，不可能一味地降低服务价格。因此，在社区卫生服务工作中，要考虑适宜的质量成本，在满足患者需要的前提下，不盲目追求高技术高质量。

11. 努力消除临床诊疗服务差异，避免过度的服务利用　不同国家、地区的不同的医疗服务机构，在诊断、治疗、干预措施中均存在着大量的不合理的难以解释的差异，可能存在不必要的服务。不必要的服务和过度的服务利用不但浪费卫生资源，而且可能会引起医源性疾病，甚至会威胁社区居民或患者的健康。为此，努力消除临床诊疗服务差异、避免过度的服务利用已成为质量控制的重点工作。

12. 开展质量管理工作的教育培训　全面质量管理要求全员参与质量管理。对工作在各个环节的工作人员开展经常性的质量管理培训和教育，有些重要的专业性比较强的岗位还必须获得培训合格证后持证上岗。提高社区卫生服务工作人员的业务素质是改进服务质量、提高服务机构运行效益的根本保证，故需建设学习型组织，深入开展继续医学教育和专业培训。

第二节　社区卫生服务质量评价

社区卫生服务质量的优劣事关社区居民或患者的生命健康。确保社区卫生服务机构的服务质量，是政府管理部门的职责和主要任务，其前提是有一套切实可行、有实际效果的服务质量评价指标体系和考核办法。

一、社区卫生服务质量的评价因素

1. 卫生管理指标　①政府承担的责任；②卫生资源分配；③社区参与；④卫生管理程序。

2. 社会经济指标　①人口统计指标；②居民平均收入；③15岁以上成人识字；④人均住房面积；⑤人均热量摄取量。

3. 卫生保健指标　①健康教育覆盖率；②安全供水普及率；③免疫覆盖；④控制地方病；⑤常见疾病诊疗；⑥药物供应；⑦妇幼保健；⑧卫生人力。

4. 健康状况指标　①营养状况；②婴儿死亡率；③儿童死亡率；④孕产妇死亡率；⑤平均期望寿命；⑥出生率；⑦死亡率；⑧人口自然增长率；⑨发病率；⑩患病率；⑪伤残率。

二、社区卫生服务质量的评价方法

卫生服务质量评价的具体方法有很多，大致可以分为定性评价方法和定量评价方法。两类评价方法各有所长，定性评价方法的评价内容几乎没有限制，因此，评价面较广，但由于其往往是某个人或某些人的主观意见，评价的结果带有主观性且难于进行统计处理。定量评价方法可以用数据客观地衡量某些卫生服务质量的情况，但是由于指标的局限性，难以全面而深入地反映卫生服务质量。因此，目前提倡将定性与定量评价方法有机结合起来，从而达到全面、客观评价卫生服务质量的目的。

（一）定性评价方法

主要有深入访谈、专题小组讨论、专家咨询法等界定卫生服务质量评价指标的内涵和范畴，建立卫生服务质量评价指标体系框架。

（二）定量评价方法

1. 统计学方法　较多采用综合评价法：①层次分析法，采用德尔菲法对各项指标制定权重，按实际服务情况给每项指标打分，对打分结果应用层次分析公式计算评价结果后进行排序；②加权秩和比法，即先对实际服务情况进行编秩，经过相关回归分析得到线性回归方程，利用方程计算综合评价值之后进行排序；③模糊评价法，即建立模糊关系矩阵，依权重与模糊矩阵复合运算，得到综合评价矩阵，再进行归化处理，得出评判结果。

2. 经济学方法　主要是成本投入与效益产出之间关系的研究方法，如疾病的成本最小化分析、成本效益分析等，即权衡几种相同效果的被选方案中成本最低的方案、成本与收益进行对比等。值得注意的是，除了衡量一定的投入和已经获得的经济效益以外，还应该预测由卫生服务质量产生的社会效益可能带来的潜在卫生服务及其收益。

3. 社会学方法　这种评价方法不以卫生服务的实际提供情况为依据，而是单纯地根据卫生服务对象（即患者或者卫生服务的消费者）的主观感觉评价，通过量表将这种主观感觉进行量化，表达服务对象的满意程度，由此来反映卫生服务质量的优劣。

第三节　社区卫生服务质量改进

一、社区医疗卫生服务质量改进

医疗质量持续改进是一个永恒的主题，如何持续改进医疗质量、提升医疗服务品质是各级各类医疗机构面临的共同问题。建立医疗质量持续改进工作制度，制定年度工作方案，开展督导、检查、总结、反馈及改进等，是社区卫生服务机构医疗质量持续改进的重点。

（一）管理内容

1. 建立医疗质量持续改进工作制度

（1）建立医疗质量持续改进工作制度，必须从强化各项流程的规范性入手，实施全程质量管理。

（2）必须有健全的医疗质量和医疗安全管理体系，有医疗质量持续改进的核心制度并能够落实。成立医疗质量管理领导小组，专人负责医疗质量和医疗安全管理工作。设有医疗质量与医疗安全指标，分解到科室并专人负责。

2. 制定医疗质量持续改进年度工作方案　医疗质量持续改进工作方案要涵盖计划、执行、检查、处理四个阶段。

3. 开展医疗质量督导、检查、总结、反馈及改进工作

（1）有详细的医疗质量督导、检查记录，医疗质量反馈记录，医疗质量检查工作总

结和改进工作记录，并定期进行医疗质量与医疗安全指标的分析。

（2）有医疗质量检查工作总结。

（3）开展医疗质量满意度调查。

（二）评价方法

1. 查阅医疗质量持续改进工作制度。

2. 查阅医疗质量持续改进年度工作方案及落实情况。

3. 查阅机构开展医疗质量督导、检查、总结、反馈、改进工作的各项记录。

二、社区公共卫生服务质量改进

（一）戴明环

戴明以理念为导向，认为产品的质量必须符合顾客的要求。戴明把质量改进的重点放在改进的过程上，而不是过程的结果，认为结果只能通过改进过程而达到。1950年戴明创造了循环的"P（plan）–D（do）–C（check）–A（act）"质量改进概念，即戴明环，又称"PDCA循环"，共分为四个阶段和八个步骤：

1. 计划阶段（P阶段）　顺应顾客的需要，通过审计和数据分析，找出产品欠佳或达不到顾客要求的地方；提出相应改善方法，制定质量管理目标、指标、活动计划及推行的具体方案。这一阶段的具体工作步骤分为四步：

第一步：分析质量现状，找出存在的质量问题，要用数据说话。

第二步：分析产生质量问题的各种原因、影响因素。

第三步：从各种原因中找出影响质量的主要原因或因素。

第四步：针对影响质量的主要原因或因素制定对策，拟订改进质量的管理、技术和组织措施，提出执行计划和预期效果。

2. 执行阶段（D阶段）　按既定的措施和方案组织实施，推行质量改进，即管理循环的第五步；有关人员需要经过训练、考核，达到要求后才能参与实施。

3. 检查阶段（C阶段）　检查执行情况和改进后的效果，将实施效果与预期目标对比、检查，分析数据，判断是否达到预期效果；如质量仍不能达标，找寻原因和解决方法。这是管理循环的第六步。

4. 处理阶段（A阶段）　这一阶段分两步，即管理循环的第七步和第八步。

第七步：根据分析的结果，采取相应措施，解决问题；总结经验，纳入标准。经过第六步检查后，要总结好的经验，肯定效果好的措施，通过制定相应的工作文件、规程、作业标准以及各种质量管理的规章制度，巩固成绩，防止问题再次发生。

第八步：通过检查，找出效果尚不显著的问题或一时无法解决的复杂问题；将遗留问题转入下一个管理循环；制定相应的目标、解决方案及推行的具体方法，作为下一个循环的开始。

上述PDCA循环的四个阶段和八个步骤以及所采用的方法或措施如表9–1所示。

表9-1　PDCA循环四个阶段、八个步骤及相应的方法或措施

阶段	步骤		方法或措施	说明
P	1	分析质量现状，找出质量问题	排列图	找出影响质量的主次因素
			直方图	显示质量分布状态，并与标准对比、判断是否正常
			控制图	观察控制质量特性值的分布状况，判断项目进展过程有无异常因素影响，并用于动态控制
	2	分析影响质量的原因	因果分析图	寻找某个质量问题所有可能的原因，分析主要矛盾
	3	找出主要原因	相关图或排列图	观察分析质量数据之间的相关关系
	4	制定计划和措施	对策表	确定问题，制定对策，研究措施和落实有关部门、执行人员及实现时间
D	5	执行计划和采取措施	下达落实计划的关键措施	要求组织落实、技术落实、物资与经费落实；人员培训、考核合格后才能参与实施
C	6	检查效果，发现问题	与步骤1相同	
A	7	总结经验，纳入标准	采取相应措施，纠正偏差，解决问题；修订规程、工作标准，提供规范的修订数据	标准化
	8	遗留问题转入下一循环解决	反馈到下一循环的计划中	开始新的PDCA循环

　　PDCA循环是一种科学的工作程序和管理方法，它将项目实施过程中的全部质量活动比喻为一个不停顿进行的、周而复始运行的轮子，非常直观、简明易懂。应用时还应注意以下要点：①项目质量管理是由大小不同的PDCA循环构成的完整体系。②制定合理的PDCA循环周期。项目的重要性、项目的阶段性、需要解决的质量问题等因素是制定合理的PDCA循环周期的重要依据。同时还须考虑循环周期的费用及人员配备情况，以制定合理的PDCA循环周期。③阶梯式上升的发展要求，即经过一次PDCA循环，质量标准就要提高一步，经过不断循环，质量水平就会不断得到提升。

　　（二）持续质量改进管理

　　持续质量改进（continuous quality improvement，CQI）是20世纪20年代由美国学者

休哈特（Shewhart）提出，20世纪80年代初应用于医疗服务质量管理。持续质量改进是在全面质量管理基础上发展起来，更注重过程管理和环节质量控制的一种新的质量管理模式，主要是针对具体过程问题的资料收集、质量评估方法进行质量改进，从而提高质量。目前用于社区卫生服务质量管理、护理质量管理、科室质量管理。

全面质量管理主要强调内部顾客（医生和管理者）参与管理，而持续质量改进管理模式则要求外部顾客和内部顾客（医生、管理者、患者及其家属乃至社会）共同参与。来自患者、社会公众、政府、医疗保险部门和医院自身的高质量需求都要求医院必须持续不断地进行质量改进和质量管理创新。持续质量改进是通过一次又一次的PDCA循环，逐步提高产品的质量（图9-2），将管理渗透到工作周期的每个环节。同时，将决策者的集中管理转化为各个层面的自觉管理，并在过程管理中不断改进，以期达到更高的工作质量。

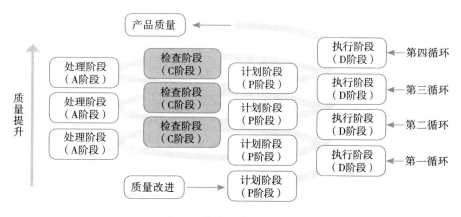

图9-2　持续质量改进示意图

第十章　社区卫生服务医疗安全管理

社区卫生服务
医疗安全管理

本章要点 1. 掌握　社区卫生服务医疗安全的影响因素、防范对策，医疗纠纷的概念、分类、防范措施，医疗事故的分级与鉴定，医疗事故的防范措施。
2. 熟悉　医患有效沟通，患者的权利与义务。

第一节　概　　述

　　足够安全的医疗环境对患者的治疗产生积极作用，同样可为社会效益及经济效益发挥正面作用。保障患者安全是健康服务的基本要求。没有完善的医疗安全措施，患者的生命健康权就不能得到保障，医疗卫生事业也不能得到显著发展。但是当前我国医疗安全整体情况仍有不足，部分医务人员专业素养及社区医疗技术水平较有限，必须及时提升改进。

　　随着现代科学的飞速发展，医学技术也取得了长足的进步，各种新的检查方法和治疗手段不断应用到临床，有效提高了疾病的治愈率，人类的期望寿命不断延长。但医疗负性事件的发生率却没有明显降低，这也引起了医学界以及许多国家政府和国际组织的高度关注。了解和推行患者安全文化是医疗机构改进和提高患者安全状况的重要措施。确保"安全的人员"，在"安全的环境"中，执行"安全的医疗"，才能创造出高品质的、安全的医疗环境，让老百姓享受到"放心"的医疗服务。

一、医疗安全与患者安全文化

（一）医疗安全

　　医疗安全（medical security）是指医院在实施医疗保健过程中，患者不发生法律和法规允许范围以外的心理、机体结构或功能损害、障碍、缺陷或死亡。医疗安全工作的核心和着眼点，是医疗质量的重要标志之一，就医院而言，医疗安全管理工作尤为重要。

　　医疗安全与医疗效果存在因果关系。不安全的医疗会导致患者病程延长和治疗方法复杂化等，不仅增加医疗成本和经济负担，有时还导致医疗事故，引发纠纷，影响医院的社会信誉和形象。

　　患者安全（patient safety）是世界各国卫生体系共同面临的重大议题之一。传统观念认为，"犯错是可耻的，犯错误的人应该受到责备、羞辱或批评，甚至面临更严重的处罚"。1999年，美国医学研究院（Institute of Medicine，IOM）发表了一项在患者安全领域具有里程碑式意义的报告《孰能无错：创建更加安全的医疗卫生保健系统》。自此，患者安全问题在世界各国引发了广泛的关注和研究。

2018年4月国家卫生健康委在《关于进一步加强患者安全管理工作的通知》中明确要求，进一步提高对患者安全管理工作的重视程度。患者安全事关人民群众生命和健康，是医疗管理的核心，也是健康中国建设、深化医药卫生体制改革各项工作顺利推进的重要基础。党的十九大报告指出，要为人民群众提供全方位全周期的健康服务。保障患者安全、减少可避免的伤害是健康服务的基本要求。

中国医院协会2019年初发布了中国医院协会《患者安全目标》(2019版)，旨在推动我国医疗质量的持续改进，切实保障患者安全，提高医院管理水平。文件包含十项内容：正确识别患者身份、确保用药与用血安全、强化围手术期安全管理、预防和减少健康保健相关感染、加强医务人员之间的有效沟通、防范与减少意外伤害、提升管路安全、鼓励患者及其家属参与患者安全、加强医学装备安全与警报管理、加强电子病历系统安全管理。

（二）患者安全文化

患者安全文化是指医疗机构为实现患者安全而形成的员工共同的态度、信念、价值观及行为方式。美国卫生和服务部下属的卫生保健研究和质量机构在其开发的针对组织安全文化的调查问卷中，明确定义了患者安全文化应包括的十项内容：管理者有关促进患者安全的期望和行为；组织层面的学习；部门内部的团队合作；开放性的沟通；有关医疗差错的反馈和沟通；对医疗差错的非惩罚性反应；人员配备；对患者安全的管理支持；跨部门的团队合作；交接班和转诊。

患者安全文化有以下三个基本特征：

1. 是一种"知情文化" 这表现为医院的各级各类人员在诊疗过程中，能够及时告知、释疑、安抚患者及家属。

2. 是一种"公正文化" 医院鼓励医务人员报告他们所关切的患者安全问题，提供必要的安全相关信息，在一种相互信任的氛围中，使医疗工作相互协同促进。医疗失误极少是医务人员故意行为，而医院的系统错误常常构成患者安全事故的诱发因素或根本原因。系统错误发生的原因包括很多方面：如医务人员工作时间过长、压力过大；环境因素，如噪声和灯光的干扰；或设施和实践标准缺乏等。因此，一味谴责和惩罚医务人员的做法应当予以改进。

3. 是一种"学习文化" 对医院员工进行培训，包括先进的专业知识和诊疗技术、构建患者安全文化的组织愿景等，从各类安全事故及医疗失误中汲取经验教训，建立持续质量改进的医疗体制。

二、医疗安全的重要性

1. 医疗安全能产生高质量的医疗效果 医疗保健活动可能产生正反两方面截然不同的结果，它可能使疾病向好的方向转化，亦可能朝着不好的方向转化。无论何种结果均是多种因素作用于医疗活动的效果。而医疗不安全因素可使治疗效果向反方向发展，也可终止正方向的发展。医疗安全和医疗效果是并存于医疗活动中的因果关系，没有完善的医疗安全措施，不可能取得良好的医疗效果。

2. 医疗安全直接影响社会效益与经济效益　医疗不安全会带来延长病程和治疗方法复杂化等后果，不仅增加医疗成本和经济负担，有时还发生医疗事故，引发医疗纠纷，承担经济和法律责任，影响医院的社会信誉和形象。

3. 完善的医疗安全管理直接影响医院内部保健管理　医疗安全除保障患者的人身安全外，还保障医院从事医疗护理及医学工程技术等人员的健康与安全。医疗场所的各种污染、放射性危害、物理化学有毒制剂等会对院内工作人员和社会群体构成危害。只有健全完善的医疗安全管理，才能保证工作人员健康，更有效地发挥医院的功能。

三、社区卫生服务医疗安全的主要影响因素

1. 医务人员因素　主要是指医务人员的言行不当给患者造成的不安全感和不安全结果。医务人员因责任心不强而发生差错事故，不仅直接构成不安全，其后果也显而易见，危害较大。医务人员的职业道德、思想作风对医疗安全起着很大的作用，甚至是决定性作用。

2. 医疗技术因素　是指医务人员技术水平低、经验不足或协作不好，对患者安全构成威胁。由于技术原因而造成误诊、误治的情况不少见。技术水平低是一个很大的潜在不安全因素，当开展一项新的技术时，这个因素所起的作用会更加显著。

3. 药源性因素　用药不当、药物配伍不当或无效用药都可能给患者带来危害，形成药源性疾病，造成患者不安全后果。

4. 院内因素　院内因素，特别是医院外源性感染、环境污染、食物污染、射线损伤等均属于直接影响医疗安全的因素。

5. 设备器材因素　医疗设备器材品种不全、性能不良、规格不符或不配套、供应数量不足够或不及时、质量不好，均会降低技术水平，影响医疗效果，甚至直接危害患者，形成医疗不安全因素。

6. 组织管理因素　医院内部纪律松散、管理约束机制不健全、要求不严格、工作人员责任心不强或思想觉悟低、规章制度不落实、医务人员业务技术素质不高、设备物资管理不善、院内感染控制措施不到位等，都是影响医疗安全的组织管理因素。

四、社区卫生服务医疗安全的防范对策

1. 加强职业道德教育，不断改进服务态度　学习与运用心理学、社会学和伦理学的知识和方法，是避免医患矛盾、防范医疗事故和纠纷、保证医疗安全的重要措施。医务人员应重视医学模式的转变，重视心理、社会因素在疾病发生、发展及治疗中的作用，懂得心理、经济条件、家庭关系、风俗习惯、文化程度和人格个性等社会因素对患者和疾病的影响。医务人员要体贴关心患者，使患者感到亲切温暖，有信任感和安全感。培养

良好的服务态度，建立良好的医患关系，不仅有利于患者的康复，也是医疗安全防范的重要方面。

2. 加强业务培训，不断提高医务人员的素质　通过医学继续教育、理论知识更新、技术传帮带、业务考核和人才队伍建设，形成浓厚的学术氛围，提高医务人员整体素质。医务人员业务能力的提高，可以有效地防范技术性事故的发生。

3. 加强规章制度管理，不断提高医疗安全防范能力　医院的惯性运行靠一套完整的规章制度。各级医务人员职责、各项医疗工作制度、各种技术操作常规和各类技术标准的执行，应作为院、科两级管理的重点，以保证医院各项工作制度化、常规化、标准化、规范化。医院领导、职能部门和科室要不断加强教育、监督检查、出台措施和办法，严格奖惩制度，对医疗事故或纠纷易发科室、易发环节、易发因素和易发人员等做好重点防范。

4. 加强法制教育，不断提高维权意识　要加强医务人员的维权意识，增强法律意识和法律观念，利用法律保护自身合法权益。在医疗活动中一切以法律为准则，不搞违规违法的医疗活动。在处理医疗纠纷中应以《中华人民共和国民法典》为重要依据，依法按程序处理，不违背原则，不感情用事，真正维护医患双方合法权益。

5. 积极在医院提倡和推行安全文化　"患者安全"是医疗品质的基石，只有通过各项安全活动的规划及推动，逐步形成患者安全文化，才能真正让所有老百姓感受到"安全"与"安心"，创造出高品质的医疗安全环境。

第二节　医方与患方沟通管理

建立和谐的医患关系对于维护医患双方的合法权益、提高医疗服务质量、促进医疗卫生事业的发展、深化公立医院改革、维护社会的安定团结有着不可忽视的作用。医患之间的有效沟通，更是对维护人类健康、促进医学发展和社会进步极其重要。但在医患关系日趋紧张、医患冲突频发、医疗纠纷形式多样化、医患双方出现信任危机的环境下，医护人员的诊疗活动也面临着巨大的风险与挑战。

医患关系（doctor-patient relationship）是最重要的人际关系之一，是医务人员与患者在医疗过程中产生的特定医治关系，是医疗人际关系中的关键。狭义的医患关系指医生和患者两个个体之间的相互关系；广义的医患关系指以医务人员为中心的所有与医疗服务有关的一方，以及以患者为中心的所有与患者健康利益有直接关系的一方，所构成的群体与群体之间的多方面的关系。

著名医史学家西格里斯曾经说过："每一个医学行动始终涉及两类当事人：医生和患者，或者更广泛地说，医学团体和社会，医学无非是这两群人之间多方面的关系。"随着经济的发展，我国的医疗卫生事业取得了令人瞩目的成就，但仍有"看病难、看病贵"的现象，逐年增加的医疗纠纷及不时报道的恶性伤医事件，使医患关系日益紧张。建立一个和谐稳定的医疗环境迫在眉睫。

一、医患关系现状

从改革开放至今，我国学者对医患关系的研究主要经历了3个阶段。①改革开放到20世纪90年代初，这一阶段主要从医院方面探讨医患关系，研究重点是加大医院建设、加强医风医德教育等。②20世纪90年代初到21世纪初，这一阶段主要从医院和患者两方面探讨医患问题，研究重点是加强医院建设以及患者对自身权利的维护。③21世纪初到现阶段，主要从医方、患方、医疗体制、社会等多个层次来解读医患关系，并对医院的市场化改革作相关的反思。

从总体上看，我国医患关系的现状是和谐主流之中存在着不和谐的支流，具体表现为医患关系日趋紧张、医患冲突频发、医疗纠纷形式多样化、医患双方出现信任危机。一方面，患者对医疗行业不信任；另一方面，医生对执业环境不满。有效处理医疗纠纷，构建和谐医患关系是当下缓解医患矛盾的迫切要求。

二、医患关系紧张的原因

（一）内在原因

1. 医方因素

（1）存在自我保护意识：在诊疗过程中，大部分医生都存在着自我保护意识。医生会考虑确保医疗安全，将医疗风险降到最低。

（2）医德医风问题：现行的医学教育制度主要侧重于医学技能教育，人文教育明显缺乏，个别医务人员素质偏低、缺乏修养，或对患者缺乏耐心和同情心、责任心不强、服务态度不良。相关调查结果显示，患者认为影响医院服务质量的所有因素中，医务人员医疗技术水平低占29.96%，而责任心不强占45.97%，服务态度差占16.47%。

（3）技术水平有限：个别医务人员技术水平不高，缺乏临床经验，出现漏诊、误诊；或对一些药物的应用指征、方法、禁忌证及配伍禁忌等不熟悉，导致误治，引起医疗纠纷。

2. 患方因素

（1）维权意识增强：随着我国法律的普及，人们的法律意识、维权意识不断增强。如果患者及其家属在就医过程中对医院或者医务人员的医疗服务质量、服务态度等不满，他们就会用法律来维护自己的权益。

（2）对医疗效果期望过高但医学知识缺乏：虽然现代医学高速发展，但是医学也有其特殊性和局限性，有些疾病的治疗效果并不理想。然而，有些患者及其家属对于医学的特殊性认识不足，医学知识缺乏，对于医疗效果抱有很高的期望，认为只要住进了医院，经过一系列科学仪器的辅助检查和医生的诊治，就一定能够治愈疾病，而这已经超出了医学领域所能够达到的范畴。当他们付出了医疗费用而又达不到期望的治疗效果时，就会迁怒于医院和当事医生，造成医患关系紧张。

（3）患者自身经济状况：经济状况较好的患者通常对医生的要求较高，容易对医生的服务态度不满；经济状况较差的患者通常投诉医疗费用过高。

3. 医患之间关系

（1）医患之间信息不对称：由于医学专业性强等特点，医疗服务中广泛存在着信息不对称问题。主要包括对病情认知程度不对称、医疗服务的相关信息不对称、医患间法律意识不对称、媒体宣传信息不对称。

（2）医患之间缺乏信任：我国目前正处于社会转型期，一系列复杂因素导致了整个社会的诚信度降低，医疗市场也是如此。引起医患矛盾的一个重要原因就是医患之间缺乏相互信任。有一部分患者就诊时不愿提供甚至隐瞒以往的病历，以此来考验医生的水平，判定医生的诊断是否正确。甚至有一些患者，在就诊过程中随身携带录音及摄像设备，对医生诊疗过程进行记录，时刻防范医生。还有部分患者仅信任资历深厚或自己熟识的医生，不相信甚至排斥其他医务人员，影响最后的治疗效果。同时，一些医务人员也对患者存有防范之心，并采取一些自我保护措施。

（3）医患之间缺乏良好的沟通：随着医学的高速发展，医学模式逐步向生物-心理-社会医学模式转变，医患之间在疾病信息以及情感上的沟通交流变得非常重要。但是，一些医务人员忽视了与患者情感上的沟通，造成患者的误解。

（二）外部原因

1. 医疗卫生公益性质淡化

（1）医疗卫生资源配置不合理：我国医疗卫生资源总量相对较少，医疗资源地域配置在地区之间、城乡之间有着很大差距。东部经济发达地区的医疗资源数量及质量远高于西部经济落后地区；全国80%的医疗资源集中在大城市，其中30%又集中在大医院；医疗资源在城区内相对过剩，而在大多数农村地区却相对缺乏。

（2）医疗保障体系不健全：虽然我国的基本医疗保障制度初步实现了全民覆盖，但是总体上仍然不能满足经济社会发展和人民群众医疗卫生服务的需要。我国的基本医疗保障体系由城镇职工基本医疗保险、城乡居民基本医疗保险以及城乡医疗救助共同构成，但是目前的医保体系还不完善，在筹资水平和统筹层次等方面还不能满足公众的就医需求。

我国的卫生事业是一项社会公益性事业，但由于投入不足，卫生补偿机制不健全，导致个别公立医疗机构出现趋利行为，患者经济负担加重。

2. 法制因素
医患关系的法治建设较滞后，出现医疗纠纷时无法可依。处理医疗纠纷的法律法规尚不完善，不利于操作。《中华人民共和国民法典》虽然在患者的知情权方面有所扩大，比之前的《医疗事故处理条例》《医疗事故处理办法》有了很大进步，但实施情况显示，我国用于解决医疗纠纷的相关法律法规常出现理解上的偏差，不易于执法人员的操作，不能及时遏制医疗纠纷事件。

3. 社会舆论导向倾斜　社会舆论和新闻媒体一般倾向于弱势群体，对医疗纠纷和医疗事故的宣传较多，而对医务人员奉献精神的报道较少，使公众对医疗行业失去信心，如即使出现正常的并发症，患方也会认为是医疗事故，要求医方赔偿。

三、缓解医患关系的对策

（一）政府方面

加大对医疗机构的投入，使医疗机构回归公益性。政府要强化职能，有效地实施监管，减缓公立医疗机构商业化和经济利益化的发展趋势，保证公立医疗机构的社会公益和福利性质及作用，从而使医疗机构实现真正意义上的公益性归位。

以需求为导向，确保医疗卫生资源分布均衡，加强宏观调控，实现区域卫生资源的优化配置。继续完善医疗保障制度，减轻公众的医疗经济负担。同时，要不断完善与医疗纠纷相关的法律法规，要尽快制定并实施医疗服务及患者权益保护相关法律法规，通过立法明确医患双方的权利界限。

（二）医疗机构方面

缓解医患关系，减少医疗纠纷，医疗机构应从内涵建设入手，提升管理水平，强化质量管理。改进医德医风，树立医务人员全心全意为人民服务的理念，建立健全各项规章制度，优化诊疗流程；加强对从业人员法律法规培训，提升医疗机构从业人员的整体素质；注重技术培训，强化诊疗规范，不断提升医务人员技术水平及服务患者的能力。

另外，医疗机构要转变服务理念，推行人性化服务，通过各种便民惠民措施真正落实"以患者为中心"的服务理念。智慧医院建设是提高服务水平、改善医患关系的有效途径，医疗机构应该积极探索通过信息化手段改善患者的就医体验。

（三）医护方面

1. 医务人员要转变目前的诊疗模式，从以疾病为中心的诊疗模式逐渐转变为以患者为中心的诊疗模式，对患者多一些人文关怀，增强服务意识，不断提高整体医疗质量。

2. 要加强医德医风建设，提升医务人员职业道德修养，增进医患之间的信任度。

3. 医务人员要提高业务水平，了解最新的学术动态，掌握最前沿的医学知识技能，学习先进的医疗技术。

4. 规范药品的采购过程，降低药品价格。

5. 简化就诊环节，明确就诊程序，缩短患者等待就诊的时间，使患者能够尽快得到诊治。

6. 医院要建立激励制度，改善医务人员的工作环境，同时建立服务评价体系，对患者满意度进行调查，加强医患之间的沟通。

（四）患者方面

开展对公众医学常识的普及教育，通过电视广播宣传、学校教育、社区培训等方式，改善医患之间信息不对称的状况。引导患者尊重医务人员，医患的目标和利益是完全一致的，医患之间的关系应该完全平等。加强对患者的普法宣传力度，普及相关的法律法规知识，不断提升患者的维权意识。

（五）社会方面

要正确引导社会舆论和媒体的宣传导向，加强对医务工作者奉献精神的宣传，不断改善医方在患者心中的形象。建立网络评价系统，设置完善的网络平台，监测网络舆情，防止对医疗纠纷和医疗事故的过度宣传。

四、患者的权利与义务

在医疗活动中，医生与患者作为医患关系中两个不同角色，享有和承担着各自的权利义务。在传统医学和医患关系中较为强调医生的权利，诊治过程中采用什么治疗方法、用什么药物、需做什么检查、是否手术住院都属于医生权利范围的事。医生根据患者的疾病作出诊断，成为患者的医疗决策者。这种以牺牲或漠视患者的权利与义务为代价的医疗服务模式，在公民权利意识成为时代诉求的今天，已严重影响医患关系的和谐。

患者在诊疗活动中享有什么权利随着公民权利意识的觉醒逐渐被提出。20世纪初，很多国家接受了不取得患者或当事人在自由意志下知情同意不允许进行任何人体医学实验的原则。1946年通过的《纽伦堡法典》更加强调和确认患者的权利义务。近几十年来，重视和尊重患者的权利已成为世界各国的共识。

（一）患者的权利

1. 患者的生命权、健康权、医疗权　生命权是指自然人的生命安全不受侵犯的权利；健康权是指人体器官及各系统乃至身心的安全运行的权利。这是人生而有之、固有的基本权利，不是任何人赐予的。从这种认识出发，医生在对患者进行诊治时，不能因为自己的技术和知识优势，将诊治看成是对患者的恩赐或给予，也不能以高人一等的优越感来看待医患关系。

2. 患者的知情同意权　知情是一项重要的人权，且是一项前提性的基本人权，它是实现其他权利的基础；丧失对自身利益相关信息的知情，人们便会陷入茫然无措的境地，而不能很好地维护自身的利益。从法律角度看，患者的知情同意权由两部分组成：一是患者的知情，对应的是医生告知说明的义务；二是患者的同意，即患者自我决定的权利。在医疗活动中，知情同意一般指患者对自己的病情和医生据此作出的诊断和治疗方案明了和认可。它要求医生必须向患者提供作出诊断和治疗方案的依据，即病情资料，并说明该治疗方案的益处、不良反应、风险性及可能发生的其他意外，使患者能自主地作出决定，接受或不接受这种治疗。

目前，知情权的法定化已成为世界各国立法的共识和潮流。1948年《世界人权宣言》第十九条规定"人人有权享有……通过任何媒介或不论国界，寻求、接受和传递信息和思想的自由"。

在实践中，由于患者缺乏相应的医学知识，有些医生对患者的知情同意权并未关注和重视，诊疗中寥寥数语带过，以致患者的主观感受是未得到应有的服务，或误认为医生态度恶劣，这常常是引发医疗纠纷的导火索。《中华人民共和国民法典》第一千二百一十九条规定了医务人员在诊疗过程中有向患者说明病情、医疗措施的说明义务，以及告知患者手术、特殊检查、特殊治疗相关信息的义务；《中华人民共和国民法典》明显拓宽了医务人员履行告知义务的方式，减轻了医务人员拘泥于医疗文书的负担，对于构建更加和谐的新型医患关系具有极其重要的意义。

我国《执业医师法》第二十六条明确规定，医师应当如实向患者或其家属介绍病情，但应注意避免对患者产生不利后果。医生除了履行告知说明义务外，还有医疗干预权，这是医生为了维护患者利益，对患者的自主权进行干预和限制，并由医生作出决定的一种医疗行为，用于限制患者自主权以达到完成医生对患者尽义务的目的。医生行使医疗干预权与认同和尊重患者的知情同意权是协调一致的，都是为了患者的利益。这意味着医生履行告知说明义务的最终目的并不只是获得患者签名的同意书或认可医生的诊断这一结果，其内在的底蕴应是强调医疗活动中对患者的尊严、自由和人格的尊重，践行知情同意权不是医务人员推卸责任的挡箭牌，不能以"知情"为由而不考虑患者的心理承受能力，也不能以"同意"为由，将所有的医疗方案都推给患者自己去选择，这样也就背离了患者知情同意的内涵。

3. 患者的人格权利 "以患者为中心"的医学理念，除了要求医务人员能够诊治好疾病这一层次，还要求对患者正当权益的保护和人格的尊重。在诊治的过程中注重患者的情感和心理体验，尊重他们的人格和尊严，将有利于疾病的治疗和康复，也是"以患者为中心"理念的主题和精髓。尊重患者的人格权，就是保护与人身不可分离的民事主体依法享有的民事权利，包括姓名权、肖像权、名誉权和隐私权。

（1）姓名权：自然人享有姓名权，有权依法决定、使用、变更或者许可他人使用自己的姓名，但是不得违背公序良俗。因自然人的姓名不具有唯一性，存在重名的情况，所以权利主体的确定是姓名权保护首要解决的问题。自然人的姓名权归属应以有效身份登记记载的姓名为准，包括身份证、护照、户籍登记等有效证件上记载的姓名。

（2）肖像权：是自然人依法享有的以其"肖像"相关利益为内容的民事权利。肖像权作为一种实证权利，并非天然地属于人格权范畴，其规范内涵于各国的司法裁判中不断扩张，最终形成现代面貌，被纳入我国人格权保护体系。肖像权的客体具有复合性，兼具精神利益与物质利益。

（3）名誉权：是指自然人和法人、非法人组织就其自身属性和价值所获得的社会评价，享有的保有和维护的具体人格权。名誉作为一种社会评价，是指社会或他人对特定自然人、法人及非法人组织的品德、才干、信誉、资历、声望和形象等方面的客观评判。这种评价直接关系到民事主体的人格尊严和社会地位，属于重要的人格利益。

（4）隐私权：是指自然人享有的对其个人的、与公共利益无关的个人信息，是私人活动和私有领域进行支配的一种人格权。隐私权的内容非常广泛，它包括个人的私人活动、私人信息和个人领域。患者的个人隐私在接受诊治过程中只向医务人员公开，且不愿让他人知晓的私人信息，如病理生理、心理上的缺陷，有损个人名誉的疾病，可能造成的精神疾患等，隐私资料的公开将严重地侵犯患者的人格权。保护患者的隐私，这既是职业道德的要求，也是法律的要求。《执业医师法》第二十二条规定：医师在执业过程中应关心爱护尊重患者，履行保护患者隐私的义务。违反了此项规定，则要承担侵权的法律责任。如何合理地协调患者的隐私权与医学教育实践之间的冲突，关键是医院和医务人员应树立尊重患者人格权的观念。在诊治患者过程中指导见习、实习生，首先应征得患者的同意，讲清检查的方式、内容，并说明见习、实习的意义。在必要的情况下，还应当支付一定的报酬。

《中华人民共和国民法典》增加了"个人信息"的保护，即无论是事关患者病情的隐私，还是仅仅属于患者姓名、年龄、联系方式等基本个人信息的内容都应当受到保护，该规定明显扩大了患者个人信息的保护范围。该条文提升了医疗机构及医务人员保护患者隐私和个人信息的要求，降低了患者对于隐私权、个人信息受到侵害的维权门槛，更有利于患者隐私和个人信息的保护。

对于患者隐私权的保护，在临床上要注意以下几个方面：①除法律法规规定外，未经患者同意，不得把患者的病历资料交予医学外其他人或组织阅读；②临床医学报告及研究中，未经患者本人同意，不得用真实姓名和真实病历方式对外公开报道，或作为文学作品报道；③临床医学摄影资料应充分征求患者同意，不得随意拍摄可暴露患者身份或特征的影像，更不能作为艺术摄影作品公之于外；④临床手术直播或电视播放必须征得患者及其家属的同意及授权书，并应坚持避免暴露患者身份或隐私部分的原则。无论是日常的诊疗活动，还是涉及生命医学中的事项（如器官移植、人类辅助生殖技术、人体实验和基因治疗），都要以尊重人的人格尊严作为根本前提，其核心都是为了人的基本权利。

4. 患者的自主决定权　患者的自主决定权是患者权利中最基本的一项权利，是医疗活动中防止医务人员滥用权利的重要因素。患者在接受诊治过程中，医务人员基于技术专长对患者的健康状况掌握着主动权，理应为其病痛作出最佳选择，但并不意味着患者就此丧失了自主决定权。医务人员在救治过程中，应当尽量尊重患者的个人意愿，如手术方案所涉及的个人生活方式、习惯、个人生活理念等。患者的选择权，还表现在发生医疗事故争议后，患者及其家属对医疗事故处理程序的申请权、鉴定机构及专家的选择权、再次申请鉴定权、患者对参加鉴定的专家享有的回避权、提起民事诉讼权等。当然，患者的自主决定权并不是无限制地自主选择，而是以服从国家法律法规、医院规章制度的规定为前提。

5. 患者获得赔偿权　因医务人员的过错导致医疗事故发生的，患者及其家属有权提出损害赔偿的要求。2002年10月出台的《医疗事故处理条例》明确规定了医疗事故的赔偿项目和标准，尤其是规定了医疗事故受害人的精神损害赔偿。在我国，精神损害赔偿旨在弥补精神利益损害，使受害人获得心理上的慰藉。医疗事故发生后，患者可以寻求身体、精神损害的赔偿途径，这是我国在医疗卫生立法方面的一大进步，也是进一步在法律上确认和保护患者的获得赔偿权，对规范医院和医务人员的行为也提出了更高的要求。

（二）患者的义务

权利是相对的，有条件的；权利和义务如影相随，没有无义务的权利。患者在一定意义上属于社会弱者，法律给予其特定保护，其享有的权利在某一阶段可能多于其所尽义务，但他们并非"零义务"，应该有其对他人和社会最低限度的法律义务。患者履行自己的义务，不仅是对自己的健康负责，也是对医生权利的尊重。

患者有诚实提供病史、不隐瞒有关信息的义务；患者有在医生指导下对治疗作出负责任决定的义务；患者有与医务人员进行合作的义务；患者在同意治疗后有义务遵循医嘱；患者有尊重医务人员以及其他患者的义务；患者有遵守医院规章制度的义务；患者有按时、按数支付医疗费用的义务；患者痊愈后有及时出院的义务。

五、医方与患方的有效沟通

医患沟通（doctor-patient communication），就是医患双方为了治疗患者的疾病，满足患者的健康需求，在诊治疾病过程中的交流。在医疗卫生和保健工作中，医患双方围绕伤病、诊疗、健康及相关因素等主题，以医方为主导，通过各种有特征的全方位信息的多途径交流，科学地指引诊疗患者的伤病，使医患双方形成共识并建立信任合作关系，达到维护人类健康、促进医学发展和社会进步的目的。

医务人员与患者的关系是一种特殊的人际关系，患者就诊时，特别渴望医护人员的关爱和体贴，对医护人员的语言、表情、动作姿态、行为方式更为关注、更加敏感。医患之间良好的沟通交流有助于疾病的诊断、治疗和康复。在与患者沟通时，医务人员应把握以下几项原则：

1. 平等和尊重的原则　医务人员必须以平等的态度对待患者，决不能居高临下。所谓平等，一是医患双方是平等的，没有高低贵贱之分；二是平等对待所有的患者，医务人员不能以地位、财富和相貌取人。尊重就是尊重患者的人格和感情。尊重患者就会获得患者的尊重，在彼此尊重的基础上，双方才能进行友好的沟通。

2. 真诚和换位的原则　真诚是医患沟通得以延续和深化的保证。真诚使人在沟通时有明确的可知性和预见性，而不真诚或欺骗，会使人产生不安全感和恐惧感。医务人员只有真诚地对待患者，才能使患者愿意推心置腹地沟通。同时，医务人员要多进行换位思考，站在患者的角度考虑问题，这样沟通才能达到应有的效果。

3. 依法和守德的原则　医患关系是一种法律关系。在与患者沟通时，医务人员要严格遵守法律法规，恪守医疗道德。医务人员既要行使好法律法规赋予的权利，又要履行好法律法规规定的责任和义务。同时，必须清楚患者依法享有的权利和应尽的义务，尊重患者的权利和义务，双方在法律法规的层面上沟通和交流。医务人员要保持良好的医德医风，决不能收受患者的好处，更不能向患者索要好处。法律和道德是医患沟通的基础，医务人员自身行为规范，就能赢得患者的尊重和信任，就能在沟通中处于主动地位。

4. 适度和距离的原则　体态语言是沟通交流的一种形式，运用体态语言要适度，要符合场合，切忌感情冲动、动作夸张。如在抢救危重患者时，如果表情淡漠，或说说笑笑，不仅有损医务人员的形象，还会严重伤害患者及家属的感情。沟通时，双方的距离要适当，太近或太远都不好。可根据患者年龄、性别，选择合适的沟通距离。如与老年人、儿童沟通时距离可适当近些，以示尊重和亲密，年轻的医务人员对同龄的异性患者则不宜太近，以免产生误解。

5. 克制和沉默的原则　医务人员的态度和举止可以影响患者的情绪，如患者可能会把医务人员的笑脸理解成友好或病情好转的信息，也可能会因医务人员眉头紧皱联想到自己病情是否恶化。因此医务人员必须把握好自己的情绪，避免因不恰当的情感流露传递给患者错误的信号。另外，在沟通遇到困难时，也要注意克制自己，冷静处理，避免矛盾激化。沉默也是一种克制，在医患沟通时运用好沉默也是必不可少的，特别是当患者或其亲属情绪激动时，以温和的态度保持沉默，可以让患者或其亲属有调整情绪和整理思绪的时间，但沉默时间不宜过长，以免陷入僵持而无法继续交流。

6. 留有余地和区分对象的原则　医务人员在介绍患者病情时，语言一定要有分寸，要留有余地，对疑难危重症患者更要注意。一是不能说得太绝对，如"保证治好"之类，否则，一旦发生意外，患者及其亲属没有思想准备，会造成纠纷；二是不应为了引起患者重视，把病情讲得过重，增加患者心理负担，对治疗不利；三是对某些疾病，与患者亲属沟通应实话实说，对患者有时则需要"善意的谎言"。

医务人员在沟通交流时，对沟通的对象要有基本的评判。如患者性格开朗、大大咧咧，则要提醒其重视疾病，不要满不在乎；如患者性格内向，对病情过于担心，思想包袱重，则应多鼓励，增强其信心。另外，对个别缺乏就医道德的患者或其家属，必须有防范的准备，既要认真治疗，又要严格执行诊疗程序，以防对方钻空子，故意闹事。

第三节　医疗纠纷的处理

为了构建更为和谐的医患关系，促进我国医疗卫生事业持续健康发展，就必须对医疗纠纷进行严格管理。医疗纠纷的有效预防及处理有助于提高医护人员的工作效率，减少不必要的救治时间浪费。目前，我国医务人员专业素养及服务态度参差不齐，医院的管理制度也需进一步完善和标准化。随着医疗卫生体制改革的不断深化及患者的医疗需求不断扩大，近年来，医疗纠纷数量有快速增长的趋势，处理难度也越来越大，患方要求医院给予的经济赔偿也越来越多，这成为困扰医院管理者和医务人员的难题之一，也成为法学界、医疗卫生界面临的现实问题。因此，正确分析医疗纠纷产生的原因，采取积极的防范措施，预防和减少医疗纠纷有着十分重要的意义。

一、医疗纠纷的概念

任何纠纷都是由于当事各方对同一事实在认识上有分歧或争议而产生，如果认识自始至终一致，纠纷就不可能产生；如果先不一致但后来达成一致，纠纷也不可能存在。医疗纠纷，狭义是指医患双方对医疗后果及其原因的认定存在分歧，从而引发争议的事件；广义是指患方认为在诊疗、护理过程中患者权益（身体权、生命权、健康权、知情权、名誉权、隐私权和处分权等）受到侵害，要求医疗机构、卫生行政部门或司法机关追究责任或赔偿损失的事件。主要表现在双方对某一不良后果是否应定为医疗事故、是否须承担法律责任有不同的看法。

二、医疗纠纷的分类

根据导致纠纷的原因，可以将医疗纠纷分为医源性纠纷和非医源性纠纷。

（一）医源性纠纷

医源性纠纷指主要由医务人员方面的原因引起的纠纷。医源性纠纷又可以分为两种情况，一种是由医疗过失引起的纠纷，另一种是由其他原因引起的纠纷。

1. 医疗过失纠纷　通常指医护人员在诊疗服务中存在过错或失误，并由此造成患者不同程度的机体损伤。此类纠纷情况复杂，主要包括：

（1）手术原因引起的医疗过失纠纷：此类纠纷在整个医疗纠纷中所占比例较大，造成过失的原因也多种多样。手术医疗过失的主要原因是医生责任心不强，术前未进行必要的化验和检查，态度轻率，造成了不良后果。还可能由于考虑不周，未排除手术禁忌证而导致不良后果；或者准备工作不充分，如血源准备不足，待手术中发生变化，急需输血却找不到同型血，导致血液循环衰竭而死亡。这些都是手术中较为常见的过失，也是典型的责任事故。

（2）用药原因引起的医疗过失纠纷：药物是主要的治疗手段，因用药过失对患者造成的不良后果而引起的医疗纠纷最常见。归纳起来大致有以下几方面：①用药原则方面的过失，此类过失多是由于医务人员医疗知识欠缺，违背用药原则或禁忌证。②用药剂量上的过失，包括用药剂量过大、时间过长，引起药物毒性反应、中毒或其他中毒后遗症等；也包括药量不足，不能达到治疗效果，发生不良后果。③药物错用的过失。④药物过敏反应方面的过失，如未做皮试肌内注射青霉素而发生过敏死亡。

（3）护理方面的医疗过失纠纷：常见护理方面的过失有护士责任心淡薄，不严格执行核对、交接班、巡视病房等规章制度。

（4）诊断方面的医疗过失纠纷：正确的治疗首先取决于正确的诊断，误诊和错诊势必发生错误的治疗，轻则延误治疗时机，重则造成死亡或伤残。但应当注意的是，误诊或错诊并不一定构成医疗事故，限于各方面的客观因素，如疾病的早期症状不明显、特殊而又罕见的疾病难以适时明确诊断，或因当时医疗技术水平、设备条件的限制等，都可能造成误诊或错诊，这些不能笼统地认定为诊断过失。

（5）医院管理方面的过失纠纷：这类纠纷主要由于医院内部管理混乱、核心医疗制度等执行不严造成。

2. 医方其他原因引起的纠纷

（1）服务态度恶劣引起的纠纷：有些医务人员在诊疗服务过程中，态度冷漠，解答问题语言生硬，失去了患者及家属对其的尊敬和信赖，如果恰逢医疗中有意外事件发生，就难免使早已气愤的家属对医疗意外产生误解，导致更强烈的愤怒或不满，作出过激行为等。

（2）医务人员语言不当引起的纠纷：在诊疗护理过程中，由于各个医疗机构的条件、设备和医务人员技术水平不同，疾病的发生和发展有一个渐进过程，不同的医院和医生对同一种疾病的认识和诊治效果会有一定差异。如患者从一个医院转到另一个医院或者改变经治医生，后来的经治医生对前期诊疗妄加议论、语言不严谨，就可能造成医疗纠纷。

（3）开具虚假医学证明引起的纠纷：医学证明是医生代表医疗机构出具的书面证明，包括疾病诊断证明、健康证明、出生证明和死亡证明等，它不仅是对患者所患疾病的性质及其对工作、生活影响程度的证明，还具有一定的法律效力，是司法机关认定某种事实的证据。医务人员不得出具虚假医学证明、未经亲自诊查的各类医学证明，也不得超执业范围出具各类医学证明，否则即视为出具伪证而受到相应法律惩处。

（二）非医源性纠纷

非医源性纠纷一般是由于患者或其家属缺乏医学常识，或对医院的规章制度不熟悉、理解不准确引起。这类纠纷多因患方医学认知偏执而引起。医生对疾病的诊治兼顾临床症状和病变的形成及发展变化规律，从现象和本质两个方面去研究病变机制，以便找出最佳的治疗方案。即便如此，由于个体差异，临床表现不完全一致、药物疗效存在差异，难免出现意外情况，这并非医疗失误所致。但由于医疗信息不对称、医患沟通不到位等原因，患方可能固执地认为医疗上的意外事件是医疗事故，并控告申诉。

三、医疗纠纷的防范措施

1. 构建和谐医患关系　尊重、信任是医院构建和谐医患关系必不可少的元素，而尊重与信任的纽带则是沟通。医务人员要尊重患者的知情权及选择权，在治疗进程中，医生与患者家属要随时沟通，让患者更加配合医生的治疗，减少医疗风险，促进医患关系的和谐发展。

（1）《中华人民共和国民法典》对医疗侵权责任进行了进一步修正，在法律方面对于医护人员及患者都进行了更深层次的保护。另外，政府提供的医疗保障使患者不再因为没钱治病而丧失信心，人民生活的幸福指数也得到了极大的提升，这对于构建更和谐的医患关系提供了保障。

（2）医院的管理制度对于医护人员的诊疗活动具有很大影响。在当今新型医患关系正在构建的时期，医院应该加强对职工的道德教育培养，辅以制度要求，构建更和谐的新型医患关系。同时，医院也应该健全相关法律维护制度，可设立法律部门，维护医护人员合法权益，构建更为健康的新型医患关系及让医护人员更为安心的医疗环境。

（3）互联网时代，各种健康软件得到应用，患者不仅可以与医生进行线上交流，还可评价医生的诊疗活动，反馈医生的诊疗活动，可促进构建和谐的医患关系。

2. 媒体正确引导　正确的舆论引导，能营造和谐向上的社会环境，是化解医患矛盾的"调和剂"。大众传媒应该传播社会正能量，正确引导患者理性对待医疗服务。

3. 法治化治理　和谐的社会环境离不开法律的制约、制度的规范以及社会公众的监督。随着我国法治社会的建设，医疗机构与患者的矛盾处理必须在考虑人道精神的基础上，以法律约束为主题，这是建设社会主义和谐医患关系的基础。医疗纠纷的处理机制，必须具备中立、规范等特性，否则得不到医患双方的认可。处理机制不够合理，医疗纠纷的矛盾就无法从根源上解决，群体性突发事件也不可避免。

4. 建设"以人为本"的医院文化　"和谐社会"是由人群组成的一种特殊形态的群体形式，是相当数量的人按照一定的规范发生相互联系的生活共同体。医疗机构是医务人员与患者及其家属交流接触的聚集地，应营造出一种温馨的环境氛围，让患者安心在此诊疗。医院管理者们要加强医院的文化建设，以文化的影响力来促进医患关系的发展，在医患双方共同努力下，打造和谐的医院文化。

四、医疗纠纷的处理

医疗纠纷的处理原则必须以事实为依据，以法律为准绳，必须以《中华人民共和国民法典》《医疗纠纷预防和处理条例》《医疗事故处理条例》《医院投诉管理办法（试行）》等有关法律法规为基本准则。《医疗纠纷预防和处理条例》将医疗纠纷预防和处理工作全面纳入法治化轨道，保护医患双方合法权益，维护医疗秩序，保障医疗安全，是指导医疗纠纷预防与处理的主要依据。

（一）医疗纠纷处理途径

发生医疗纠纷，医患双方可以通过协商、调解、民事诉讼等多种途径解决，医患双方可以根据具体情况和意愿自由选择。

1. 协商　这是目前解决医疗纠纷比较常用的方式。争议双方就有关问题在自愿、互谅的基础上，通过摆事实、讲道理，分清责任或搁置争议，达成共识，形成和解协议，使纠纷得以解决。协商的基础是双方自愿和意思表达一致，原则是诚实、信用、平等、合法。通过协商，争议双方可以在医学鉴定之前或者之后，快捷、有效地化解矛盾，解决冲突。

（1）在协商处理过程中，医疗机构必须坚持原则，实事求是，不能抱着息事宁人的思想而放弃原则。协商解决医疗纠纷应当坚持自愿、合法、平等的原则，尊重当事人的权利，尊重客观事实。

（2）医患双方选择协商解决医疗纠纷的，应当在专门场所协商，不得影响正常医疗秩序。

（3）医患双方人数较多的，应当推举代表进行协商，每方代表人数不超过5人。

（4）医患双方应当文明、理性表达意见和要求，不得有违法行为。

（5）医患双方应当依法维护医疗秩序，任何单位和个人不得实施危害患者和医务人员人身安全、扰乱医疗秩序的行为。

（6）医疗纠纷中发生涉嫌违反治安管理行为或者犯罪行为的，医疗机构应当立即向所在地公安机关报案。公安机关应当及时采取措施，依法处置，维护医疗秩序。

（7）协商确定赔付金额应当以事实为依据，防止畸高或者畸低。对分歧较大或者索赔数额较高的医疗纠纷，鼓励医患双方通过人民调解的途径解决。

（8）医患双方经协商达成一致的，应当签署书面和解协议书。

2. 调解 调解是指医疗纠纷当事人在第三方人员或机构的介入或主持下，通过谈判和协商，达成协议、解决纠纷的过程。调解是以医患双方当事人自愿为前提，以平等、互谅、互让为宗旨。医疗纠纷发生后，由于患方情绪难免激动，协商解决存在困难或者双方对纠纷的认识差异较大，难以达成一致意见，此时由第三方出面调解往往会取得比较理想的效果。

根据调解人或机构身份的不同，调解可以分为医疗纠纷人民调解、医疗事故行政调解和诉前调解。

（1）医疗纠纷人民调解：各地依据《中华人民共和国人民调解法》规定并符合本地区实际需要依法设立医疗纠纷人民调解委员会。医疗纠纷人民调解委员会应当自设立之日起30个工作日内向所在地县级以上地方人民政府司法行政部门备案。医疗纠纷人民调解委员会应当根据具体情况，聘任一定数量的具有医学、法学等专业知识且热心调解工作的人员担任专（兼）职医疗纠纷人民调解员。医疗纠纷人民调解委员会调解工作由政府主导，所需经费由政府财政拨付，医疗纠纷人民调解委员会调解医疗纠纷不得收取费用。

调解可由医患双方共同向医疗纠纷人民调解委员会提出申请；一方申请调解的，医疗纠纷人民调解委员会在征得另一方同意后进行调解。申请人可以以书面或者口头形式申请调解。书面申请的，申请书应当载明申请人的基本情况、申请调解的争议事项和理由等；口头申请的，医疗纠纷人民调解员应当当场记录申请人的基本情况、申请调解的争议事项和理由等，并经申请人签字确认。医疗纠纷人民调解委员会获悉医疗机构内发生重大医疗纠纷，也可以主动开展工作，引导医患双方申请调解。当事人已经向人民法院提起诉讼并且已被受理，或者已经申请卫生主管部门调解并且已被受理的，医疗纠纷人民调解委员会不予受理；已经受理的，终止调解。

医疗纠纷需要进行医疗损害鉴定以明确责任的，由医患双方共同委托医学会或者司法鉴定机构进行鉴定，也可以经医患双方同意，由医疗纠纷人民调解委员会委托鉴定。医疗损害鉴定应当由医疗纠纷所涉专业的临床医学、法医学等人员进行鉴定。达成调解协议的，医疗纠纷人民调解委员会应当告知医患双方可以依法向人民法院申请司法确认。医疗纠纷人民调解委员会及其人民调解员、卫生主管部门及其工作人员应当对医患双方的个人隐私等事项予以保密。未经医患双方同意，医疗纠纷人民调解委员会、卫生主管部门不得公开进行调解，也不得公开调解协议的内容。

（2）医疗事故行政调解和诉前调解：调解是一种有效的机制，作为解决矛盾纠纷的一种手段，在中国历史上已经被实践了数千年。我国古代处理纠纷也是首选"调"，而不是"判"。国外（如日本、新西兰等国家）在遇到民事纠纷时也是倾向于选择民主、高效、公平且不留后遗症的调解方式。所谓诉前调解就是案件在立案前，在庭审前或案件审理中在法官及调解员的介入下，经友好协商，自愿解决纠纷的过程。

一旦进入调解程序，各方就开始踏上一条寻求共识的道路，互谅互让是原则。作为调解一方，通过调查取证，将在专业角度揭示事件过程中对双方有利方面和不利方面，以及其中的弹性。同时指出医患双方的潜在风险，如时间、精力、费用、声誉及可能面临的处罚等。最终目的是鼓励双方友好协商。

"诉前调解"只是一个机制，它并不需要"臃肿"的机构和人员，主体就是法院法官、医疗事故处理办公室工作人员及医患双方。只有在预定的例会及碰到医疗纠纷时，大家通过联络沟通，商定调解纠纷的措施。

3. 民事诉讼　民事诉讼是指法院在双方当事人和其他诉讼参与人的参加下，审理和解决民事案件的活动以及由这些活动所发生的诉讼关系。针对医疗纠纷，如果当事人不愿意通过协商、调解解决，或者协商和调解不能达成一致意见的，则可以直接向人民法院提起民事诉讼，当事人也可以直接向人民法院提起诉讼。法院一旦作出生效的裁决，则具有强制执行力，当事双方必须履行。

需要注意的是，当事人向人民法院提起诉讼的，卫生行政部门不再受理调解申请；已经受理的，应当终止处理。医患双方在医疗纠纷处理中，造成人身、财产或者其他损害的，依法承担民事责任；构成违反治安管理行为的，由公安机关依法给予治安管理处罚；构成犯罪的，依法追究刑事责任。

（二）医疗纠纷处理程序

医疗纠纷发生后，医疗机构和医务人员应该立即采取有效措施，化解矛盾，妥善处理，医疗机构应当按照规定向所在地县级以上地方人民政府卫生主管部门报告。卫生主管部门接到报告后，应当及时了解掌握情况，引导医患双方通过合法途径解决纠纷。

1. 及时报告　医务人员在医疗活动中发生或者发现可能引起医疗事故的医疗过失行为或者争议的，应当立即向所在科室负责人报告，科室负责人应当及时向本医疗机构医疗主管部门报告；医疗主管部门接到报告后，及时了解情况，并将有关情况如实向本医疗机构的负责人报告。

构成医疗事故的，医疗机构应当按照规定向所在地卫生行政部门报告。发生下列重大医疗过失行为的，医疗机构应当在12小时内向所在地卫生行政部门报告：①导致患者死亡或者可能为二级以上的医疗事故；②导致3人以上人身损害后果；③国家卫生健康委和省、自治区、直辖市卫生行政部门规定的其他情形。

医患双方应当依法维护医疗秩序。任何单位和个人不得实施危害患者和医务人员人身安全、扰乱医疗秩序的行为。医疗纠纷中发生涉嫌违反治安管理行为或者犯罪行为的，医疗机构应当立即向所在地公安机关报案。公安机关应当及时采取措施，依法处置，维护医疗秩序。

2. 调查分析　发生医疗纠纷时，应当立即组织调查、核实有关情况，并采取积极有效的措施，防止事态扩大，具体做法如下：

（1）首诉负责：投诉人向有关部门、科室投诉的，首次接待人为首诉负责人，必须先做好解释疏导工作和首诉记录，尽量当场协调解决，并将投诉及处理情况报告投诉管理部门。投诉接待人应当耐心、细致地做好解释工作，稳定投诉人情绪，避免矛盾激化。

（2）成立院科两级调查处理小组：对事件展开认真、细致的调查，包括患者意见、事件经过、判定是否存在过失以及过失与不良后果之间是否因果关系等。

（3）需要提交鉴定的医疗事件，按照《医疗纠纷预防和处理条例》《医疗事故处理条例》《医疗事故技术鉴定暂行办法》等要求，做好相应的准备工作。鉴定可以由医患双方当事人共同委托，也可以由卫生行政部门、法院移交鉴定。

（4）积极治疗患者，争取更好的治疗效果，把损害降到最低。

3. 保存证据　医患双方要有证据意识，及时保存证据，为纠纷处理提供法律依据。

（1）病案：发生医疗争议时，应妥善保管病历及相关原始资料，严禁涂改、伪造、隐匿和销毁病历资料。因抢救而未能及时书写病历的，应当在抢救结束后6小时据实补记，并加以注明。发生医疗纠纷需要封存、启封病历资料的，应当在医患双方在场的情况下进行。封存的病历资料可以是原件，也可以是复制件，由医疗机构保管。病历尚未完成需要封存的，对已完成病历先行封存；病历按照规定完成后，再对后续完成部分进行封存。医疗机构应当对封存的病历开列封存清单，由医患双方签字或者盖章，各执一份。病历资料封存后医疗纠纷已经解决，或者患者在病历资料封存满3年未再提出解决医疗纠纷要求的，医疗机构可以自行启封。

（2）实物：疑似输液、输血、注射、用药等引起不良后果的，医患双方应当共同对现场实物进行封存、启封，封存的现场实物由医疗机构保管。需要检验的，应当由双方共同委托依法具有检验资格的检验机构进行检验；双方无法共同委托的，由医疗机构所在地县级人民政府卫生行政部门指定。疑似输血引起不良后果，需要对血液进行封存保留的，医疗机构应当通知提供该血液的血站派员到场。现场实物封存后医疗纠纷已经解决，或者患者在现场实物封存满3年未再提出解决医疗纠纷要求的，医疗机构可以自行启封。

（3）尸检：患者死亡，医患双方对死因有异议的，应当在患者死亡后48小时内进行尸检；具备尸体冻存条件的，可以延长至7日。尸检应当经死者近亲属同意并签字，拒绝签字的，视为死者近亲属不同意进行尸检。不同意或者拖延尸检，超过规定时间，影响对死因判定的，由不同意或者拖延的一方承担责任。尸检应当由按照国家有关规定取得相应资格的机构和专业技术人员进行。医患双方可以委派代表观察尸检过程。

根据法律规定，患者在医疗机构内死亡的，尸体应当立即移放太平间或者指定的场所，死者尸体存放时间一般不得超过14日。逾期不处理的尸体，由医疗机构在向所在地县级人民政府卫生主管部门和公安机关报告后，按照规定处理。

4. 向患方告知处理意见　医疗机构应当在调查研究的基础上，作出对医疗纠纷的初步处理意见，并应向患方通报时间调查结论和处理意见。

5. 处理相关责任人　医疗机构、卫生行政部门应当依据有关法律、法规和医疗机构管理规定，对存在违规行为的当事人、责任部门进行处理。

6. 结案报告　医疗纠纷解决后，医疗机构应当按照《医疗质量安全事件报告暂行规定》向所在地卫生行政部门报告。卫生行政部门应当按照规定逐级将发生的医疗事故以及依法作出的行政处理情况，上报上级卫生行政部门。

第四节　医疗事故的防范

社会经济的不断发展和国家普法教育的实施带来了双方面的效果。一方面，人们的法律意识不断增强；另一方面，人们对医疗服务质量的要求越来越高，医疗事故的发生也得到了更多关注，诊疗也越来越规范化。医疗事故，是指医疗机构及医务人员在诊疗活动中，违反医疗卫生管理法律、行政法规、部门规章和诊疗护理规范及常规，发生过失造成患者人身损害的事故。医疗事故的责任主体是医疗机构及医务人员。其中，医疗机构中的医务人员应包括取得了相应资格、从事医疗管理、后勤服务并直接造成医疗事故的人员。

一、医疗事故的概念

2002年9月正式实施的《医疗事故处理条例》对医疗事故有明文规定，强调医疗事故是"医疗机构及其医务人员在医疗活动中，违反医疗卫生管理法律、行政法规、部门规章和诊疗护理规范、常规，过失造成患者人身损害的事故"。但《医疗事故处理条例》仍然未全部涵盖医疗过程中可能发生的损害，易引起患者不满，导致纠纷。引发医疗纠纷的范围涵盖医疗服务的每一个环节，既包括医疗技术方面的纠纷，也包括医疗机构管理方面的纠纷；既包括患者的损害结果构成医疗事故的纠纷，也包括患者的损害结果不构成医疗事故的纠纷等。

二、医疗事故的分级与鉴定

1. 医疗事故分级　《医疗事故处理条例》的第四条，依据对患者人身造成的损害程度，将医疗事故划分为四级。在处理医疗纠纷的过程中首先要根据法律条文明确是否为医疗事故，然后作出相应的等级鉴定。

（1）一级医疗事故：造成患者死亡、重度残疾的。

（2）二级医疗事故：造成患者中度残疾、器官组织损伤导致严重功能障碍的。

（3）三级医疗事故：造成患者轻度残疾、器官组织损伤导致一般功能障碍的。

（4）四级医疗事故：造成患者明显人身损害的其他后果的。

2. 医疗事故鉴定　医疗事故鉴定应当综合分析医疗过失行为在导致医疗事故损害后果中的作用、患者原有疾病状况等因素，判定医疗过失行为的责任程度。

（1）完全责任：指医疗事故损害后果完全由医疗过失行为造成。

（2）主要责任：指医疗事故损害后果主要由医疗过失行为造成，其他因素起次要作用。

（3）次要责任：指医疗事故损害后果主要由其他因素造成，医疗过失行为起次要作用。

（4）轻微责任：指医疗事故损害后果绝大部分由其他因素造成，医疗过失行为起轻微作用。

3. 医疗事故与医疗纠纷的区别　虽然法律对医疗事故的定义以及等级有明文规定，但在实际认定过程中仍然困难重重，对于医疗事故的范围难以界定，特别是医疗纠纷的概念与医疗事故模糊不清。在国外一般分为三种情况：第一种是认为医疗事故的实质要件是"医疗过失"和"损害后果"。医方在给患者诊疗的过程中只要存在过失，并且该过失给患者造成了伤害后果，即可认定为医疗事故。第二种是把医疗事故等同于民事侵权行为或者违约行为，医疗事故一旦出现，即患者一旦在诊疗过程中出现损害，医方就有民事责任，患者可以此来要求医方进行一定的经济赔偿。第三种说法比较宽泛，只要是医方违反了一定的义务造成损害后果的都是医疗事故。第三种概念界定更应该划归为医疗纠纷。必须明确医疗纠纷较医疗事故的概念更广泛。医疗纠纷的前提是医疗行为的存在，主体是医疗机构和患方，客体是医疗过错和违约行为，后果就是医疗损害行为和医疗合同违约，满足这些条件都是医疗纠纷。而医疗事故是根据患者的身体损害情况分等级进行严格认定，其范围要比医疗纠纷狭窄许多。

三、医疗事故的防范措施

我国卫生事业工作的"十六字方针"和《医疗事故处理条例》都强调了预防为主的观点。医疗行业是一项高科技、高风险的工作，其中既受限于人类科学整体发展水平、认知能力，又与患者本身复杂机体因素密切相关。因此，临床医疗工作始终落后于医学科学的发展水平，很多医疗纠纷都与医疗行为预期后果的不确定性相关，这就为医疗事故的产生提供了客观条件。只有客观地认识其高风险性、相对不可预知性，加强防范才成为可能。

1. 提高医疗质量是防范医疗事故的基础　医院应通过加强人才培养、开展医疗新技术、加强三级查房、提高医疗设备的诊治档次、提高诊断符合率与治疗有效率等措施，不断提高医疗质量。高质量的医疗服务是提高患者满意度的基础，可从根本上降低医疗事故的发生率。

2. 提高病历书写质量，做到病历书写证据化　病历的主体（即书写者）是医务人员，客体（即描述对象）是患者，他们是医疗事故的双方当事人。因此，一份记录完整、准确的病历，可以有效地证明医务人员每一步医疗行为的必要性与合法性。按照《医疗事故处理条例》规定，患者可以随时复印病历的客观部分，这也要求医务人员必须做到病历书写及时准确，提高书写质量。

3. 全面落实有关规章制度，制定医疗事故防范预案　随着我国社会的进步、法制的健全，越来越多的政策、法规制约着医疗机构及其医务人员的医疗行为，如《医疗机构管理条例》《执业医师法》《传染病防治法》《献血法》《医疗质量管理办法》《医疗纠纷预防和处理条例》《医院投诉管理办法（试行）》，以及各项医疗操作规范、消毒隔离制度、危重患者讨论制度等。按《医疗事故处理条例》对医疗事故的定义，违反相关卫生法律、法规、制度与医疗技术操作规范，才是构成医疗事故的前提。因此，全面落实以上规章制度，各级医务人员切实执行各项操作规范，是避免医疗事故发生的根本保障。

4. 加强医患沟通，不断提高服务质量　《医疗事故处理条例》的特点之一是赋予患者更多的权利，如复印病历权、知情同意权和选择权等。因此，各级医务人员在整个医疗工作中应该坚持尊重患者的权利，加强医患间的沟通。对各项检查、处置、治疗方案的施行，尤其是对机体有创伤的检查、处置、治疗以及贵重药品的使用，均应事先告知患者并履行签字手续。另外，改善服务态度与工作作风，重新定位医患关系，树立为人民服务的理念，体现对患者的人文关怀，才能进一步拉近医患间距离，减少摩擦因素，从客观上有效防止医疗纠纷的发生。

随着医疗技术及经济的发展，中国式的医患关系也进入了一个新的阶段，医患之间正在形成一种由患者对医护人员医疗行为的单纯服从到患者与医护人员交流沟通后对治疗意见达成一致的过程。这样不仅增加了医患沟通，也可更加有效地减少医疗纠纷的产生。

互联网在当今的医疗环境中也扮演了极其重要的角色。一方面，患者可以采取网上挂号、线上支付等更加便捷的就医方式，节约时间、更加高效地就医。另一方面，互联网也使患者有更多的渠道了解病情，对疾病有最初的判断。但是网络信息混杂，从中筛选准确而关键的信息对于患者来说却非易事，患者自认为从网络上得知的"准确信息"也并非准确，个别患者以网络信息为准来评判医护人员的诊疗行为，对医护人员不信任，致使产生医疗纠纷或医疗事故。

四、我国医疗事故处理的现状与对策

1. "医疗事故"定义的局限性　引发医疗纠纷的因素涵盖医疗服务的每一个环节。从医疗技术到医疗机构管理；从患者的损害结果构成医疗事故的纠纷，到不构成医疗事故的医疗过错等。《医疗事故处理条例》对"医疗事故"的定义范围上有所扩展，但仍然不能涵盖医疗过程中可能发生的全部损害。《医疗事故处理条例》将"医疗意外""难以避免的并发症"等无医务人员主观过错的情况排除在医疗事故之外并无非议，但是将"医疗差错"排除在外，这有悖于《中华人民共和国民法典》的基本精神。"医疗差错"是指"因诊疗护理过失使患者病情加重，受到死亡、残疾、功能障碍以外的一般损伤及痛苦"。这一观点旨在说明，与导致患者死亡、残废、功能障碍的责任事故以及技术事故相比，由医疗差错引起的对患者的损害是可以治愈的，尽管其导致了诊疗时间延长，并相应地增加了患者的痛苦和诊疗费用，患者应该获得赔偿。《医疗事故处理条例》规定：医疗差错不论严重程度，均不构成医疗事故。按照法律，行政部门对患者造成的损害不予处理，医疗单位也可以不予赔偿。此种情况之下，势必造成患方不满，引发医疗纠纷。

2. 医疗事故纠纷处理没有统一明确的法律标准　司法实践中对医疗事故纠纷的处理有三种观点。第一种观点是遵循《医疗事故处理条例》，其依据是该条例是针对医疗事故处理出台的，属于特别法，应优先适用。第二种观点是遵循《中华人民共和国民法典》，其依据是《最高人民法院关于审理人身损害赔偿案件适用法律若干问题的解释》晚于《医疗事故处理条例》出台，按照新法优于旧法的惯例，应当适用《中华人民共和国民法典》。第三种观点是遵循《消费者权益保护法》，患者到医疗机构去看病，支付相应费用，就是消费者消费。这三种观点都合情、合理、合法，但是不同的法律规范处理方法不同，赔偿数额悬殊，法院在处理此类案件审理过程中容易造成执法尺度不一。

3. 医疗事故纠纷处理鉴定制度的适用差异　医疗事故鉴定包括医疗事故技术鉴定、医疗损害司法鉴定和伤残鉴定等。医疗事故技术鉴定是由当事人、卫生行政部门或者司法部门申请或委托，由医学会依据收集的证据和法定标准，判断是否为医疗事故，以及事故的分类、分级的科学鉴定过程。司法鉴定由司法鉴定中心执行，是指在诉讼活动中，鉴定人运用各种科学技术或专业知识对诉讼涉及的专门性医疗问题进行鉴别和判断。医疗事故技术鉴定和司法鉴定的基本程序，法院审查与评断的标准以及法律效力都基本相似，但也有明显的区别。

医疗事故技术鉴定存在不可避免的行业倾向性。医疗纠纷案件专业性很强，法院审判人员非医学专业人士，医疗事故技术鉴定的辅佐至关重要。《医疗事故处理条例》第二十一条规定：设区的市级地方医学会和省、自治区、直辖市管辖的县（市）地方医学会负责组织首次医疗事故技术鉴定。省、自治区、直辖市地方医学会负责组织再次鉴定工作。医学会是医疗事故鉴定的唯一机构。依据规定，医疗纠纷的审理采用举证倒置原则。参与举证鉴定的专家多是各级医院的任职医师，在实践中难免会偏袒医生或医疗机构。医学会在处理医疗事故中起着举足轻重的作用，但没有相应的法律来监督和制约医学会的鉴定工作。因此可能导致患方对医疗事故技术鉴定的公正性存在抵触心理。

司法鉴定经司法鉴定工作委员会授权，鉴定人员都是具有高级职称的专家，有严格的法律监督，鉴定结论公平真实可靠。因此，许多患方或法院更倾向于依据《全国人民代表大会常务委员会关于司法鉴定管理问题的决定》，来申请患方认为较为立场中立的医疗机构以外的司法鉴定机构进行鉴定。因此现实中许多法院会根据公平原则既接收医方医学会的医疗事故技术鉴定，也会接收患方提出的司法鉴定，但对两者的用法存在差异。如果结果大致相同便无争议，但如果结果大相径庭便又存在法院采纳哪一方结论的问题。

4. 医疗事故纠纷处理对策与建议　一些患者及其家属缺乏法律意识，发生医疗事故后，不通过正常途径去解决，而是把不良情绪发泄在医护人员身上。更有一些人为了获得更大的利益，通过"医闹"故意扩大事态。医患之间缺少信任和沟通是医患冲突的主要原因。

要减少医患矛盾，首先医生要真正从患者的角度思考问题；其次要让患者及其家属在遇事后有顺畅的诉求解决渠道，确保中立、公正、便捷，使患者的利益不受损害。只有从源头上控制，医患之间才能建立互信，防止医疗纠纷的发生。

众所周知，医疗行为是一项高风险的职业行为，不仅在于其本身存在未知科学领域有待探索，更在于患者本身个体体质的差异性，同样的医生同样的疾病可能会出现不同的诊疗结果。为建立文明和谐医患关系，合理构建医患相关法律制度、保障医患双方合法利益势在必行，医患双方在遵守法律的基础上，遵循诚实守信原则，提出合理诉求，保障合理权利。

第十一章　社区卫生服务营销管理

社区卫生服务
营销管理

第一节　概　　述

一、服务营销的概念和特点

（一）营销

营销的概念产生于18世纪中叶，它是指企业在市场调研和预测的基础上，将产品或服务的特点加以提炼，创造出某一具有核心价值理念的概念。通过这一概念向目标顾客传播产品或服务所包含的功能取向、价值理念、文化内涵、时尚观念和科技知识等，从而激发目标顾客的心理共鸣，最终促使其购买的一种营销新理念。随着市场经济的发展，营销从商业、仓储业、交通业、邮政业、餐饮业和旅游业等传统服务业扩大到所有的服务领域，在医疗卫生服务、教育行业、金融业和保险业等行业中逐步发展，通过理论体系、技术体系和操作体系形成了完整的服务链，在经济发展中的作用十分重要。营销学已经成为管理者、经营者的一门必修课。

（二）服务营销

服务营销是指组织在充分认识满足消费者需求的前提下，为充分满足广大消费者的需求，在服务过程中所采取的一系列的营销活动。服务是营销组合要素之一，其中顾客满意和顾客忠诚是服务营销的核心理念及目标。自20世纪60年代开始，西方学者就开始研究服务营销问题，直到20世纪70年代中后期，美国及北欧在正式开展服务市场营销学研究工作的基础上，逐步创立了较为独立的服务营销学。而服务作为一种营销组合要素，在20世纪80年代后期才真正引起人们的重视。这个时间段，科技进步，社会生产力显著提高，产业升级和生产的专业化发展日益加速，产品服务的密集度（产品的服务含量）加大。另外，市场发生转变，由卖方市场转变为买方市场，因此劳动生产力的提高，也促使消费者收入水平提高，他们的消费需求也逐渐发生改变，需求层次也相应提高，并向多样化方向扩展。

服务营销是一种营销方式，具有供求分散性，营销对象复杂多变，服务消费者需求弹性大，服务人员的技术、技能、技艺要求高等特点。另外，服务产品是一种无形产品，它与实物产品本身存在着差异，有不可感知性、不可分离性、差异性、不可储存性和所有权缺位等特征，因此组织或企业需要采用不同的营销方式。

（三）社区卫生服务营销特点

社区卫生服务营销是社区卫生服务机构以满足社区居民的基本卫生服务需要为目的，在以患者为中心、以消费者需求为导向的思想指导下，在适当的时间、适当的地点，以合理的价格通过适宜的技术手段，把适当的产品和服务提供给适当的消费者，而组织一系列的整体性经营活动，提供社区预防、医疗、保健、康复、健康教育及计划生育技术指导等"六位一体"的基本卫生服务的过程。随着营销及服务营销理念的引入，社区卫生服务营销成为连接社区居民与社区卫生服务机构的中间环节，是实现社区卫生服务项目使用价值的主要途径，也是实现社区卫生服务机构经济效益与社会效益的重要途径，更是社会文明进步的重要动力。

社区卫生服务市场是一个不完全的市场，具有与其他商品市场不同的特点，社区卫生服务营销具有如下特点：

1. 服务产品是非物质性产品　社区卫生服务是以服务形式存在的劳动产品，其生产和消费同时产生。这使它不能像其他产品一样通过运输、流通等环节异地销售，也不能存储、保存，在时间和空间上具有同一性。

2. 供需双方信息不对称　社区卫生服务生产和消费具有同步性，社区医务人员提供服务的过程同时也是社区居民消费服务的过程。由于供方拥有足够信息从而居于主导地位，并以"需求者代理人"和"服务提供者"的身份对服务作出需求选择，使卫生服务需求存在明显的被动性和求助性；而社区卫生服务利用者具备的卫生服务信息不完全，使消费者很难对卫生服务需求的数量、种类、质量、服务者乃至价格事先作出正确判断和理性选择，从而使消费的盲目性和选择成本增加。

3. 服务数量的有限性　单个社区卫生服务机构的市场有限，只在相对固定的空间、范围内服务，所服务的对象和针对的病种均是有限的，这在一定程度上也限制了其服务供给的能力。

4. 需求的多元化　目前，社区卫生服务所提供的不仅包括常见病、多发病的诊疗，还包括预防、保健、健康教育、家庭医生签约服务等一系列内容，随着社会的发展和经济水平的提高，不同背景的社区和人群服务内容、服务方式等的需求均呈现个性化、多样化和多层次性。

5. 医疗服务的弹性需求小　社区卫生服务所提供的医疗服务人群虽然有许多层次，但是总体上属于维护生命健康的基本消费，价格的变动对于医疗需求，特别是基本医疗需求的调节并不灵敏。

6. 社会效益为主导　由于非排他性和/或非竞争性典型特征的存在，大多数社区卫生服务产品和服务具有公共物品属性，通常由公众共同占有、使用、消费等，因此，社区卫生服务的供给不能以追求最大化利润为市场取向，而应把追求社会效益最大化放在首位，谋求社会和经济效益的统一。

二、社区卫生服务营销的任务

目前，我国卫生服务市场中供需结构倒置、居民医疗负担过重等情况有所缓解。《全国第六次卫生服务统计调查报告》显示：与第五次调查比较，我国医疗卫生服务可及性提高，居民基本医疗保障覆盖率和保障水平进一步提升，住院费用增幅趋缓。随着医疗保障水平稳步提高以及卫生服务体系建设不断推进，居民医疗服务需求持续得到释放，分级诊疗制度实施效果显现。2018年，87.1%的居民在县域内医疗机构就诊，农村居民在县域内医疗机构就诊的比例超90%。看病就医问题基本上能在县域内得到解决。城乡卫生服务可及性进一步改善，尤其是西部地区、农村地区等欠发达地区改善明显。一方面，城乡因经济困难需住院而未住院的比例从1998年的18.3%和24.5%下降到2018年的9.0%和10.2%。另一方面，2018年有89.9%的家庭15分钟以内能够到达最近医疗点，特别是西部农村地区，15分钟内到达最近医疗点的家庭比例从2013年的69.1%提高到2018年的82.6%，调查的西部农村地区有3.2%的家庭需要30分钟以上到达最近医疗点。

社区卫生服务的产品生产与消费具有同步性的特性，意味着社区卫生服务营销在服务体系、服务理念、服务内容及方式上都会影响到整体的服务质量。新时期社区卫生服务需要以营销环境为基础，结合"六位一体"的市场定位进行分析，需要达成以下任务：

（一）以社区居民需求为导向，发展特色服务

社区卫生服务型、社会参与型以及团队合作型是我国社区卫生服务的主要模型。随着经济的快速发展，居民生活水平的提高，居民的需求个性化，社区卫生服务机构的服务内容也应该按照服务范围内的居民情况不同而变化，可以按照自身和居民需求，把医疗服务为主要业务，也可以预防保健为主要业务，也可以两者相结合。

根据自身情况和特征，发展特色服务，提升社区卫生服务的质量，优化社区卫生服务营销策略，以社区居民的需求为出发点，来制定和规划具体的服务内容和项目。可以根据社区卫生服务机构的实际条件，从硬件和软件两方面提升服务能力，比如提高医护人员的工作业务素质和技能、医疗服务环境、设备条件、医疗诊断过程、服务专长等增强社区卫生服务的吸引力，增强居民的卫生服务获得感和满意度，提高居民的认可度。这样不仅有利于拓展社区居民客户群体，还能有效避开服务价格竞争，促进社区卫生服务的不断创新发展，满足社区居民的服务需求。

（二）完善社区卫生服务体系，增强居民忠诚度

社区卫生服务与公立医院、私人诊所以及药店处于同一市场竞争平台，私人诊所以及药店向居民提供的服务的价格相对较低，而公立医院的医疗设备齐全、就诊条件好、医疗技术水平高，这就很容易造成社区居民就医时选择大型综合医院，导致服务范围内的居民外流现象。因此，要加强社区卫生服务的市场竞争力，优化社区卫生服务体系，增强居民忠诚度、认可度是关键。社区卫生服务机构可通过强化整体的服务功能，以专业的医疗技术和真诚的服务态度为标榜和使命，建立起从前期咨询诊断到中期治疗再到

后期护理随访的完善的服务体系，保证整体医疗服务质量。同时，要改进相应的转诊服务机制，确保病源合理分流和居民合理就医，全力以赴为社区居民健康负责，提升社区居民对社区卫生服务满意度，增强居民的忠诚度，以优质的服务质量来维持居民群体的稳定性。

（三）为社区居民提供便民的卫生服务

传统的社区卫生服务以被动接受社区居民的上门咨询与治疗为主要服务形式，忽略了主动上门服务的重要性。发展现代的社区卫生服务营销策略，需要改善社区卫生服务理念，为社区居民提供主动上门服务，通过在社区开展上门随访、出诊、健康咨询以及设置家庭病床等，为居民提供便捷而又贴心的医疗服务。同时还可以走进社区居民的日常生活，针对性地建立居民健康档案，从居民个人身体实际健康状况出发，加强对居民疾病的管理，并及时地为居民提供体检和病情诊断服务，从而有效发挥对社区居民预防保健的服务功能。以上做法不仅可实现社区卫生服务营销的社会经济效益，同时有利于节约卫生资源，还能提高社区居民整体的健康水平，促进社区卫生服务质量不断完善和发展。

（四）健康知识营销与社区居民的沟通

社区健康教育、健康知识营销是社区卫生工作者动员居民参与社区健康管理、提高防病治病意识及掌握防病治病知识的主要手段，也是管理社区居民健康档案的"前奏曲"或"引子"，它是解决居民"无病防病、小病早治、大病防残、慢病防变"的最好办法。社区健康教育得不到社区居民响应和认同的原因：社区卫生服务机构没有制定一套务实的工作计划和实施方案，不能解决居民健康实际问题；健康教育的内容科普化程度不够，使用了过多术语，居民看不懂或听不懂，更记不住；健康教育的方法和形式过于机械，不够生动，仅仅停留于理论讲解上，缺乏说服力和感召力；没有做好宣传动员，没有采用"门诊预约、电话预约和上门预约"这三种最佳动员手段；健康教育内容不能解决居民实际健康问题；全科医生缺乏与居民交流沟通的技巧、缺乏健康教育的技能、缺乏相关的专业知识。

社区卫生服务机构可以通过开展居民健康教育，主动提供居民体检和健康咨询服务，加强与社区居民之间的沟通，增强社区卫生服务机构医护人员的亲和力，提高居民对社区卫生服务的信任度。

三、社区卫生服务营销的方法

（一）政策宣传

社区卫生服务自1997年首次被提出，一直得到国家政策的大力支持，在完善社区卫生服务功能、建立健全社区卫生服务网络、构建两级城市卫生服务体系、加强人才队伍建设、完善运行机制、加强监督管理、发挥中医药优势与作用、纳入城市经济社会发展规划、加大财政投入、发挥社区卫生服务在医疗保障中的作用、落实部门职责、加强政府领导、加强公共卫生均等化等多方面出台政策措施及配套文件，社区卫生服务得以快速发展，覆盖面不断扩大。社区卫生服务机构相关政策的推进，有利于改善基层医疗卫生机构基础设施条件，加快建设优质高效的医疗卫生服务体系，提升基层防病治病和健康管理能力，促进建立分级诊疗体系，更好地满足人民群众基本医疗卫生服务需求。同时，政府签订医疗保险定点合同、制定定向培养全科医生计划、给予社区卫生补助政策、公立医院支援意见、建设县域医共体等，对社区卫生服务机构发展、品牌建设、提高认可度等多方面有积极作用。

1. 社区卫生服务政策　　是指对于促进城市社区卫生服务工作健康、可持续发展，对于加快构建以社区卫生服务为基础，社区卫生服务机构与医院合理分工、密切协作的两级城市卫生服务体系，对于进一步方便群众，缓解群众看病难、看病贵等问题，起到重要的推动作用而出台的一系列的社区卫生服务配套政策。

2. 社区卫生服务政策宣传　　它是以人的健康为中心，以家庭为单位，以社区为范围，以需求为导向，以妇女、儿童、老年人、慢性病患者、残疾人、贫困居民等为服务重点，融预防、医疗、保健、康复、健康教育、计划生育技术服务功能等为一体的相关卫生服务政策的宣传，通过政策宣传主要解决居民对社区卫生服务机构的信任缺失及认可程度低、对社区卫生人员技术水平的不信任、对社区卫生服务机构的不了解、对基础建设和设备条件的不满意，对社区卫生服务满意度不高等问题。

3. 社区卫生服务政策宣传实践　　社区卫生服务机构需要高度重视社区卫生宣传工作，通过各种渠道和途径来加大宣传力度。通过集中宣传和经常性宣传相结合，使社会各界了解社区卫生服务，关心社区卫生服务，营造发展社区卫生服务发展的良好社会氛围。

（1）宣传重点：①发展社区卫生事业的重要意义和作用；②加强社区卫生服务体系建设的主要政策和重大措施；③社区卫生工作的新思路、新经验和新举措以及取得的成效；④日常卫生常识、疾病防治知识和健康文明习惯。

（2）宣传途径：①利用电视、广播、社交软件等各类媒体进行宣传。②开展"卫生保健进社区"活动。县（市）卫生行政部门组织社区卫生服务机构，在广场、住宅小区和公园等居民聚集场所举办户外活动，通过表演节目、有奖问答等形式来宣传社区卫生服务政策；开展咨询义诊、发放健康教育资料等，普及基本卫生知识，引导居民建立科学文明健康的生活方式。③开展"社区卫生进百万家庭"行动。县（市）卫生行政部门组织社区卫生服务机构，主动上门为社区居民发放健康服务手册、社区公共卫生服务券、建立健康档案等。④开展健康教育活动，制作社区卫生服务宣传资料。县（市）卫生行政部门可统一制作精美、坚固耐用的永久性宣传栏，重点宣传社区卫生服务的相关政策。社区卫生服务机构每年提供不少于12种内容的印刷资料、播放音像资料不少于6种，每两个月最少更换1次健康教育宣传栏内容，每年至少开展9次公众咨询活动，每月至少举办1次健康知识讲座，定期普及传染病防治知识，结合线上线下模式保证教育活动的持续开展。⑤按照自身实际制作具有特色的简报来达到宣传目的。

（3）宣传案例：某社区卫生服务中心，为进一步提高国家基本公共卫生服务项目的居民知晓率和获得感，将政策宣传与义诊活动相结合走进社区，推进基本公共卫生服务项目宣传活动，力求把国家基本公共卫生服务项目的政策、知识及服务内容清晰准确地宣传给居民，提高各项服务的参与度。采取以下措施：

①在中心门诊大厅液晶显示屏循环播放国家卫生健康委制作的《国家基本公共卫生服务项目》公益宣传片，扩大基本公共卫生知识宣传覆盖面，图文并茂地宣传基本公共卫生知识。②利用官方微信、微博等发布基本公共卫生知识、公益宣传片和宣传图片等，重点宣传服务项目的具体内容，针对65岁及以上老人、慢性病患者、妇女儿童等不同人群所享有的权利一一给予解释，大大提高了群众对项目的知晓率。③在充分利用区域健康教育资源上，积极开展国家基本公共卫生服务项目宣传活动。以社区为单位，统一印制发放以国家基本公共卫生服务项目政策和服务内容为主题的海报和宣传折页，海报在社区宣传栏内张贴公示，宣传折页在宣传架进行摆放方便居民自取，社区覆盖率达到100%。④在社区的健康教育宣传栏和电梯间等处进行张贴公示、门诊大厅处设立易拉宝，宣传国家基本公共卫生服务项目政策和服务内容。⑤社区开展义诊及政策宣传，采取活动现场牵拉宣传横幅、展示易拉宝、发放国家基本公共卫生服务项目宣传手册或传单、现场开展政策咨询和义诊等形式，向社区居民广泛宣传国家基本公共卫生服务项目及健康保健知识，宣传不同人群应该享受的服务项目及如何获得服务的渠道等内容。活动中，医护工作人员为社区居民进行了健康指导和相关疾病咨询，并提供了测量血压、血糖等服务，发放公共卫生服务宣传手册，引导居民走进社区卫生服务中心享受国家基本公共卫生服务的惠民政策。

此社区卫生服务中心开展一系列对国家基本公共卫生服务政策和项目的宣传活动，通过医务人员的宣传，正面引导扩大了社区居民对国家基本公共卫生服务项目的了解，同时也提高了居民的知晓率与参与度，更进一步促进了社区基本公共卫生安全。通过基本公共卫生服务政策的宣传，认识到长期坚持开展活动做好宣传工作是提升居民知晓率、提高居民满意度的有效手段。

（二）营销新模式推广

根据市场营销学的理论，结合社区卫生服务的特点和所处的发展环境，目前各地社区卫生服务营销的方式主要包括几个方面：

1. 关系营销　关系营销是以系统论为基本思想，是在人与人之间的交往过程中实现的，是把营销活动看成是一个企业与消费者、供应商、分销商、竞争者、政府机构及其他公众发生互动作用的过程，其核心是建立和发展与这些公众的良好关系。

关系营销是以系统论为基本思想，其中广义的关系营销是指企业通过识别、获得、建立、维护和增进与客户及其利益相关人员的关系，通过诚实的交换和服务，与包括客户、供应商、分销商、竞争对手、银行、政府及内部员工的各种部门和组织建立一种长期稳定的、相互信任的、互惠互利的关系，以使各方的目标在关系营销过程中得以实现。狭义的关系营销是指企业与客户之间的关系营销，其本质特征是企业与顾客、企业与企业间的双向信息交流，是以企业与顾客、企业与企业间的合作协同为基础的战略过程，是关系双方以互惠互利为目标的营销活动，是利用控制反馈的手段不断完善产品和服务的管理系统。

关系营销的核心是留住顾客，提供产品和服务，在与顾客保持长期的关系基础上开展营销活动，实现企业的营销目标。实施关系营销并不以损害企业利益为代价，关系营销提倡的是企业与顾客策略，企业、机构或组织营销活动的核心是建立并发展这些公众的良好关系（图11-1）。

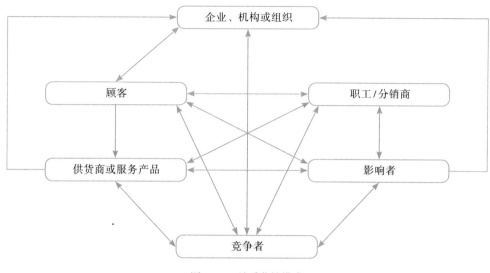

图11-1　关系营销模式

（1）社区卫生服务关系营销特点：社区卫生服务关系营销的实质是在市场营销中与社区卫生服务各关系方建立长期稳定的相互依存的营销关系，以求彼此协调发展。社区卫生服务关系营销具有以下特点：

1）信息沟通双向性：社区卫生服务各关系方都应主动与其他关系方接触和联系，相互沟通信息，了解情况，形成制度或以合同形式定期或不定期交流，相互沟通各关系方需求变化情况，主动为关系方服务或为关系方解决困难和问题，增强合作伙伴关系，以友好、及时地服务消费者。社区卫生服务中心应当把注意力集中在如何满足消费者需求、如何提供消费者个性化的服务上，确保供方和需方相互之间的信息及时、准确地传达和形成良好的信息沟通的双向性。

2）关系双方承诺与信任：社区卫生服务各关系方根据供方和需方的要求以及实际情况，应作出书面或口头的承诺。随着社会发展、医疗知识的不断宣传和普及，消费者的法律意识、平等意识也越来越强，因此消费者也要参与到其中，增加对社区的信任度，按照约定履行承诺，可以更好地赢得关系方的信任，架起彼此之间的维护和尊重关系方利益体现的一种相互信任的桥梁，这也是关系双方承诺与信任的关键。

3）营销活动互利性：关系营销的关键在于以交易双方利益上的互补为基础，如何向顾客传递价值。在与社区卫生服务关系方交往过程中，要求做到相互了解对方的利益需求，寻求双方的利益共同点，相互满足关系方的经济及社会利益，并通过公平、公正、公开的条件下进行的成熟、高质量的产品或服务使关系方都能得到实惠，要做到各方关系之间的公共关系，树立良好的关系。

4）服务与信息反馈及时："关系营销就是吸引、保持顾客和增强客户关系"，以消费者为导向、服务消费者是关键。整个社区卫生服务营销活动离不开供方和需求方之间的信任，在形成信任和承诺的环境中，密切关注，把优质的服务提供给消费者，这是社区卫生服务关系营销的目的。在整个关系营销中需要整个组织承诺提供高品质、可靠的服务，同时还应具备一个反馈的循环，用以连接关系双方，了解环境的动态变化，根据返回信息作出动态应变。

（2）社区卫生服务关系营销实施

1）财务层次：它是通过价格因素刺激患者购买服务，财务层次顾客关系营销主要是运用财务方面的手段，使用价格来刺激目标公众以增加社区卫生服务机构的收益。在财务层次关系营销中，具有代表性的方法是频繁市场营销计划和顾客满意度计划。其中频繁市场营销计划，指的是给予那些频繁购买服务以及按稳定数量进行购买的顾客财务奖励的营销计划。社区卫生服务机构也可以借鉴企业营销计划中符合卫生服务营销的内容，可以给长期在社区卫生服务机构看病的消费者赠送体检卡、节假日优惠挂号看病或优惠检查等服务活动。

2）社交层次：与财务层次顾客关系营销相比，这种方法在向目标顾客提供财务利益的同时，也增加他们的社会利益。在社交层次营销里，与顾客建立良好的社交关系比向顾客提供价格刺激更重要。重视社区卫生服务机构与目标人群之间的社交关系，强调个体化的服务，要求社区卫生服务机构制定统一的健康教育服务方法、制度和规范等，主动与目标人群交流；通过健康教育方式，随时收集信息并及时调整服务结构，从而促进社区卫生服务与居民之间建立和保持良好的关系。

3）结构层次：这种营销方法是企业在向交易伙伴提供财务利益和社会利益的同时，与交易伙伴结成结构纽带稳定联系。结构性联系要求企业为交易伙伴提供如下服务：服务对交易伙伴有价值，但交易伙伴不能通过其他来源得到这种服务；这种关系的建立是企业自身的行为，而不是仅仅依靠企业销售或者服务人员交际，主要通过增加技术投资、利用技术成果，及时收集目标人群需求信息，精心设计服务体系，强调个性化服务，如会员制服务、临终关怀及心理康复等。社区卫生服务机构通过与目标人群、政府机构以及其他公共组织发生互动作用，建立稳定的关系。

2. 网络营销　网络营销又称网上营销或者电子营销，是随着互联网进入商业应用而产生的，是以国际互联网络为基础，利用数字化的信息和网络媒体的交互性来辅助营销目标实现的一种新型的市场营销方式。广义上，利用一切网络（包括社会网络、计算机网络；企业内部网、行业系统专线网及互联网；有线网络、无线网络；有线通信网络与移动通信网络等）进行的营销活动都称之为网络营销。狭义上则指以互联网为主要营销手段，为达到一定营销目标而开展的营销活动。综上，网络营销更为确切的定义是，基于互联网和社会关系网络连接企业、用户及公众，向用户与公众传递有价值的信息和服务，为实现顾客价值及企业营销目标所进行的规划、实施及运营管理活动。

在社区卫生服务中，网络营销指的是社区卫生服务机构利用互联网的技术和功能，通过一切网络进行的营销活动。网络营销是人类经济、科技、文化发展的必然产物，不受时间和空间限制，在很大程度上改变了传统营销的模式和观念。互联网为营销带来了许多独特的便利，具有跨时空性、交互性、经济性、个性化和多维性等有别于其他种营销方式独一无二的特性。

社区卫生服务机构通过网络营销开展网络营销服务，可以建立良好的机构形象，同时也有助于增强竞争优势。

（1）社区卫生服务网络营销的特征

1）跨时空性：虽然基本营销目的和营销工具与传统营销是一致的，但是实施和操作过程有着巨大的区别。通过国际互联网络，网络营销可以实现24小时信息不间断地传播到世界各个角落。只要具备上网条件，任何人、任何时间、任何地点都可以实现社区卫生服务相关信息输送，这有利于提高社区卫生服务机构与顾客之间的关系，也可以提高社区卫生服务机构营销的灵活性。

2）交互性：网络营销就是以国际互联网为基础，利用数字化的信息和网络媒体的交互性来实现营销目标的一种市场营销方式。但它不同于传统媒体的信息单向传播，网络营销中信息会互动传播。互联网通过展示商品图像，商品信息资料库提供有关的查询，来实现供需互动与双向沟通。还可以进行卫生服务利用者满意调查等活动，拉近社区卫生服务提供者与卫生服务利用者、服务本身之间的距离。

3）经济性：网络营销对企业、组织来讲，提高了工作效率，降低了成本，扩大了市场，给企业或组织带来了社会效益和经济效益。与传统营销相比，网络营销更具有国际化、信息化和无纸化的特征。网络的开放性和全球传播性，意味着网络营销具有快捷性，将极大地降低组织运营成本，提高组织绩效。另外，互联网营销便于按照卫生服务利用者的需要及时变更服务方式、内容等，组织运营决策的变化能及时实施和推广。

4）个性化：依托目前的用户数据库（如居民健康档案等），网络营销方便实现精准市场分析。根据目标受众的特点，有针对性地实现个性化服务和跟踪分析，对社区卫生服务营销效果作出客观准确的评价，也便于与居民建立长期良好的关系。

5）多维性：网络营销是多维的，它能将文字、图像和声音有机地组合在一起，传递多感官的信息，让居民身临其境般感受社区卫生服务产品或服务，产生良好的感官效果，这将大大增强网络营销的实效。

（2）社区卫生服务网络营销的体现：2018年4月发布《国务院办公厅关于促进"互联网+医疗健康"发展的意见》，明确了支持"互联网+医疗健康"发展的鲜明态度，强调要健全并完善"互联网+医疗健康"服务体系。

伴随经济的快速发展，人们的工作节奏逐渐加快，不健康的生活方式越来越多，带来了各种健康问题。高血压、糖尿病、冠心病和脑血管疾病等呈现年轻化趋势，慢性病占比越来越高，引发人们日益重视健康问题，各种健康管理机构应运而生。健康管理机构在进行健康管理时，主要是基于健康体检进行健康分析，体检出问题再去医疗机构就诊，无法满足人们时刻关注健康问题的需要，特别是对慢性病跟踪管理的需要，"互联网+"健康管理的发展解决了这一问题。既往传统就医模式重治疗、轻预防，既增加了患者生理上的痛苦，也增加了患者的经济负担。

基于"互联网+"的健康管理，可以对社区居民健康状况进行检测、分析、评估、预防和控制，探索生活方式与疾病之间的相互关系。通过对个体或群体进行多形式的健康教育，可以提高社区居民健康意识，尤其对于生活方式相关的健康危险因素作出针对性策略，可以降低慢性非传染病的发病风险，并能合理分配卫生资源，达到最佳的健康管理效果。

在"互联网+"健康管理模式下，患者能随时进行健康咨询，从而对疾病采取及时的健康管理。在提高社区卫生服务工作效率的同时，提升了社区居民对健康管理的获得感，促进社区卫生服务网络营销逐步迈向个性化、精确化。

3. 文化营销　文化营销系组合概念，即利用文化力进行营销，是指企业或组织营销及相关人员在核心价值观念的影响下，所形成的营销理念，以及所塑造出的营销形象，两者在具体的市场运作过程中所形成的一种营销模式。在卫生服务中，文化营销是指把服务作为文化的载体，通过市场交换进入消费者的意识，它在一定程度上反映了消费者对物质和精神追求的各种文化要素。文化营销既包括浅层次的构思、设计、造型、装潢、包装、商标、广告和款式，又包含对营销活动的价值评判、审美评价和道德评价。文化营销强调机构的理念、宗旨、目标、价值观、职员行为规范、经营管理制度、企业环境、组织力量和品牌个性等文化元素，其核心是理解人、尊重人、以人为本，调动人的积极性与创造性，关注人的社会性。

（1）文化营销特征

1）重视文化：文化营销就是把文化理念贯穿于营销的所有环节，以实现产品的价值和满足消费者文化需求。消费者为满足健康需要而购买、使用卫生服务产品或接受服务时，不仅满足健康的需求，而且也得到文化和心理的满足。因此，社区卫生服务文化营销要求以满足消费者的文化需求为最终目标和需求导向，确立自身的文化营销理念，并把文化营销理念融入卫生服务产品决策、价格决策、渠道策略、促销策略等产品和服务提供的各个环节。

2）差异化策略：随着市场竞争程度的激烈化，同类产品和服务之间在技术、硬件上差距越来越小，必须通过差异化策略寻求竞争优势，而文化的差异作为差异化的基础和前提，越来越成为组织寻求竞争优势的重要手段。社区卫生服务组织不仅要依据消费者的文化和心理需求，努力构建与之相适应的有自身特色的文化体系，更重要的是，还要通过不断地文化创新，引领社区卫生服务市场、创造新的市场文化需求。

3）追求满意度：顾客满意度是文化营销的一个重要概念，它强调通过顺应和创造某种价值或者价值概念的集合来达到某种程度的满意。满意是指一个人对社区卫生服务机构所提供的健康相关产品或服务的可感知的效益（效果），与他的期望值相比较后所形成的感觉状态。如果效果低于期望，顾客就会不满意；如果效果和期望相匹配，顾客就满意；如果感知效果超过期望，顾客就会高度满意或欣喜。

（2）社区卫生服务文化营销实践：对于社区卫生服务而言，文化营销重点关注社区卫生服务人员的整体素质、目标人群的文化背景下设定的卫生服务内容与形式。因此，社区卫生服务机构需要通过构建符合区域文化特征的各种制度、服务规范、人员素质与形象，构建自己特色或优势的卫生服务品牌，让目标人群认同与满意。在社区卫生服务文化营销过程中，分析社区卫生服务顾客满意度的影响因素势必成为核心内容。

社区卫生服务提供过程中，顾客满意度受到如下因素影响：

1）顾客对社区卫生服务的期望值：期望形成于顾客对社区卫生服务的购买经验以及朋友和伙伴的言论中，社区卫生服务机构如果把期望提得太高，顾客很可能会失望，如果定得太低，就无法吸引足够的购买者。

2）社区卫生服务的质量。

3）购买社区卫生服务所花费的时间。

4）社区卫生服务的价格。

5）顾客在购买社区卫生服务中的角色：社区卫生服务应根据每个人的特点和个性提供服务，提高患者的参与意识，增加服务的吸引力和感染力。

4. 4Rs营销理论　20世纪70年代，市场学的概念开始引入到卫生事业管理中来，在不长的时间里卫生服务市场学成为卫生服务管理的一个重要内容。整合营销传播之父舒尔茨提出4Rs营销理论。4Rs营销理论，是为适应新经济时代的市场营销新理论，主要由关联（relevant）、反应（reaction）、关系（relation）和回报（return）四部分组成，因英文单词首字母均为R，故而得名4Rs营销理论。4Rs营销理论自问世以来，在提高顾客价值、赢得顾客忠诚度方面有着积极的作用，有效促进顾客需求从对物质的需要转变为对购买和使用过程中综合服务的需求；从需求个性特征化向需求个性瞬间化、感觉化方向转变；从终端产品交易向购买一揽子的全套解决方案转变。

（1）4Rs营销理论要素

1）关联（relevant）：在竞争性市场中，顾客具有动态性，经营者必须时刻关注顾客的需求及变化。要提高顾客的忠诚度，赢得长期而稳定的市场，是需要把组织与顾客作为一个命运体，通过某些有效的方式在业务、需求等方面与顾客建立关联，要形成一种互助、互求、互需的关系，提高顾客的满意度和忠诚度。通过提高顾客在购买和消费中的产品价值、服务价值、品牌价值，降低顾客的成本，满足顾客的价值需求，从而让顾客在消费和购买中得到最大的获利和效用，同时注意与上游厂商形成一个卓越的价值链，提高整个战略网的竞争力。

2）反应（reaction）：提高市场的反应速度。社区卫生服务机构必须建立快速反应机制，提高反应速度和回应力，及时应答和迅速作出反应。在顾客的需求变化时，甚至是变化前作出适当的反应，以便与顾客的需求变化相适应，最大限度地减少抱怨，稳定顾客群，减少顾客转移的概率。

3）关系（relation）：在现有的市场环境中，抢占市场的关键已转变为与顾客建立长期、稳定且密切的关系。把服务、质量和营销有机地结合起来，通过与顾客建立长期稳定的关系，实现长期拥有顾客的目标。

4）回报（return）：对社区卫生服务机构而言，营销的真正动机在于为组织带来短期的利润回报和长期的价值回报和社会效益，这是营销的根本出发点和目标。因此，营销目标必须注重产出，注重组织在营销活动中的回报，组织追求客户需求的满足，一切营销活动都必须以为顾客及组织创造价值为目的。

（2）社区卫生服务4Rs营销理论实践：随着我国医疗服务市场竞争日益激烈以及医疗卫生体制改革的进一步深化，基层医疗卫生机构要想更好地生存与发展，必须不断地巩固和发展自己的市场，重视并开展适宜的医疗服务营销。因此，以4Rs营销理论指导社区卫生服务，可以通过建立健康档案、组建家庭医生团队、构建紧密或松散型医联体等，扩大经营主体顾客之间的关联度；以需求定服务，及时调整与反馈，以高反应速度和回应力促进与居民良性关系的构建；确保服务提供的质量和及时性，保障居民获得健康收益。4Rs营销理论应用于社区卫生服务，有助于与居民建立长期稳固的合作关系、提高居民的认可与配合程度。

卫生服务营销推广的目的在于抓住已有的顾客，同时要挖掘新的顾客，也要通过营销的方法刺激顾客的购买欲望。服务营销推广的方式多种多样，主要分为面向顾客和面向中间商的卫生服务营销推广方式。除上述营销方法外，其他的营销手段还包括：

①概念营销，向患者推广健康知识，倡导健康理念，聘请健康大使等，让健康的概念深入人心；②广告营销：将机构、科室的整体情况策划成广告形式，使消费者了解机构的可利用资源；③面对面营销，通过街道委员会工作人员和基层医疗卫生机构工作人员与顾客的人际交流，实现面对面宣传，最终以个性化产品和服务满足单个消费者需求为归属；④社会营销：将医疗卫生服务营销与生态营销、绿色营销、爱心慈善、环境保护等社会公益活动有机结合，营造人人关注健康的社会氛围，树立卫生服务单位的社会效益与社会形象等。

5. 以4Rs营销理论为指导的社区卫生服务策略

（1）关联策略

1）树立品牌：品牌认知度是品牌资产的重要组成部分，它是衡量消费者对品牌内涵及价值的认识和理解度的标准。第一，以建立健康档案为契机，深入社区积极宣传国家的社区卫生服务政策，树立公益形象，提高服务质量；第二，优质的服务是形象的标志，转换员工概念，实行工作服装、社区卫生服务包、电动车、手机电脑即时上网、上门随访服务准则、预约语言规范、资料文书标识"七统一"，快速提高居民的认知度和依从性；第三，实施精细化管理，树立专业的医疗形象，这其中包括医疗设备添置、环境整治、实施成本费用控制激励制度、有针对性地开展健康教育、不断调整医疗项目、开展医德医风建设等日常工作。

2）加强居民联系：首先，组建社区家庭医生团队。专门设一名正高级职称全科医生作为业务总指导，一名中心负责人担任总调度，负责辖区居民的健康管理工作。其次，积极参与社区的日常事务活动，坚持例行服务，保证"社区卫生服务"形象经常出现在居民的日常生活中。

3）扩大外部联合：申请医疗保险和新农合直补定点单位，获取社区卫生服务机构发展最关键的政策与财政支持；与上级医院签署"医联体"合作协议，利用综合性医院的技术与设备，开展双向转诊服务；与高校建立合作关系，承担学生实践任务的同时有效利用大学生的人力资源，有效完成社区健康教育等公共卫生工作。

（2）反应策略

1）以需求定服务：便民服务会加大资金投入，增加工作人员的工作任务，但这些措施将会极大地减少居民获取服务的货币成本、时间成本、精力成本和心理成本，从而通过降低整体患者成本以及提供免费的基本卫生服务为亮点，创造社区卫生服务的一大市场机遇。开展多项便民措施，如设置社区卫生服务车，方便服务进社区，对行动不便的居民体检，进行免费接送；建立健康体检小屋，实施免费自助式体检；对残疾人和在老年关怀病区居住的老人提供免费康复服务；常年开展义诊咨询进社区等活动，惠及广大居民和患者；注重中医体质辨识项目实施，改善优化老年人的生活方式。

2）注重反馈：居民的满意度主要取决于其期望的服务质量与实际经受的服务质量之间的差异。居民的满意度调查反映了其服务需求和实际工作的优劣之处。应注意调查反馈意见，举行优质服务月活动和院外监督员座谈会活动，及时发现问题并及时整改。

（3）关系策略

1）公益服务："以公益树形象，以形象促发展"制定品牌发展战略。员工根据个人的情况不同，利用节假日、星期天、晚上、倒班休息日等业余时间，从事社区卫生服务工作，比如社会公益活动、电子档案录入、计划免疫信息入户排查、社区及敬老院义诊咨询等。

2）优惠策略：如开展优惠活动"积分送健康"。辖区居民建立健康档案，参加健康教育、就医体检、协作联谊等活动，均赠送一定数额的健康积分，可在检查、治疗、住院、康复等过程中使用。

（4）回报策略

1）居民健康回报：制定绩效考核制度和方案，建立四级质控体系，实施绩效考核，通过实行周督导、月考核，加强过程控制，确保随访服务质量和及时率，并以社区居民各项健康指标作为长期工作评价标准，保障居民获得健康收益。

2）员工回报：制定详细奖惩措施，保证优秀员工获得个人荣誉和经济回报。

（三）合作共赢

社区卫生服务合作共赢是指合作双方或共事双方或多方在开展社区卫生服务、医疗服务或共担一项任务的过程中互惠互利、共同合作、共同发展的模式。

1. 共建医联体，实现合作共赢 医联体工作是实施健康中国行动、落实健康中国战略的重要任务。根据医联体协议，可以实现基层首诊、双向转诊、急慢分治、上下联动的诊疗模式，既有利于大病、小病分级诊疗，又有利于优质医疗资源下沉到基层。对于上级医院来说，医联体工作对提升医院精细化管理水平和管理效益有积极作用。社区卫生服务中心发挥基层作用，发现危重患者，可通过医联体建立转诊绿色通道，快速为患者提供床位，为急危患者争取救治时间，确保最大限度地挽救生命；同时也能够实现上级医院安排专家到社区卫生服务中心出诊，让患者在家门口就享受优质医疗服务。借助医联体合作平台，双方合作的模式和具体的合作方式上将有所创新，真正做到有效帮扶，促进基层群众就医质量的提升。

医联体的建立，是深化医改、带动区域医疗服务水平的具体行动，既能让群众就近就医，充分发挥二三级公立医院技术辐射和带动作用，利用技术帮扶、人才培养、专家下沉等手段，推动优质资源下沉基层，不断提升基层服务能力，强化基层医疗卫生机构居民健康守门人能力，同时也能在医联体内充分发挥信息系统的作用，为当地患者提供更为高效、优质的服务，有利于社区品牌建设和树立形象。共建医联体是社区卫生服务机构实现合作共赢的营销途径之一。

2. 地方医学院校与社区卫生服务良性互动策略，实现合作共赢 地方医学院校是地方政府投资举办，为地方培养医学卫生人才、服务地方医疗卫生事业的高校。它们与社区特殊的地缘关系，使得二者密切联系、互相影响、互相依托。地方医学院校与社区卫生服务的互动是促进双方互利共赢之路径。地方医学院校拥有人才、知识、技术等高端医学资源，是提升社区整体卫生健康水平的支持和动力系统。地方医学院校通过人才培养为社区提供卫生人力资源；通过开展健康教育给社区输出先进的卫生健康文化，改变社区居民的生活方式，从而提高社区居民的卫生健康素养，引领社区卫生健康文化建设；通过提供医疗、卫生防疫和保健、流行病监测和控制等技术服务，使社区居民获得高质量的医疗卫生保健服务，从而提升社区人口素质和生命质量；通过为社区卫生行政管理部门提供政策和理论咨询，提高决策和管理水平，使社区卫生服务体系更加完善，公共卫生服务的公平性、公共性、可及性等得到最大限度的实现；通过对社区医疗卫生技术人员和管理人员进行各种培训，提高社区卫生服务队伍的整体素质；将学校的各种资源向社区开放，扩大资源的利用范围和效率。地方医学院校与社区卫生服务机构形成稳定的合作关系，加强互动，相互支持，将实现资源高效整合，降低双方发展的机会成本。在相互协作中，发挥各自的社会性功能，实现区域卫生服务与医学教育整体和谐、持续地发展。

（四）品牌创建

品牌是某种产品或服务在消费者心目中的主观印象。品牌创建的目的是借以辨认某种产品或服务，使之区别于竞争对手，形成差异化竞争优势。随着医疗体制的改革和市场经济的发展，创建社区卫生服务机构品牌，为社区卫生服务机构的生存和发展开辟更广阔的空间，以便增强社区卫生服务机构在医疗市场的竞争力。依靠品牌制胜，树立社会及患者一致认可的品牌是当今医疗机构经营管理的法宝之一。

1. 品牌的内涵　品牌是患者对一所医疗机构、一个专科或名医的价值取向的总结。品牌内涵的表现形式主要有社区卫生服务机构的知名度，即民众对该医院技术服务特色和优质服务技能的知晓程度；社区卫生服务机构的美誉度，即居民对社区卫生服务中心的诊疗水平、服务态度、就医环境的认可程度；社区卫生服务机构的亲近度，即居民产生医疗需求时首选该机构的程度，间接反映民众对该社区卫生服务机构的信任与认同。知名度、美誉度、亲近度是社区卫生服务中心品牌建设的重要内容，也是发展的根基。

2. 品牌的特性　不管是企业产品创品牌，还是医院、社区卫生服务机构在医疗服务在创品牌的构建中均有共同特性，即以某种产品服务区别于竞争对手，形成差异化竞争优势。在创建品牌时，首先要了解服务对象的特质、文化背景以及对医疗服务需求的类型，通过调查了解医疗服务方式，有的放矢地创建品牌。在管理的作用下，促使社区卫生服务机构获得差异化竞争的优势，从而反映社区卫生服务机构的品牌特性。

3. 品牌营销策略促进医院发展的重要途径　随着市场经济逐步深化，引入医疗服务营销依附品牌建设而得以实现，因为品牌是在医疗市场最具有竞争力的因素。建立以品牌建设为先导的营销策略，通过口碑、学术、媒体及公益活动等营销方式是提升社区卫生服务机构形象的重要途径。

（1）技术与服务品牌营销对提升社区卫生服务机构形象的影响：社区卫生服务品牌是社会民众对医疗技术服务的感受及由此而产生的信任、健康托付和心灵意愿的总和。品牌建设的目的就是要在民众心目中树立值得信任和托付自己健康乃至生命的服务形象。民众是通过社区卫生服务品牌产生对医院整体的认知，如果一所医疗机构没有品牌产品，医疗服务产品的营销效果就会减弱。全国11个中心城市的20家大型三级甲等医院进行"中国首个大型医院品牌营销研究"的调查显示：患者选择医院时医疗技术占51%，医院服务占23%，就医环境占13%，医院位置和价格分别占1%和2%。该调查结果反映民众在选择医疗机构就医时最注重医疗技术水平，其次是医疗服务质量，说明创建医疗服务技术和服务质量品牌不仅是提升医院和社区卫生服务机构形象的主线。而医疗技术服务产品营销目的是促使市民了解与认识医疗品牌的特质，了解满足于自己医疗服务需求产品的购买，有助于提升医疗机构形象。

（2）品牌多渠道营销策略对提高社区卫生服务机构知名度的影响：品牌营销目的就是满足患者的选择偏好。患者在接受诊疗过程中对社区提供的医疗技术与服务感到满意，这种满意程度容易产生选择偏好，从而促成患者与社区建立医疗需求与供给的长久关系。品牌营销旨在促使患者对品牌的认可与利用，使社区获得医疗服务市场的份额增加。所以对品牌科室或特色服务可采用多渠道营销。

1）实现口碑渠道的营销：通过品牌临床学科和公共卫生的优质服务，让患者在接受医疗服务过程中感受到它的品质。

2）实现媒体渠道的营销：通过上下级医疗机构的联动，邀请医疗技术强和医德高尚的名医到社区卫生服务机构出诊，可以进行媒体报道。

3）实现学术渠道的营销：临床医学创新成果进行相关学术交流会议和发表论文。

4）实现公益宣传渠道的营销：利用公共卫生服务开展社会公益活动机会推销社区品牌服务产品，提高居民对品牌学科医疗质量与服务技能的认知与知晓程度。

（3）品牌可持续建设是社区卫生服务机构发展的推动力：现代医院管理要以患者满意为宗旨，树立品牌意识，建立以品牌为先导的营销策略，以在医疗服务竞争中取胜。但是，品牌建设是一项系统工程，不能一蹴而就，需要经历多年的医疗服务市场的涤荡与沉淀，才能承载品牌的美誉。医疗服务品牌持续建设对社区卫生服务机构长足发展起到推动力的作用。

1）促进社区卫生服务机构营销渠道的畅通：社区卫生服务机构通过突出自身医疗服务特色，为具有不同医疗需求的患者提供优质服务，促使患者对医疗服务产品产生安全感和信任度，促进医疗服务产品营销渠道畅通。如果品牌特色一味享用已取得的医疗技术服务成果，不更深层次地探索与建设，在如今医疗技术不断创新的大背景下，特色就有可能变为普通特性，营销渠道就有可能受到影响。所以，在技术上要不断地精益求精，完善医疗技术品牌的质量与内涵；在品牌科室可持续建设中要提供经费、技术设备和高素质人员的支持与投入；要站在患者角度上不断完善个性化优质服务功能。

2）促进社区卫生服务机构的可持续发展：品牌科室或特色服务是社区卫生服务机构发展的风向标，品牌科室或特色服务的医疗技术产品、医疗服务方式、文化建设与科室管理均是其他科室所瞩望和学习的榜样。因此需要对品牌科室的持续发展把好脉，提供必要的硬软件条件与环境，将品牌科室持续性建设设定在较高位置上，为社区卫生服务机构打造更优质的医疗技术与服务产品，并且带动其他相关科室的共同发展。这对社区卫生服务机构可持续性发展、吸引居民、获得信任、得到认可，实现分级诊疗制度，实现首诊在基层的目标，将起到积极推动的作用。

第二节　社区卫生服务营销运营策略

市场占有率决定了卫生服务机构的市场竞争地位，有市场的存在，才有可能产生市场营销。市场营销是在市场要素中存在竞争的条件下发生和发展的。需要竞争者确定目标，自身竞争能力以及竞争战略等分析内容如图11-2所示，因此社区卫生服务营销需要遵循市场规律，科学地设计运营策略。

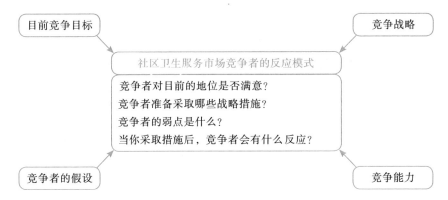

图11-2 社区卫生服务市场竞争者分析内容

一、竞争策略

在社区卫生服务营销管理过程中,管理者不仅要考虑顾客的需要,还要考虑组织在本行业中的竞争地位。社区卫生服务组织的营销战略和战术必须从自己的竞争实力地位出发,并根据自己同竞争者实力对比的变化随时加以调整,使之与自己的竞争地位相匹配。因此,"竞争"成为现代市场营销的重大要素。社区卫生服务机构在市场上的竞争地位,决定其可能采取的竞争策略。

(一)竞争分析策略

随着多元化办医格局的日趋形成,卫生服务机构之间的竞争也越来越激烈。社区卫生服务机构为了更好地满足卫生服务利用者需求,需要在识别竞争者的基础上,开展竞争分析。竞争分析时常用到SWOT分析技术(SWOT为strength、weakness、opportunity、threat四个单词的首字母组合),结合环境资料分析,明确本机构与竞争对手比较下的优势、劣势、机会和威胁等。如某社区卫生服务机构SWOT的分析,得出如下结论:

优势:①社区卫生服务机构所在地贴近居民辖区,具有较强的地理优势,居民通常步行或乘坐交通工具短时间内即可到达,可有效减少居民因往返医疗机构而导致的时间与精力的浪费,特别对于慢性病及出行不方便的患者来讲,可提供极大的便利。②社区卫生服务机构在就医体验方面也有一定的优势。当前大医院多存在挂号难、看病等待时间长、缴费和取药排队时间长、医生问诊时间短的现象,而社区卫生服务机构由于就诊患者相对较少,使得候诊、取药、缴费时间较短,且医患之间有更加充裕的时间进行沟通,更容易为患者营造出舒适的就医环境和体验。③社区卫生服务机构所提供的医疗服务方式灵活多样,具有多样化、家庭化和个性化的特点,其提供的服务项目不仅包括疾病的诊疗,还可包含疾病的预防、保健、康复和健康教育等,形式既可包括常见的门诊服务,亦可包括出诊服务和家庭病床等。不同社区卫生服务机构还可根据自身条件选择开展适合自身特点、符合辖区居民健康需求的服务项目。

劣势：①社区卫生服务机构提供的主要为全科医学服务，但目前全科医学在我国尚属新兴的临床二级学科，学科建设尚不完善，也缺乏学科带头人，导致社区卫生人才匮乏，而且硬件设施尚不完善。②人们对基层首诊的认识还不到位。③社区卫生服务机构待遇较大医院相比较低，职业发展前景有限，获得继续教育以及与同行之间学术交流的机会较少，且人员配置多具有精简、高效的特点，容易造成工作人员负担重、压力大，导致人才流动性大的现象出现。④社区卫生服务机构资金相对欠缺，硬件设施尚不完善。⑤医疗服务的特殊性是具有高风险的特点，社区卫生服务机构一般规模有限，资金力量相对薄弱，与大医院相比抗击风险能力较差。一旦发生突发公共卫生事件、医疗事故、感染，以及运营过程中可能出现的技术、人才、管理风险，就很可能严重制约社区卫生服务机构的发展。

机会：随着我国社会经济发展和居民生活水平的不断提升，公众的医疗卫生需求也呈现出不断扩大的趋势。①我国老龄化形势持续加重，老年人发病率高，疾病医治疗程长，且常伴有并发症。同时，老年人也多患有慢性疾病，需要长期护理和用药。因此，人口的老龄化势必伴随对于医疗服务的更多需求。②我国慢性病流行趋势亦在不断高涨。当前公众疾病的流行病学模式已经由传染病向慢性病转变，慢性病已成为重大的公共卫生问题。同时，慢性病病程长、流行广、治疗费用高。随着慢性病的不断增长，人们的医疗需求也将持续增加。③公众对于预防、保健认识不断提高，医疗制度、医疗保险的全面推进，也将为社区卫生服务机构形成一个庞大的医疗消费市场。④国家制定了促进社区卫生服务机构发展的优良政策。因而社区卫生服务具有很好的发展前景和机会。

威胁：多元化办医格局的形成，同类服务提供者之间的竞争伴随国家鼓励基本医疗服务发展方面的政策进一步落地，其他机构，如中医、康复、妇幼保健等专科医院，与社区卫生服务机构提供着类似的预防、保健、康复、计划生育等服务项目，因而社区卫生服务机构在未来发展中将面临来自同行或其他机构对于市场和客源方面的竞争，发展存在一定的威胁。

根据竞争分析所明确的机构优势、劣势、机会、威胁等信息，确定最优先发展目标及项目，确定自己的营销竞争策略。

（二）差异化策略

差异化策略，是指组织或机构向顾客提供的产品或服务与竞争对手产品或服务相比有明显的区别，形成与众不同的特点而建立起独特竞争优势的策略。社区卫生服务机构要扩大市场需求，保持自己在市场上的既得利益和市场地位，要注意在差异性服务上做文章，即独特的、别人不能提供的服务。通过寻找市场空缺和品牌构建等，集中自己的资源优势，认识独特的来源、识别顾客购买标准、获取顾客需要的独特性，形成在质量上，或者在服务提供方便度、舒适度和价格上等的差异性服务；靠和谐的医患关系抓住人心、靠健康教育吸引人、靠慢性病患者管理留住人、靠全方位的技术水平服务人，最终形成从产品到品牌的转化。

（三）集中化策略

集中化战略也称聚焦战略或特色优势战略，其核心是瞄准某个特定的用户群体，某种细分的或者是特殊使用的卫生服务产品线或某个细分市场，为居民提供更好、更有效的卫生服务。社区卫生服务机构资源的有限性、社区居民卫生服务需求的多元性都意味着现有社区卫生服务功能的定位基础很难满足所有居民的各种需求。因此，社区卫生服务机构要掌握市场竞争中的主动权，就要通过市场调查来了解市场、了解社区居民基本需要和需求，并在此基础上进行市场细分，找出自己特定的目标市场和目标人群，根据目标人群重点和目标人群分类来确定自己的营销运营策略。

二、风险控制策略

风险是一个事件产生人们不希望的后果的可能性，它具有客观性、可识别性、损失性、不确定性等特点。社区卫生服务风险是指在社区卫生服务中，由于各种不确定因素的影响，在一定时间内导致健康损失、经济损失以及社会声誉受到影响等一切不良后果的可能性以及可能损失的程度。社区卫生服务风险控制则是通过采取各种措施和方法，对社区卫生服务工作开展过程中所面临的风险进行识别、分析和评价，以消灭或减少风险事件发生的各种可能性，或减少风险事件发生时造成的损失，增进患者安全。风险控制是风险管理的最后一个环节和最终目的，是一个系统工程，需要全员、全方位、全过程进行控制。社区卫生服务管理者的风险意识以及风险控制策略直接影响社区居民对社区卫生服务的购买及其满意度，因此，采取积极有效的措施以减少风险的发生或风险发生时造成的损失极为重要。

（一）加强全科医生培训，提高人员综合素质

全科医生是社区卫生服务机构承担预防保健、常见病多发病诊疗和转诊、患者康复和慢性病管理、健康管理等一体化服务的核心群体，是居民健康的"守门人"，是建立覆盖城乡居民卫生服务体系中坚定的力量。为了更好地为群众提供连续协调、方便可及的基本医疗服务，必须加强全科医生、职业卫生技术人员的继续教育，扩宽培训渠道，利用医学院校的培训资源为社区在职医务人员定期开展继续教育培训。根据实际需要，以全科医学、突发公共卫生事件应急处理能力等作为主要培训内容，推荐年轻的卫生技术人员去上级医院、高校进修学习。同时可以借助医联体体系，与上级医院建立帮扶关系，邀请上级医院专家下社区进行带教帮扶工作，提升社区全科医生、其他专业技术人员的专业知识水平和实际操作能力。通过统一的培养标准、严格的准入条件和资格考试以及健全的激励机制等，逐步形成以高素质全科医生为主体的基层医疗卫生队伍，减少由于医疗卫生服务质量引起的风险，为群众提供安全、有效、方便、价廉的基本医疗服务。

（二）完善医疗质量控制体系，控制医疗缺陷

社区卫生服务医疗质量与机构服务能力有着密切的关系，不断提升医疗质量管理的科学化、精细化水平，更好地保障人民群众生命安全是完善医疗质量体系的最终目的。①质量控制是规范医疗行为、保障医疗安全、提升医疗服务效率的关键。通过建立质控

组织、诊疗规范、质控指标、质控标准、质量安全教育、质量安全评估及考核等，完善医疗质量控制体系，确保医疗服务的基础质量、环节质量以及终末质量等，实现质量与安全管理水平的提高。②定期检查各种操作规范执行情况，在可能的范围内提供标准化服务。③结合社区卫生服务机构的行业监管等，及时发现医疗风险因素并整改，控制医疗缺陷和差错，完善医疗风险监测办法。④加强对社区卫生服务机构职工的质量安全教育，增强质量意识，自觉提高管理水平和技术水平，实现全面质量管理，减少风险造成的损失。

（三）加强医患沟通，建立抵御风险的医患命运共同体

促进医患和谐关系是医疗服务的基础，构建医患命运共同体是医患共同的期望。社区卫生服务机构作为基层防控工作的第一线，建立起良好的医患关系非常重要，医患关系可以影响医疗质量与效率。在与服务对象沟通的过程中，医务人员的理解与尊重能够让服务对象获得关心和关爱，从而缓解服务对象的焦虑情绪，所以医务人员应提供人文性服务，提高沟通技巧，与服务对象建立起良好的融洽关系，争取服务对象的理解和配合，进而增强服务对象的依从性和忠诚度，建立起共同与疾病作斗争的新型互动关系。

（四）提高社区卫生服务信息管理水平

在国家大数据战略背景下，"互联网＋健康服务"政策引导着医疗卫生体系的信息化建设。信息化建设便利了监管、提高了医院的运作效率、促进了学术研究。①居民健康档案的全面实施、标准的电子化采集和共享，各医疗和公共卫生机构之间的信息衔接，与自上而下的数据整合和共享的进程，迫切需要社区卫生服务中心信息系统的改进和完善。②随着家庭医生签约、分级诊疗等"强基层"政策的推进，基础医疗和疾病预防将逐渐下沉至社区并走向医防融合，信息管理系统的改进和完善对于消除可预防性错误、降低风险的发生有着非常重要的作用。③社区卫生服务中心是各种信息采集的终端，包括居民健康档案、医疗、基本公共卫生以及科研等。目前对社区各类信息系统的完整展示极少，能为行动方案的制定提供的依据有限。④社区卫生服务中心必须不断提高服务质量才能吸引居民，而数据是社区卫生服务中心分析居民需求、完善服务的基础，因此优先实现居民信息在社区层面的整合是信息化"强基层"迫切需要解决的问题。⑤社区卫生服务机构通过建立完善的医疗信息系统、反馈信息系统、与患者交流的信息系统等，正确反映社区卫生服务系统活动的特征及发展变化，及时纠正系统偏差，提高社区卫生服务系统整体水平、工作效率以及服务信息管理水平。

推荐阅读文献

［1］梁万年，路孝琴.全科医学.2版.北京：人民卫生出版社，2018.

［2］崔树起，杨文秀.社区卫生服务管理.2版.北京：人民卫生出版社，2006.

［3］方力争，王晨，吴浩.社区卫生信息化应用与管理.北京：人民卫生出版社，2018.

［4］国家卫生计生委，国家中医药管理局.关于进一步规范社区卫生服务管理和提升服务质量的指导意见. [2021-12-01]. http://www.nhc.gov.cn/jws/s3581r/201511/1742007746a64005a16e32de00cc5fc5.shtml.

［5］国家卫生计生委.关于印发《国家基本公共卫生服务规范（第三版）》的通知. [2021-12-01]. http://www.nhc.gov.cn/jws/s3578/201703/d20c37e23e1f4c7db7b8e25f34473e1b.shtml.

［6］国家卫生计生委办公厅，财政部办公厅，国家中医药局办公室.关于印发国家基本公共卫生服务项目绩效考核指导方案的通知. [2021-12-01]. http://www.nhc.gov.cn/jws/s3577/201506/5dd202e2199e478b8e7b714e7a9c721a.shtml.

［7］国家卫生计生委办公厅.关于印发住院医师规范化培训基地认定标准（试行）和住院医师规范化培训内容与标准（试行）的通知. [2021-12-01]. http://www.nhc.gov.cn/qjjys/s3593/201408/946b17f463fa4e5dbcfb4f7c68834c41.shtml.

［8］国家卫生健康委员会.2021中国卫生健康统计年鉴.北京：中国协和医科大学出版社，2020.

［9］国家卫生健康委员会基层卫生健康司，国家卫生健康委卫生发展研究中心.基层卫生综合改革典型案例2019.北京：中国人口出版社，2019.

［10］国务院办公厅.关于改革完善全科医生培养与使用激励机制的意见.[2021-12-01]. https://www.gov.cn/gongbao/content/2018/content_5264866.htm.

［11］国务院办公厅.关于推进医疗联合体建设和发展的指导意见.[2021-12-01]. http://www.gov.cn/zhengce/content/2017-04-26/content_5189071.htm.

［12］国务院医改办，国家卫生计生委，国家发展改革委，等.关于印发推进家庭医生签约服务指导意见的通知. [2021-12-01]. https://www.gov.cn/xinwen/2016-06-06/content_5079984.htm?msclkid=4786141eb18e11ec942f94126daf6ae0.

［13］王芳，刘利群.家庭医生签约服务理论与实践.北京：科学出版社，2018.

［14］王麟鹏，黄毅，刘明军.社区中医适宜技术.北京：人民卫生出版社，2018.

［15］于晓松，路孝琴.全科医学概论.5版.北京：人民卫生出版社，2018.

［16］张振香.护理管理学.3版.北京：人民卫生出版社，2018.

［17］邹宇华.社区卫生服务管理学.2版.北京：人民卫生出版社，2020.

中英文名词对照索引